최신 공중보건학

허창두 · 안병용 · 정규진

도서출판 석학당
www.shbooks.co.kr

머 리 말

공중보건학은 국민의 건강증진과 국가적 생산요소 중 가장 중요하고, 공중보건 임무 수행과 보건의료산업은 비중이 큰 자원이기 때문에 보건사업의 전개방향에 따라 분야별로 발전되어야 하며 보건사업의 효과적이고 효율적인 계획과 수행을 위해서는 질 높고 적절한 보건의료인력의 수급계획이 전개되어질 때 국가의 경쟁력이 높아 질 것이다.

우리 나라의 공중보건학 분야의 교육은 크게 3가지 범주로 구분할 수 있는데, 하나는 의과대학과 간호학과에서 예방의학과 공중보건학 및 지역사회간호학이란 강좌로서 의학이나 간호학 교육의 일부로 시행되어 온 것이고, 다른 하나는 보건관련학과 및 의료기술 관련학과에서의 교육을 들 수 있는데, 이들은 보건과학의 범주에 속하는 광범위한 내용이 대부분이다. 이 두 가지는 공중보건학의 범위에 일반적으로 벗어나지 않고 있다. 또 다른 하나는 인문계 및 자연계 학생들을 대상으로 하는 보건학 교육이다.

한편 저자들은 식품 관련학과 및 일반학과의 학생들을 대상으로 공중보건에 대해 강의를 하면서 학생들이 알아야 할 내용 그리고 최신의 자료를 정리하여 소개할 필요성을 느껴 본서를 집필하게 되었다.

개정된 법령을 반영하여 개정판으로 집필 하였으니 아무쪼록 본 저서가 독자들에게 도움이 되기를 소망하면서, 미비한 점은 계속 보완해 갈 것을 약속 드리며 끝으로 본서가 출판되기까지 도움을 주신 석학당 윤용호 사장님과 직원께 깊은 감사 드립니다.

2012년 2월

저 자

차 례

◆ 제 I 편 총 론 ◆

9 장. 내분비 장애물질과 건강 / 149

◆ 제 Ⅲ 편 질 환 · 식 품 ◆

10 장. 감염성 질환 관리 / 175

11 장. 전염성 질환 관리 / 189

12 장. 기생충 관리 / 201

I

총 론

1장. 공중보건학의 개념

2장. 보건행정

3장. 보건통계

4장. 인구와 보건

5장. 성인병 관리

1장. 공중보건학의 개념

1. 공중보건학의 정의

공중보건학이란 『환경위생』 『전염병의 관리』 『개인위생의 교육』 『질병의 조기 진단과 예방을 위한 의료서비스의 조직』 그리고 『건강을 적절하게 유지시키는데 필요한 삶의 표준을 보장』 하기 위하여 개인이나 일부 전문가의 노력뿐만 아니라 조직적인 지역사회의 노력을 통하여 질병을 예방하고 생명을 연장시키며, 인간의 육체적, 정신적 능률을 증진시키는 보건과학(health science)이다. 일반적으로 대중 스스로 자신이 문제에 대한 인식과 자발적 활동이 요구되기 때문에 지역 조직 활동이 필요하며 지역사회 전체의 노력으로 해결하고자 하는 것이다. 일찍이 C.E.A Winslow는 공중보건학을 "지역사회 공동의 노력으로 건강을 증진시키는 과학인 동시에 기술이다"라고 정의한 바 있다. 그때의 주요 보건문제가 주로 전염병에 의한 질병의 예방 차원이라면 현대에는 환경 질환, 사회적 질환, 성인병, 노인병, 인구의 도시 집중화 현상, 환경오염, 빈곤 등 삶의 질 전반으로 초점이 전환되어가고 있다.

공중보건학에 관한 관심은 날이 갈수록 전세계적으로 크게 높아가고 있으며 여러 나라에서 오래 전부터 이 분야의 발전을 위하여 많은 노력을 기울여 오고 있다. 19세기에 영국의 수상 디스레리(Disraeli, 1804~1881)는 "보건이란 인간의 행복과 국력의 기본이다. 공중보건에 대한 관심이 정치가로서 제일 중요한 임무이다"라고 강조했다.

"Public health is the science and art of preventing disease, prolonging life and promoting health and efficiency through organized community effort"

특히 근래에는 건강과 질병이 사회 변화의 원인과 결과에 관련이 있는 것으로 인식되어 사회의학 또는 사회보건학의 형태로 관심이 고조되고 있다. 또한 도시화, 산업화, 그리고 인구의 노령화에 따른 『질병양상이 전염성 질환에서 비전염성 질환으로 이행』 『환경오염이 심화』 『국민의 의료 요구와 보건의료 수요가 증가』로 국민의료비가 상승되고 국민복지 측면에서 보건의료 문제가 비중있게 다루어지면서 다양한 효율적인 활용방안에 대해 논의 되고 있다. 미국에서는 보건행정기관에서 공중을 대상으로 행하는 보건을 공중보건(public health)이라고 하며 각 개인을 대상으로 질병의 예방과 건강을 증진시키는 데 필요한 의학적 기술을 적용하는 학문을 예방의학(preventive medicine)이라고 한다. 보건은 사람을 주요 대상으로 한다면 위생은 환경을 주요 대상으로 한 공중보건학의 한 분야로 해석할 수 있다.

2. 공중보건학의 발달사

2-1. 공중보건학의 발달과정

공중보건학의 발전과정은 학자에 따라 다양하게 구분하나, 일반적으로 『고대기』 『중세기』 『여명기』 『확립기』 『발전기』 등으로 구분한다.

(1) 고대기(기원전~500년)

공중보건 활동의 역사는 원시 고대문명에서부터 시작된다. 원시시대에는 질병은 하늘이 내린 저주라 생각하면서 샤머니즘적(주술적) 혹은 종교적으로 질병을 치료하려 했으며 공중보건학적인 측면보다는 개인 의료적인 측면이 강하였다. 그리스 시대에는 건강과 질병을 자연적 과정의 결과로 인식하였으며 다양한 공공행정 서비스를 제공하였다. 예로서 하수구나 상수의 공급을 담당하는 관리를 두었으나 보건학적 측면보다는 치수적 측면이 강하였다. 로마는 지중해를 정복하고 그리스 문화를 수용하면서 그리스인의 건강과 질병에 대한 개념도 자연스럽게 받아들였다.

(2) 중세기(500~1500년)

공중보건의 암흑기로 대규모의 역질과 흑사병이 유행되었고 나병, 홍역, 인플루엔자, 탄저병과 같은 크고 작은 전염병이 발생하였다. 이러한 암흑기를 지나면서 보건시설이 향상되고 검역제도 실시, 사회적 보조의 제공 등으로 공중위생 체계를 세웠다.

(3) 여명기(1500~1850년)

이 시기는 프랑스 혁명과 영국의 산업혁명으로 봉건사회가 붕괴되면서 근대과학기술의 태동으로 전염병 질환의 발생원인을 사회적·문화적인 부산물의 결과로 규명한 공중보건의 발전에서 중요한 시기라 할 수 있다. 근세에 이르러 이탈리아 의사 라마찌니(Ramazzini, 1633~1714)에 의해 직업병에 대한 임상의학적 접근법이 시작되었다. 18세기에는 인구증가와 산업발달로 질병이 발생되고 영아사망률이 높아지면서 모자보건이 발달되었다. 근대보건학은 영국의 산업혁명을 계기로 제1차공장법, 공중보건법, 보건위원회 등의 법과 조직이 생겨나면서 발전 하였다고 할 수 있다.

(4) 확립기(1850~1900년)

세균학, 면역학이 발달되면서 여러 가지 병원체가 규명되었으며 이에 따라 화학요법이 시작되었고 백신이 개발되었다. 불결한 위생상태와 공기오염에 의해 질병이 발생된다는 장기설(miasma theory)과 환자와의 접촉으로 질병이 발생된다는 접촉전염설(contagion theory)이 탄생되었다. 학술적으로는 독일, 국가적으로는 영국이 주도적으로 확립 하였다.

(5) 발전기(1900년 이후)

19세기 초반에는 특정 원인균이 특정 질병을 일으킨다는 사실이 알려지고 질병의 발생이 세균에 의한다는 세균설(germ theory)이 나오면서 장기설이 퇴화하는 시대이다. 현재에는 질병의 발생은 인간이 살고 있는 생태계 내에서 발생하므로, 질병발생원인을 생태학적으로 설명하려는 시도가 있다. 특히 면역학이 발달되고 예방접종과 항독소 등이 개발되면서 전염병을 예방하는 시대가 도래되었으며 결과적으로 전염병 발생이 크게 감소되어 사망률이 급격이 감소되었다. UN 산하에 유엔환경계획(UNEP)이 설립되면서 지구환경보전을 위한 범세계적인 노력이 추진되었으며, 전 인류의 건강증진을 위한 세계적 전략이 질병 예방과 치료에서 인문 사회학이 추가된 공중보건학의 접근이 이루어 졌고, 보건사업은 전문적이고 체계적이며 통합적으로 이루어져 가고 있다.

2-2. 우리 나라 보건조직의 변천사

근대의 주요변천사를 정리하여 보면 아래와 같다.

1895년 4월 : 내부분과 규정에 의하여 위생국 설치
1910년 9월 : 대한제국 최고보건의료기구인 내무 지방국 위생과 폐지, 경찰소관인 경무 총감부에 위생과 설치
1945년 9월 : 미육군사령부 군정청에 위생국 설치(경무국 위생과 폐지)
1945년 10월 : 위생국이 보건위생국으로 개칭
1948년 11월 : 보건국 설치
1949년 7월 : 보건국 폐지, 보건부 신설
1955년 2월 : 보건부와 사회부를 통합 보건사회부로 개편
1961년 10월 : 방역국을 보건국으로 변경
1962년 9월 : 보건소법이 제정되어 시·군에 189개의 보건소를 설치
1967년 2월 : 보건국 위생과를 환경위생과와 식품위생과로 분리
1985년 2월 : 보건국 위생관리와 약무식품국 식품위생과를 폐지
1994년 12월 : 보건사회부를 보건복지부로 개편
1996년 6월 : 식품국(「식품정책과, 식품안전과, 식품유통과, 식품관리과」를 식품정책국(식품정책과, 식품위생과, 식품진흥과)으로 변경
1998년 2월 : 식품의약안전본부를 식품의약안전청으로 승격 개편하고 그 소속기관으로 국립독성연구소와 6개 지방식품의약품안전청을 설치

3. 공중보건학의 범위

일반적으로 중요하게 취급되는 공중보건학의 범위를 열거하면 아래와 같다. 보건행정, 환경보건, 전염병, 역학, 식품위생, 기생충질환 관리, 정신보건, 인구, 산업보건, 모자보건, 가족계획, 학교보건, 보건교육, 노인보건, 보건통계, 건강증진 등이 있다.

보건학은 도입 때부터 미국의 영향을 받아 공중보건학의 개념에서 출발하였으며 그 범위를 확대하여 보건과학(health science)으로 이해하려는 경향이 많아지고 있다. 따라서 공중보건학은 의학, 약학, 간호학, 물리학, 위생화학, 생물학, 통계학 등의 자연과학적 기초와 사회학, 행정학, 교육학, 인류학, 경제학, 경영학, 정치학 등 사회과학적 기초를 인간의 보건문제의 파악과 해결에 유기적으로 활용토록 재정비하는 응용과학인 것이다.

그러므로 때로는 일률성이 결여된 것처럼 보이나 주 관심을 어느 분야에 두며 초

점을 맞추느냐에 따라 『환경보건학』 『역학』 『보건교육학』 『보건행정학』 『보건사회학』 『인구보건학』 『모자보건학』 『보건간호학』 『보건영양학』 『보건경제학』 『보건통계학』 『의료정보학』 『노인보건학』 『국제보건학』 『병원관리학』 등으로 세분하고 전문화하여 별개의 학문체계가 성립되고 있다. 위에서와 같이 공중보건학(public health)의 접근방법은 대상자들의 건강증진에 최종 목표를 두고 있다. 따라서 건강에 관련되는 모든 분야에 대한 이해가 필요하게 되고 다양한 내용이 종합되는 공중보건학은 자연과학뿐만 아니라 사회과학적인 지식과 방법론이 주로 활용되며 이를 종합적으로 건강문제의 해결에 응용하게 하는 학제간(interdisciplinary)접근이 필요하다.

때때로 일부 학자는 학문의 대상에 접근하는 독자적인 방법론이 없다는 점을 들어 학문적 체계가 부족하다거나 학문으로 성립되기 어렵다는 의견을 제시하기도 한다. 그러나 오히려 여러 분야가 유기적인 조직체로 기능하여 지역사회의 생활효율화를 위한 건강증진 이라는 뚜렷한 목표를 성취하기 위한 방법과 기술을 연구하는 학문이란 점이 공중보건학의 독자적인 방법일 수 있다. 이런 특성 때문에 공중보건학이 다른 학문보다 훨씬 어렵고 연구·개발되어야 할 여분이 많은 학문이라 할 수 있다.

4. 건강의 의미

오래 전 건강이란 "질병이 없고 허약하지 않은 상태"라고 흔히 생각해 왔으며, 프랑스의 크라우드 버나드(Claude Bernard, 1859)는 건강을 "외부환경의 변동에 대하여 내부환경의 항상성(homeostasis)이 유지된 상태이고, 질병에 감염된다는 것은 곧 항상성이 파괴되어 외부 환경에 적응치 못하는 상태"라고 정의하였다. 그러나 오늘날 건강이란 개념은 세계보건기구(WHO : world health organization) 헌장의 정의 즉, "건강이란 다만 질병이 없거나 허약하지 않는 것을 의미하는 것이 아니라 신체적·정신적 및 사회적으로 완전히 안녕한 상태에 놓여 있는 것이다(Health is a complete state of physical, mental and social well-being and not merely the absence of disease or infirmity)"를 말한다. 여기에서 "사회적 안녕(social well-being)"이란 개개인의 나름대로의 역할을 충분히 수행하면서 사회생활을 영위할 수 있는 상태를 말한다. 또한 사회적 차원에서 건강이란 한 개인이 사회화되어 가는 과정중에서 습득해서 몸에 익히게 된 역할, 임무를 최대효과로 나타낼 수 있는 최적 능력의 보유상태를 말한다. 삶의 궁극적인 목표인 행복의 실현은 원만한 사회적 활동의 가정에서 성립하므로 육체적, 정신적, 사회적 건강이 참된 건강이다. 건강을 추구하는 권리는 인간의 기본적 권리이므로, 국가는 국민의 건강에 대해 책임을 져야 한다.

5. 건강에 대한 지표

집단이나 개인의 건강수준을 계측하거나 수량으로 표현하는 것은 어려운 문제이다. 해치(T. F. Hatch)는 건강수준을 "완전한 건강에서 죽음에 이르는 과정을 환경에 대한 생체조절계의 파탄" 즉 생체 조절능력의 저해척도(impairment scale)에 대한 활동능력의 장해척도(disability scale)로 표시하였다. 한 나라의 보건수준을 다른 나라와 비교할 수 있도록 한 WHO에 의해 제정된 건강지표로는 비례사망율, 평균여명, 조사망율, 영아사망율, 유아사망율, 모성사망율, 비례사망율(PMI)등이 있다. 비례사망지수는 전 사망자 수에 대한 50세 이상의 사망자 수를 백분율로 표시한 것으로 PMI 수치가 높을수록 전 사망자 중 고령자가 차지하는 비율이 높다는 것을 의미하며 선진국이 일반적으로 높다. 평균여명은 어떤 연령의 사람이 앞으로 어느 정도 더 살 수 있는지의 기대치를 표시한 것으로 평균수명이란 0세의 평균 여명이라 할 수 있다. 조사망률은 인구 1,000명에 대한 1년간의 총사망자 수를 말하며, 영아사망률은 출생 1,000명에 대한 생후 1년 미만의 사망자 수를 말한다.

2장. 보건행정

1. 보건행정의 개념

보건행정(public health administration)이란 공중보건의 목적을 달성하기 위하여 국민의 생명연장, 질병예방 및 육체적, 정신적 효율의 증진을 도모하기 위하여 공공의 책임하에 수행하는 행정활동이다. 보건행정은 공중보건의 이론과 기술을 행정 조직을 통하여 일반 대중의 생활 속으로 도입하는 사회적 과정이라고 정의할 수 있다. 보건행정의 목적을 달성하기 위해서는 아래와 같은 요건이 중요하다.

· 광범위하고 합리적인 법적 근거
· 교육훈련된 유능한 전문가 기술자, 사무직원의 충족
· 충분한 재정확보
· 사업의 합리적인 전개방식
· 국민의 적극적인 호응과 참여의식
· 합리적인 평가와 분석자료

2. 중앙보건행정조직

우리 나라의 중앙보건행정조직으로는 보건복지부가 있다. 보건복지부는 보건·식품 · 의정 · 약정 · 사회복지 · 공적부조 · 의료보험 · 국민연금 및 가정복지에 관한 사무를 관장하는 부서로서 동 업무에 대한 종합적이고 체계적인 정책을 개발 수립하여 국민의 삶의 질 향상을 도모하고 봉사하는 것을 주요 임무로 하고 있다. 여기에는 기획조정실, 보건의료정책실, 사회복지정책실, 저출산고령사회정책실의 4실과 건강정책국, 보건산업정책국, 장애인정책국의 3국을 두고 있다. 그리고 보건복지부장관 아래에 대변인, 장관정책보좌관, 사회정책선진화기획관을 두고, 차관 아래에 감사관 · 운영지원과를 두고 있다.

사회복지정책실(15과)에 복지정책관, 연금정책관, 사회서비스정책관을 두며, 보건의료정책실(14과)에는 보건의료정책관 · 건강보험정책관 · 공공보건정책관 · 한의약정책관을, 저출산고령사회정책실(11과)에서는 인구아동정책관 · 노인정책관 · 보육정책관, 기획조정실(9과)에는 정책기획관 · 국제협력관 · 비상계획관을 두고, 건강 정책국(4과), 보건산업정책국(4과), 장애인정책국(4과)을 둔다. 보건복지부 내부 조직체계도는 그림 2-1과 같으며 주요 업무를 살펴보면 다음과 같다.

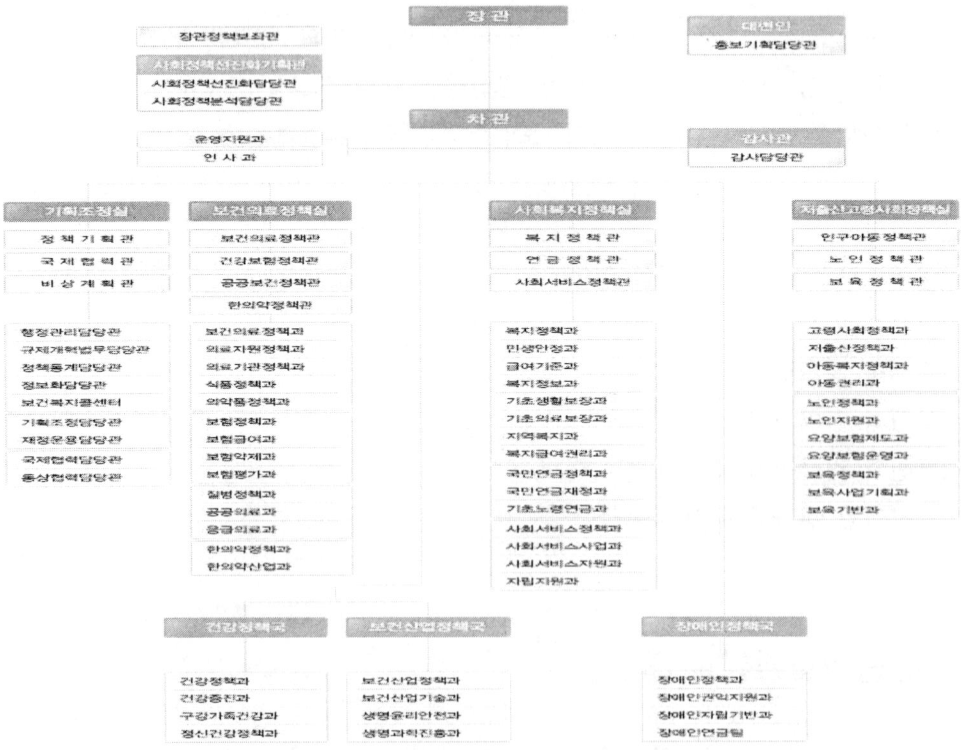

그림 2-1 보건복지부 조직체계도(2012)

(1) 정책기획관

· 주요 정책현안, 계획 등 정책의제의 종합 및 조정
· 국회 및 정당과의 협조업무에 대한 총괄 · 조정
· 중기재정계획 및 예산의 편성 · 집행 및 결산에 관한 사항
· 건강증진기금의 편성 · 운용 · 결산 · 징수 및 평가에 관한 사항
· 재정사업평가 및 정책연구용역사업의 총괄 · 조정

(2) 국제협력관

· 보건복지분야 국제협력 · 남북교류협력 등에 관한 사항
· 보건복지분야의 통상협력 및 대외협력에 관한 사항

(3) 비상계획관

· 재난 및 국가위기관리 업무
· 재난 및 비상대비 정부연습
· 직장예비군 및 민방위대의 편성 및 교육훈련
· 그 밖에 국가재난 및 비상대비계획에 관련되는 사항

(4) 보건의료정책관

· 보건의료정책에 관한 종합계획의 수립 및 조정
· 보건의료재정의 조달 및 지속가능성에 관한 사항
· 의료분쟁의 조정에 관한 사항
· 보건의료인력 수급계획 수립 및 관리에 관한 사항
· 의료시설 · 장비 등 보건의료자원의 실태조사, 관리 및 수급계획 조정에 관한 사항
· 의료법령 운영, 의료법인 관리 및 의료자원 지도 · 감독에 관한 사항
· 의료기관 평가 · 인증 및 신의료기술 평가에 관한 사항
· 식품 및 건강기능식품 위생 · 안전정책에 관한 종합계획의 수립 및 조정
· 음식문화개선 및 식품진흥기금에 관한 사항
· 식품관련 심의위원회 운영
· 식품의약품안전청의 업무 등에 관한 사항
· 의약품(마약류를 포함한다) · 의약외품 · 화장품 · 의료기기 및 실험동물 정책에

관한 종합계획의 수립 · 조정

· 중앙약사심의위원회 및 의료기기위원회의 운영

· 응급의료정책 수립 및 응급의료기금 운영

· 공공보건의료정책 수립 · 조정

· 국립중앙의료원 · 지방의료원 · 적십자병원 · 대한적십자사 지원 및 관리

· 혈액 · 제대혈(臍帶血) 정책 수립 · 조정

· 장기 · 인체조직의 기증 및 이식에 관한 정책 수립 · 조정

(5) 건강보험정책관

· 건강보험제도의 육성 · 발전 및 재정안정화를 위한 종합계획의 수립 및 조정

· 건강보험 가입자 관리 및 보험료 부과 · 징수 정책의 수립 · 조정

· 건강보험급여에 관한 종합계획 수립

· 건강보험요양급여비용 지불제도 및 계약에 관한 사항

· 건강보험요양급여비용 및 적용 기준 · 방법에 관한 사항

· 약제의 건강보험요양급여에 관한 종합계획의 수립

· 약제에 대한 건강보험요양급여 비용, 적용기준, 방법 및 적정사용에 관한 사항

· 건강보험요양기관 현지조사 및 행정처분 업무

· 건강보험요양급여의 적정성 평가 업무

· 건강보험 관련 권리구제 및 급여제한 업무

(6) 공공보건정책관

· 공공보건의료관련 종합계획의 수립 및 조정

· 국립중앙의료원·지방의료원 및 적십자병원의 지원 및 육성

· 공공보건의료 관련 법령에 관한 사항

· 공공보건의료기관의 운영 평가 및 혁신 지원

· 외국인 및 노숙인 등에 대한 의료비 지원

· 신생아 중환자실·어린이병원·노인보건의료센터·전문질환센터의 건립 지원 및 기능 강화에 관한 사항

· 대한적십자사의 지원 및 관리에 관한 사항

· 의료취약지역의 분석 및 지원

· 의료분야 기부 문화 활성화 추진

· 보건의료정보화 촉진을 위한 사업 추진

· 국공립병원의 정보화 지원에 관한 총괄 및 조정
· 응급의료 기본계획 및 시행계획에 관한 사항
· 「응급의료에 관한 법률」 등 관련 법령 제정·개정에 관한 사항
· 응급의료기금의 운용 및 응급의료수가기준에 관한 사항
· 응급의료기관, 구급차 등 이송체계에 관한 사항
· 응급의료정보센터 관리에 관한 사항
· 응급구조사 등 응급의료종사자 양성 및 관리에 관한 사항
· 응급의료 교육·홍보에 관한 사항
· 응급실 과밀화 해소 등 선진 응급의료체계에 관한 사항
· 재난의료 및 비상진료 지원에 관한 사항
· 외상전문치료체계 구축·관리에 관한 사항
· 독극물정보센터 구축·관리에 관한 사항
· 야간진료 제공체계 마련 등 비상진료체계에 관한 사항
· 감염질환에 관한 정책의 종합 및 조정
· 감염질환 관련 법령에 관한 사항
· 의료기관의 감염대책에 관한 사항
· 심·뇌혈관질환 등 만성질환의 예방·관리정책의 수립 및 조정
· 희귀난치성질환의 관리정책 수립 및 조정
· 천식·아토피 등 알레르기질환의 예방·관리정책의 수립 및 조정
· 관절염, 전립선질환 등 노인성 만성질환 예방·관리정책의 수립 및 조정
· 기후변화 및 환경 관련 국민건강정책 수립 및 조정
· 기생충질환 관리대책의 수립 및 조정
· 한센인피해사건 진상규명 및 피해자 생활지원
· 원폭피해자에 대한 보호 및 지원
· 국립결핵병원 및 국립소록도병원의 지원 및 육성
· 질병관리본부의 운영 지원
· 국립검역소 운영계획의 수립 및 평가
· 결핵, 한센병, 후천성면역결핍증, 감염질환 등의 관련 법인 및 단체 지원
· 국가 암관리사업 관련 종합계획의 수립 및 조정
· 국가 암정책 관련 법령에 관한 사항
· 암 정복을 위한 연구 및 지원에 관한 사항
· 국립암센터 및 지역암센터의 지원 및 육성

· 암 관련 정보의 수집·분석 및 제공
· 국가암정보센터의 운영 지원
· 암 등록 및 암 관련 통계 관리
· 암 예방 및 홍보·교육에 관한 사항
· 국가 암검진정책에 관한 다음 각 목의 사항
· 암검진 종합계획의 수립 및 제도개선
· 암검진의 질 관리 지침의 개발 및 보급
· 암검진기관의 질 평가 및 지도
· 암환자의 치료 및 재활 지원
· 암환자의 적정 진료방법의 개발 및 보급
· 완화의료(緩和醫療)전문기관의 지정·지원 및 질 평가
· 완화의료제도 관련 법령에 관한 사항
· 암역학조사에 관한 사항
· 국제 암 관련 연구소 등과의 국제협력 업무

(7) 한의약정책관

· 한의약 관련 정책의 수립 · 조정
· 한의약의 연구 · 개발 및 지원
· 한의약 인력의 양성 · 지도
· 한의약공공보건사업의 지원
· 한약의 유통관리와 한의약산업 진흥정책의 수립 · 조정

(8) 복지정책관

· 사회복지 관련 정책의 수립 · 조정
· 사회보장기본법령 및 사회복지사업법령에 관한 사항
· 사회통합을 위한 정책 분석 및 연구 · 개발
· 국민기초생활보장사업 · 긴급복지지원사업 종합계획의 수립 · 조정 및 평가에 관한 사항
· 국민기초생활보장 수급자의 선정 및 적정관리에 관한 사항
· 최저생계비 및 급여체계에 관한 사항
· 부랑인 및 노숙인 보호사업 계획의 수립
· 의료급여에 관한 종합계획의 수립 및 운영

· 의료급여 관련 법령 및 수가 · 급여기준 등에 관한 사항
· 지역사회복지계획 및 정책의 수립 · 평가 · 지원에 관한 사항
· 사회복지협의체의 구성 · 운영 및 협력체계 구축에 관한 사항
· 사회복지전달체계 개편 · 운영을 위한 계획 수립 및 조정에 관한 사항
· 사회복지 담당공무원 및 복지사무 담당조직의 운영 · 평가 등에 관한 사항
· 사회복지통합관리망의 구축 · 운영
· 복지급여의 사업별 선정 · 지원 기준의 조정 및 표준화
· 보건복지콜센터의 운영

(9) 연금정책관

· 연금정책 발전방향의 수립 및 국민경제에 미치는 영향 분석
· 국민연금 관련 법령 · 재정추계 및 제도운영 전반에 관한 사항
· 다층노후소득보장체계 구축에 관한 사항
· 사회보장협정 및 해외수급자 관리 등 국민연금 관련 국제협력에 관한 사항
· 국민연금기금 운용지침, 운용계획, 자산배분, 성과평가 및 결산 등 기금운용 전반에 관한 사항
· 국민연금기금의 지배구조 관련 정책의 수립
· 국민연금 복지사업계획의 수립 및 조정
· 국민연금 급여 지급, 기준, 수급자 관리, 급여서비스 등에 관한 사항
· 국민연금 재심사 청구 등 권리구제에 관한 사항
· 국민연금과 직역연금의 연계 등에 관련된 제반사항
· 기초노령연금 관련 법령, 재정 및 수급자 관리 등 제도 운영 전반에 관한 사항
· 기초노령연금제도의 국비 부담 기준 관리 및 지방비 부담 관련 시 · 도 조례 제정 · 개정 협의에 관한 사항

(10) 사회서비스정책관

· 사회서비스(다른 중앙행정기관 소관의 사회서비스 업무는 제외한다. 이하 같다) 관련 종합계획의 수립 · 조정 및 유망 사회서비스 분야 · 사업모델 개발
· 사회서비스 일자리 창출 방안 수립 및 총괄 · 조정
· 사회서비스 법령 · 품질관리 · 이용권 제도 운영에 관한 사항
· 지역사회서비스투자사업 계획의 수립 · 시행 및 평가
· 사회서비스 산업 육성 및 지원

・사회복지법인, 사회복지 관련 법인・단체, 외국인민간원조단체에 관한 사항
・사회복지시설에 대한 총괄・평가 및 사회복지관 육성・지원
・기부・자원봉사활동・기업의 사회공헌 활성화 등 민간의 인적・물적 자원 개발・육성에 관한 사항
・사회복지공동모금제도의 지원 및 육성에 관한 사항
・의사상자 예우・지원에 관한 사항
・보건복지분야 사회복무제도 운영 및 사회복무요원 교육에 관한 사항
・자활지원정책에 관한 종합계획의 수립・조정 및 정책 추진에 관한 사항
・자활사업 대상자의 선정・관리 및 자활지원기관의 지정・평가 및 지원에 관한 사항

(11) 인구아동정책관

・저출산・고령사회기본계획 및 시행계획의 수립・평가・총괄
・저출산・고령사회정책 개발 및 총괄・조정
・저출산・고령사회위원회의 운영 지원
・저출산・고령화 관련 홍보・대외협력 및 민간 활동지원
・베이비부머 세대에 관한 종합계획의 수립 및 조정
・노후의 소득・건강・교육・주거・환경・여가 및 문화 등에 관한 정책의 수립・조정
・인구 관련 정책의 총괄 및 조정
・고령친화산업 관련 개발 지원 및 종합계획의 수립・조정
・아동복지에 관한 종합계획의 수립・조정 및 아동정책조정위원회 운영
・빈곤아동 맞춤형 통합서비스 제공, 아동발달계좌(CDA), 결식아동 지원 등 빈곤아동 지원에 관한 사항
・아동건강관리에 관한 사항
・아동권리증진, 아동학대 예방・보호 및 아동권리 관련 국제협약에 관한 사항
・아동의 안전 및 실종에 관한 종합계획의 수립・시행에 관한 사항
・입양에 관한 종합계획 수립・시행 및 국제협약, 아동의 입양 및 사후관리 등에 관한 사항
・아동양육시설, 지역아동센터, 그룹홈 등 아동복지시설 관리・운영에 관한 사항
・아동의 가정위탁, 소년소녀가정 등 가정보호에 관한 사항
・어린이날, 어린이 주간, 아동 총회 등 아동행사에 관한 사항

· 아동 관련 법인 및 단체에 관한 사항

(12) 노인정책관

· 노인의 보건복지에 관한 종합계획의 수립 · 조정
· 노인건강증진, 노인의 안전과 권익 향상에 관한 사항
· 경로효친사상의 앙양 및 경로우대에 관한 사항
· 노인일자리 마련 및 자원봉사활동 지원
· 장사시설의 확충 · 지원 및 제도개선에 관한 사항
· 국립망향의동산관리소 지도 · 감독에 관한 사항
· 노인장기요양보험제도의 종합계획 수립 · 조정 및 홍보에 관한 사항
· 노인장기요양보험의 급여 · 수가 · 지불체계 · 이용지원 및 관리운영기관 지도 · 감독에 관한 사항
· 노인장기요양보험의 가입자 관리 및 재정운영 · 추계에 관한 사항
· 노인주거 · 의료 · 재가복지시설 및 공립치매요양병원의 지원 · 육성 · 확충에 관한 사항
· 장기요양기관 관리 · 감독, 현지조사 및 평가에 관한 사항
· 사할린 한인동포 지원에 관한 사항

(13) 보육정책관

· 중앙행정기관 및 지방자치단체의 영유아 정책(유아교육정책은 제외한다. 이하 같다)의 협의 · 조정 총괄
· 영유아 정책에 대한 평가 및 제도 개선
· 보육예산의 편성 및 집행의 관리
· 보육행정 전산화 및 보육서비스 이용권 제도 운영 · 관리
· 보육시설종사자의 양성 및 자격관리
· 영유아 보육료 · 양육수당 지원 및 가정양육 지원에 관한 사항
· 영아 · 장애아 · 다문화 가정 영유아 등 취약보육 서비스 등의 지원에 관한 사항
· 표준보육과정 및 보육프로그램의 개발 · 보급
· 보육시설의 평가인증
· 국립 · 공립 보육시설 등의 확충 및 환경개선
· 보육시설의 설치 및 인가 기준에 관한 사항
· 보육시설의 지원 및 지도 · 감독

(14) 건강정책국

· 국민건강증진사업에 관한 총괄 및 종합계획의 수립 · 조정
· 국민영양 · 비만관리에 관한 사항
· 보건소, 보건지소, 보건진료소 관련 제도 수립 및 운영
· 공중보건의사, 보건진료원, 보건교육사 관련 제도의 수립 및 운영
· 공중위생 관련 정책의 수립 · 조정 및 산업육성에 관한 사항
· 구강보건에 관한 종합계획의 수립 · 조정 및 구강보건 인력 및 치과의료에 관한 사항
· 흡연예방 및 금연에 대한 계획 수립 및 제도개선에 관한 사항
· 여성 · 어린이 건강정책의 종합 및 조정
· 모자보건법령에 관한 사항
· 산후조리원의 관리
· 인공임신중절 예방에 관한 사항
· 맞춤형방문건강관리 및 보건소 건강증진사업에 관한 사항
· 감염질환 관련 정책에 관한 사항
· 심혈관질환 · 뇌혈관질환 등 만성질환의 관리에 관한 종합계획의 수립 및 조정
· 기후변화 및 환경 관련 국민 건강대책 수립 및 조정
· 희귀난치성 질환자 및 원폭 피해자의 지원
· 한센인피해사건 진상규명 및 피해자 생활지원 업무
· 국가암관리종합계획의 수립, 암관련 법령 관리 및 연구개발사업
· 국립암센터 및 지역암센터의 지원 · 육성
· 완화의료의 활성화 및 암생존자 재활 지원
· 국가암검진사업 추진과 질관리 및 암환자 의료비 지원사업 추진
· 국가 건강검진사업 추진 및 사후관리
· 정신보건사업에 관한 계획의 수립 및 관련제도 운영
· 정신질환 예방 및 정신질환자 치료, 재활, 권익보호 지원
· 정신보건시설 운영 및 지도 관리
· 정신보건전문요원 등 인력 양성
· 알코올 등 중독 치료 · 재활지원 및 마약류중독자의 치료보호 및 실태조사

(15) 보건산업정책국

· 보건산업정책에 관한 종합계획의 수립 · 조정 등에 관한 사항

· 보건의료산업(의료서비스산업, 화장품 · 의약품 · 의료기기 등을 말한다. 이하 이 호에서 같다)의 육성 · 지원 및 기반구축에 관한 사항

· 보건의료산업 인력개발 · 정보표준화에 관한 사항

· 한국보건산업진흥원, 한국보건의료연구원 등 보건의료산업 관련 기관의 육성 · 지원에 관한 사항

· 유비쿼터스보건의료(u-Health) 활성화 및 의료소비자에 대한 건강정보 제공에 관한 사항

· 보건의료기술(Health Technology) 종합계획 수립 및 조정 등에 관한 사항

· 보건의료 연구개발(R&D)에 관한 사항

· 보건의료기술 진흥(신기술인증, 기술이전, 기술료 등)에 관한 사항

· 연구중심병원 육성 · 지원 및 기반 구축에 관한 사항

· 생명윤리 및 안전에 관한 법령의 제정 · 개정 및 정책의 수립 · 조정

· 연명치료중단 등의 제도화와 관련된 사항

· 인체유래생물자원 종합계획의 수립 · 조정 및 지원

· 생물안전관리 종합계획의 수립 · 시행

· 오송생명과학단지 발전 종합계획 수립 · 조정 및 지원 · 육성에 관한 사항

· 오송생명과학단지 지원 · 육성에 관한 사항

· 식품의약품안전청 등 국책기관 신축, 이전 및 관리에 관한 사항

(16) 장애인정책국

· 장애인복지 관련 종합계획 수립에 관한 총괄 · 조정

· 장애인등록 및 판정에 관한 사항

· 장애인단체 지원 및 장애인복지 관련 국제협력에 관한 사항

· 장애예방 및 여성장애인 관련 정책개발 · 지원에 관한 사항

· 장애인차별금지 관련 법령 및 국제장애인권리협약 등 장애인 권익증진에 관한 사항

· 장애인 편의시설의 설치 · 관리 및 장애인 복지시설의 지원 · 육성

· 활동보조지원제도 운영 및 장애인장기요양서비스에 관한 사항

· 장애인 자립생활 관련 사업의 지원 및 육성

· 의료재활 및 장애아동 재활치료 지원에 관한 사항

· 장애인보조기구의 개발 · 보급

· 장애수당 등 장애인의 소득보장 및 생활안정 지원에 관한 사항
· 장애인일자리 창출 및 직업재활에 관한 사항
· 장애인생산품 판매촉진 및 중증장애인생산품 우선구매에 관한 사항

(17) 감사관

· 보건복지부와 소속기관 · 산하단체에 대한 감사 및 결과 처리
· 공직기강 및 부패방지에 관한 사항
· 소속 공무원의 재산등록 · 심사 및 병역사항 신고업무
· 진정 및 비위사항의 조사 · 처리
· 그 밖에 장관이 감사에 관하여 지시한 사항의 처리

(18) 사회정책선진화기획관

· 보건복지 분야에 관한 미래전략의 개발
· 주요정책 이슈의 중장기 대책 수립
· 보건복지분야 일자리정책에 관한 기획 · 총괄 · 조정
· 미래기획위원회 및 국가고용전략회의 관련 업무의 협의 · 조정
· 대,내외 사회환경 변화의 예측 및 동향 분석
· 새로운 사회위험에 대한 연구 · 조사 및 정책 개발 · 조정
· 그 밖에 장관이 지시하는 정책과제의 점검 · 확인 등에 관한 사항

(19) 대변인

· 보건복지정책과 관련된 각종 정보 및 상황의 관리
· 부내업무의 대외 정책발표사항 관리 및 언론보도 모니터링에 관한 사항
· 주요 정책에 관한 대국민 홍보에 관한 사항

(20) 장관실

· 보건위생·방역·의정·약정·기초생활보장·자활지원 및 사회보장, 인구·출산·보육·아동·노인 및 장애인에 관한 사무를 관장

3. 지방보건행정조직

지방보건행정조직은 시・도간에 다소 차이는 있으나 행정자치부 산하에 소속되어 있는 형태이다. 서울특별시는 보건사회국 안에 보건위생과, 의약과, 사회과, 복지과, 부녀・청소년과를 두고 있다.

3-1. 시・도 보건행정조직

시・도 보건행정조직은 지역사회주민과 가장 많은 접촉을 하는 일선 보건담당기관으로 보건소를 두고 있다.

(1) 보건소

보건소(health center)라는 말은 영국에서 사용하기 시작하였으며 각 나라마다 다른 형태를 취하고 있다.

보건소 활동의 시작은 1859년 영국의 Liverpool시에서 W. Rathbone이 보건간호사업과 가정방문사업을 계획하여 1862년 Liverpool시를 18개 지역구로 나누고 각 구에 방문간호원을 1명씩 배치하여 모자보건상담과 보건지도를 시작한 것이 처음이다. 1887년 영국 Edinburgh에 Phillp이 건강상담소를 설치하여 결핵관리와 영유아 사망에 대비하였고, 1890년 프랑스 Nancy에 Herrgot는 영아 개인 건강상담소를 설치하였으며, 1901년 프랑스 Lell에 Calmette는 결핵상담소를 설치하고 가정방문사업을 하였다.

1920년에 들어와서 영국의 도우슨 위원회(Dawson commitee)에 의해 최초로 현대적 의미의 보건소 개념이 제창되었으며, 미국에서는 보건기술자를 양성하기 시작하였으며, 독일에서는 보건소의 활동으로 영아사망률이 저하되어 서구 각국에 급속하게 보급되기 시작하였다.

(2) 보건요원

보건요원제도는 지역 내에 존재하는 질병의 치료 및 예방활동 등을 보건요원에게 담당하게 함으로써 지역사회의 보건관리를 수행해 나가는 제도를 말한다. 다시 말해 의료비의 절감, 의사수의 부족 및 지역적 불균형 등으로 균형 있는 보건의료관리를 수행할 수 없을 때, Medex(medical expender), 지역전문 간호사(nurse practitioner), 준의사(feldsher), 마을보건요원(village health worker), 가정방문 건강요원(home visiting health worker) 등의 보건요원제도를 활용하여 지역 및 지방보건사업의 역할 수행을 위한 제도이다.

3-2. 우리 나라의 보건소

우리 나라는 1946년 10월에 서울에 시범보건소가 설치된 것이 최초의 보건소이다. 그 이후 1949년에 국립중앙보건소의 직제가 마련되었고 1959년에는 국립보건원으로 발족하게 되었다. 우리 나라에 처음으로 보건소법이 공포된 것은 1956년 12월이었으나 1962년 9월 새로운 보건소법이 제정되어 시·군에 189개의 보건소를 설치하였다. 이어 1995년 12월에 보건소법이 지역보건법으로 개정되면서 기초자치단체의 관할 구역 안에서 보건소 관장 업무를 확대 실시하게 발전되었다.

보건소 설치기준은 시·군·구 단위로 1개소씩 설치하도록 하였다. 보건소법 시행령 제정 당시에는 (1976. 4. 5.) 20만 명을 초과하는 시·군·구에 있어서는 그 초과 인구 10만 명마다 1개소의 비율로 증설할 수 있도록 규정하고 있었으나 실질적으로 증설된 경우는 없었으며, 1991년 10월 8일 개정에서 이 조항이 삭제되었다. 그리고 보건소 업무수행을 위하여 필요하다고 인정될 경우는 읍·면마다 보건지소(subhealth center)를 설치할 수 있도록 규정하고 있다. 보건지소는 지역보건법 제10조와 동법 시행령 제8조의 규정에 따라 보건예방서비스 및 보건사상을 주민에게 계도하고 무의지역을 해소한다는 취지하에 설치되어 왔다.

그리고 농어촌 등 보건의료를 위한 특별조치법에 의하여 의료 취약지역에 1차 보건의료업무를 담당하도록 보건진료소(primary health care post)를 설치하도록 하였다. 보건진료소에는 보건진료원이 배치되어 근무하고 있는데, 보건진료원의 자격은 일반 간호사가 6개월 정도 직무교육을 받아 자격을 취득하면 된다. 또한 군지역 일부 지역에 임산부 및 영유아 관리 등 모자보건사업을 강화하기 위하여 모자보건센터를 설치하여 보건소와 통합 운영되고 있다. 보건복지부에서 발행하는 1999년 보건복지 통계연보에 따르면 1998년 보건소 243개, 보건지소 1,266개, 보건진료소 1,941개가 운영되고 있다.

우리 나라 보건소의 직제를 살펴보면 보건행정기관의 일선조직으로 대통령(지역보건법 시행령)이 정하는 기준에 따라 지방자치단체의 조례로 설치하도록 되어있어 전국적으로 일치된 조직은 없으나, 일반적으로 대도시형, 중도시형, 농촌형 등으로 구분하여 대도시형은 보건소장 아래에 보건지도과·방역과·의약과가 있으며, 중소도시형에는 보건소장 아래에 사무장이 있고 보건행정계·예방의약계·가족보건계·검사계가 있으며, 농촌형에는 보건행정계·예방의약계·가족보건계가 있다.

보건소의 설치목적은 보건행정의 합리적인 운영과 국민보건의 향상 및 증진을 도모하기 위한 것으로서 그 목적을 달성하기 위하여 다음과 같은 업무를 관장하도록 규정하고 있다(지역보건법 제9조).

- 국민건강증진 · 보건교육 · 구강건강 및 영양개선사업
- 전염병의 예방 · 관리 및 진료
- 모자보건 및 가족계획사업, 노인보건사업
- 공중위생 및 식품위생
- 의료인 및 의료기관에 대한 지도 등에 관한 사항
- 의료기사 · 의무기록사 및 안경사에 대한 지도 등에 관한 사항
- 응급의료에 관한 사항
- 농어촌 등 보건의료를 위한 특별조치법에 의한 공중보건의사 · 보건진료원 및 보건진료소에 대한 지도 등에 관한 사항
- 약사에 관한 사항과 마약 · 향정신성 의약품의 관리에 관한 사항
- 정신보건에 관한 사항
- 가정 · 사회복지시설 등을 방문하여 행하는 보건의료사업
- 지역주민에 대한 진료, 건강진단 및 만성퇴행성질환 등의 질병관리에 관한 사항
- 보건에 관한 실험 또는 검사에 관한 사항
- 장애인의 재활사업 기타 보건 복지부령이 정하는 사회복지사업
- 기타 지역주민의 보건의료의 향상 · 증진 및 이를 위한 연구 등에 관한 사업

4. 식품위생행정조직

현재 우리 나라의 식품위생에 관한 행정조직을 살펴보면 중앙기구로서 보건복지부와 식품의약품안전청 지방기구로서는 도 및 광역시 또는 시, 군, 구 내의 보건 및 식품위생과 등 관련 부서들이 있으며 이러한 행정조직의 업무를 각종 시험 및 검사로써 뒷받침하는 기구로서 보건환경연구원 등의 기관이 존재한다.

4-1. 중앙기구

중앙기구로서는 보건복지부의 보건정책국 식품정책과와 식품의약품진흥과가 있으며 식품위생정책에 관한 사항 및 식품위생 관련 법령의 제 · 개정 업무 등을 담당한다. 한편 식품의약품안전청의 식품안전국에 식품안전과, 식품관리과, 식품유통과가

있어 식품의 안전관리에 관한 사항 및 감시업무 등을 담당하고 있으며 식품관리 업무의 효율적 수행을 위하여 전국 지역권별로 6개의 지방식품의약품안전청을 두고 있다. 또한 식품의약품안전청에 검정관리보호담당과, 식품평가부, 식품첨가물평가부를 두어 식품, 식품첨가물, 기구, 용기, 포장, 등의 규격 및 기준에 관한 업무 및 연구, 시험검사 등의 업무를 담당하고 있다.

4-2. 식품의약품안전청

최근 증가하고 있는 부정, 불량식품 및 의약품에 대한 전문적이고 종합적인 안전관리체계를 확보하고, 감시, 감독기능을 강화하기 위하여 식품의약품안전청 및 권역별 지방식품의약품안전청을 1996년 4월 6일 출범하게 되었다.

(1) 안전관리부

◇식품안전과

- 식품에 대한 품질 및 안전관리의 지원에 관한 사항
- 부정, 불량식품의 단속에 관한 지도 및 사후관리의 지원에 관한 사항
- 식품위생 감시원에 대한 지도 및 교육에 관한 사항
- 명예식품 감시원의 운영지원에 관한 사항
- 식품의 안전에 관련된 정보 및 통계에 관한 사항
- 식품에 관련된 소비자 상담 및 피해구제에 관한 사항
- 부내 다른 과의 주관에 속하지 아니하는 상황

(2) 식품안전평가실

◇식품규격과

- 식품의 기준, 규격 및 시험방법에 관한 연구 총괄
- 외국의 식품 등에 관한 기준, 규격검토 및 연구
- 건강보조식품 및 특수영양식품의 검정
- 기타 실내의 다른 과의 주관에 속하지 아니하는 상황

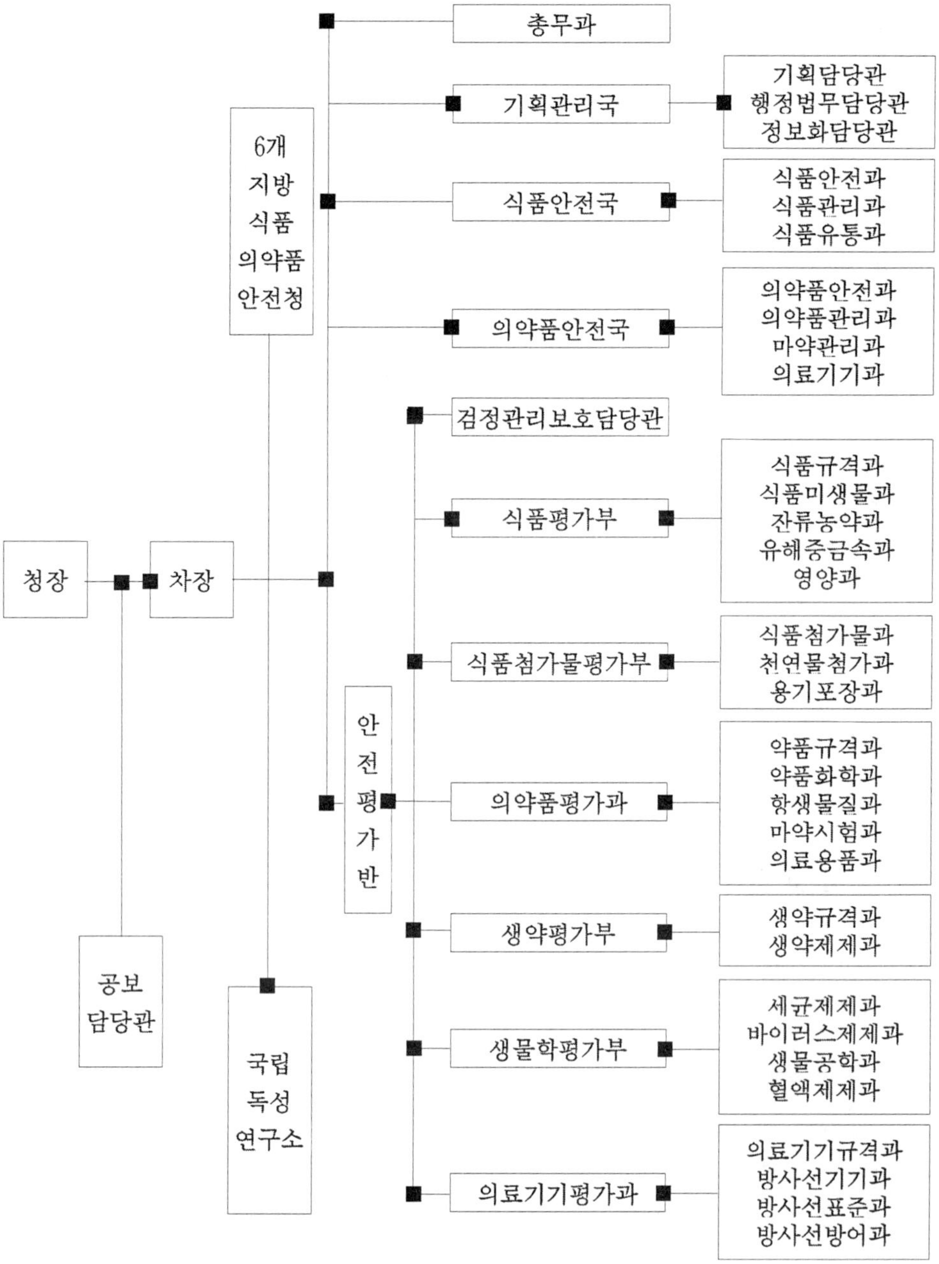

그림 2-2 식품의약품안전청 조직체계도(2002)

◇식품미생물과
· 식품중의 위생미생물에 대한 검정
· 식품중의 항균성 물질에 대한 검정
· 제1호 및 제2호에 관련된 사항의 기준, 규격 및 시험방법에 관한 검토
· 제1호 및 제2호에 관련된 사항의 조사
◇잔류 농약과
· 식품중의 잔류농약에 대한 검정
· 식품생장 조절제에 대한 검정
· 제1호 및 제2호에 관련된 기준, 규격 및 시험방법에 관한 검토
· 제1호 및 제2호에 관련된 사항의 조사
◇유해중금속과
· 식품중의 유해중금속의 검정
· 천연 독성물질의 검정
· 제1호 및 제2호에 관련된 기준, 규격 및 시험방법에 관한 검토
· 제1호 및 제2호에 관련된 사항의 조사
◇영양과
· 식품의 영양성분 및 그 표시방법의 검토
· 식품의 영양성분 검정
· 제1호 및 제2호에 관련된 기준, 규격 및 시험방법에 관한 검토
· 제1호 및 제2호에 관련된 사항의 조사, 연구

(3) 식품첨가물안전평가실

◇합성첨가물과
· 식품첨가물중의 합성첨가물의 검정
· 식품중의 보존제 및 산화방지제의 검정
· 제1호 및 제2호에 관련된 기준, 규격 및 시험방법에 관한 검토
· 제1호 및 제2호에 관련된 사항의 조사, 연구
· 기타 실내의 다른 과의 주관에 속하지 아니하는 상황
◇천연첨가물과
· 식품첨가물중의 천연첨가물의 검정
· 착색제 및 아질산염의 검정
· 제1호 및 제2호에 관련된 기준, 규격 및 시험방법에 관한 검토

· 제1호 및 제2호에 관련된 사항의 조사, 연구

◇ 용기포장과

· 식품용 기구 및 용기, 포장의 검정

· 장난감 및 위생용품의 검정

· 제1호 및 제2호에 관련된 기준, 규격 및 시험방법에 관한 검토

· 제1호 및 제2호에 관련된 사항의 조사, 연구

4-3. 지방기구

지방기구로는 지방자치단체별로 조금씩 다르나 일반적으로 광역시, 도에 보건(환경)국이 있으며 그 밑에 식품위생행정을 담당하고 보건(환경)위생과가 있고 하부기관으로는 시, 군, 구에 각각 위생과 또는 위생담당을 두고 있다. 시험 및 연구기관으로는 시, 도 보건환경연구원이 설치되어 있어 각 시, 군에서 의뢰하거나 위생감시 목적으로 수거된 식품에 대한 분석 및 기타 검사를 수행하고 있다. 국내식품에 대하여는 식품의약품안전청, 지방식품의약품안전청(6개 지청) 및 시, 도 보건환경연구원에서 검사를 실시하고 있으며 수입식품은 식품의약품안전청 및 한국식품위생연구원등에서 검사를 실시하고 있고 동물, 식물 및 수산물에 대하여는 각각 동물 검역소 식물검역소 및 수산물검사소에 위탁하여 검사 실시하고 있다.

3장. 보건통계

1. 보건통계의 개념

보건통계지표(health indicator)란 개인이나 집단의 건강수준을 관찰하고 평가할 목적으로 사용한다. 그러나 복잡한 생명현상의 건강 수준을 직접 측정하기란 매우 어려운 일이다. 따라서 건강 현상을 구성하는 요인 등을 개별적으로 측정하는 방법을 사용한다.

보건통계학(health statistis)은 출생, 질병, 사망 및 보건에 관련있는 여러 현상들을 기술통계학적 및 추측통계학적 방법으로 그 현상들의 일반성이나 규칙성 등을 파악하고, 그 현상을 기술 제시하며 나아가 그 현상들의 변동을 확률적으로 추론하는 학문이다.

공중보건학에서 보건통계가 갖는 의의는 아래와 같다.

① 지역사회나 국가의 보건수준 및 보건상태를 나타낸다.

② 보건사업(health project)의 필요성을 결정하여 준다.

③ 보건입법을 촉구하여 보건사업에 대한 공공지원을 촉구할 수 있다.

④ 보건사업의 우선 순위를 결정하여 보건사업 수행을 위한 지휘, 통제에 도움을 주며 보건사업의 기술 발전에 도움을 주고 절차, 규정, 분류, 기술의 발전에 도움을 준다.

⑤ 보건사업의 행정 활동에 지침이 될 수 있다.

⑥ 보건사업의 성패를 좌우하는 자료가 되며 보건사업의 기초 자료가 된다.

보건통계와 유사한 용어를 살펴보면 다음과 같다.

보건통계학의 범위로는 출생통계, 사망통계, 인구통계, 사인통계, 질병통계, 체력통계, 발육통계, 영양통계, 법의료통계 및 보건행정통계 등으로 구분할 수 있다.

1-1. 사망에 관한 지표

사망 수준은 그 지역 사회의 보건 의료 수준에 의해 영향을 받고 사망은 질병과는 달리 누구나 쉽게 식별할 수 있으며 사망통계는 대부분의 국가에서 행정통계를 통해 통계처리되기 때문이다.

(1) 보통 사망률(crude death rate)

조사망률이라고도 하며 인구 1,000명당 1년 동안 발생한 사망자 비율은 다음과 같이 구할 수 있다.

$$\frac{\text{해당 연도의 사망수}}{\text{해당 연도의 평균(또는 중앙)인구}} \times 1{,}000$$

보통 사망률이 10이란 1년 동안 인구 1,000명당 10명이 사망한다는 의미이다. 일반적으로 인구는 출생, 사망, 이동 등으로 인하여 변동하므로 보통사망률을 계산할 때 분모에 어떤 연도의 평균 인구수를 이용하는 것이 원칙이지만 그 해의 중앙인구(예: 7월 1일의 인구)를 이용하기도 한다.

보통사망률은 그 지역사회의 건강 수준 이외의 연령 구성에 의해서도 영향을 받게 되므로 해석할 때 유의해야 한다.

(2) 특성별 사망률(specific death rate)

성, 연령, 직업 등 인구의 특성별로 구한 사망률로 다음과 같이 구할 수 있다.

$$\frac{\text{해당 연도의 그 집단의 사망수}}{\text{해당 연도의 해당 특정 집단의 평균(또는 중앙) 인구}} \times 1{,}000$$

만약 어떤 연령층이나 직업군의 사망률이 다른 연령층이나 직업군의 사망률보다 의미있게 높거나 낮으면 그 원인을 밝히기 위한 연구를 계획할 수도 있고 보건의료 정책 담당자들은 해당 집단의 사망률에 맞추어 의료자원의 효율적인 분배할 수도 있다. 특성별 사망률은 분자에 속하는 집단을 특성화할 수도 있다. 예를 들어 사인별 사망률(cause specific death rate)은 인구 100,000명당 1년 동안 특정 원인으로 인한 사망수를 표시한다.

$$\frac{\text{해당 연도의 특정 원인으로 인한 사망수}}{\text{해당 연도의 평균(또는 중앙) 인구}} \times 100{,}000$$

이러한 사인별 사망률은 단순히 대상 집단의 전반적인 건강 수준을 제시하는 것 이상의 정보를 제공해주기 때문에 사망 원인별 대책을 수립하는데 기초 자료로 이용된다.

(3) 영아 사망률(infant mortality rate)

영아는 생후 1년 미만의 아이를 칭한다. 영아사망률은 연간 출생아수 1,000명당 생후 1세 미만에 사망한 아이의 수의 비율로 나타낸다.

$$\frac{\text{연간 1세 미만의 사망수}}{\text{연간 출생아수}} \times 1{,}000$$

영아사망률은 단순히 영아의 건강수준을 나타내는 것뿐만 아니라, 해당지역이나 국가의 환경위생 불량, 질병관리 및 모자보건수준 등과 밀접한 관계가 있기 때문에 개발도상국의 보건 수준을 반영해주는 지표로서 널리 이용되고 있다.

(4) 신생아 사망률(neonatal mortality rate)

어떤 연도에 출생한 정상 출생수 1,000명에 대하여 그 연도 중 발생한 28일 미만의 사망자 수이다.

$$\frac{\text{해당 연도 중 생후 28일 미만의 사망수}}{\text{연간 출생아 총수}} \times 1{,}000$$

영아사망의 내용을 구체적으로 파악하기 위하여 영아기를 생후 28일 미만까지의 신생아기(neonatal period)와 생후 28일에서 1년 미만까지를 후기신생아사망률(post-neonatal motality rate)의 영아 후기(post-neonatal period)로 나눈다.

$$\frac{\text{연간 후기신생아사망수(생후 28-365)}}{\text{연간 출생아 총수}} \times 1{,}000$$

영아사망률과 신생아사망률의 비(이것을 α-index라고 함)가 1에 가까울수록 건강

수준은 높다고 할 수 있으며, 바람직한 현상이다.

$$\alpha\text{-index} = \frac{\text{해당 연도의 영아사망률}}{\text{해당 연도의 신생아사망률}}$$

(5) 주산기 사망률(perinatal mortality rate)

주산기란 보통 임신 29주부터 생후 7일까지를 말한다. 주산기 사망률은 이 기간에 대한 태아 사망의 정도를 나타내는 지표이다. 태아사망은 임신 23주부터 출생까지 사이에 사망한 경우나 임신기간을 정확히 모를 때는 체중 500g이상의 태아가 사망한 경우를 의미한다.

$$\frac{\text{연간 임신 28주 이후의 태아 사망 + 생후 1주 이내의 신생아 사망수}}{\text{연간 임신 28주 이후의 태아 사망 + 연간 총출산아수}} \times 1{,}000$$

(6) 사산률(stillbirth rate)과 사산비(stillbirth ratio)

시산률은 어떤 연도 중 정상 출생수와 사산수를 합한 분만수 1,000에 대한 연도 중의 사산자 수이다.

$$\frac{\text{해당 연도의 사산아수}}{\text{해당 연도의 출산수(사산아수+ 출생아수)}} \times 1{,}000$$

사산비는 어떤 연도 중의 사산수와 정상 출생수와의 비이다.

$$\frac{\text{해당 연도의 사산아수}}{\text{해당 연도의 출생수아수}} \times 1{,}00$$

사산율과 사산비는 태아 손모율(fetal wastage)을 나타내는 두 가지 지표이다.

일반적으로 태아사망의 신고는 출생신고보다 잘 이루어지지 않으므로 사산비가 더 많이 이용된다.

(7) 모성 사망률(maternal mortality rate)

모성사망이란 임신, 분만, 산요과 관련되는 질병 및 이의 합병증에 의한 사망만을 의미한다. 모성사망률을 계산할 때 임신 중 전염병, 교통사고 등에 의한 사망은 포함되지 않는다.

$$\frac{\text{해당 연도의 모성 사망수}}{\text{해당 연도의 출생아수}} \times 10,000(\text{또는 } 100,0000)$$

(8) 비례 사망률(proportional mortality rate or ratio)

비례사망률(PMR)이란 일정기간 중 특정질병에 의한 사망수가 같은 기간의 총사망수에 대해 차지하는 구성 비율을 의미한다.

$$\frac{\text{해당 연도의 특정 원인에 의한 사망수}}{\text{해당 연도의 사망수}} \times 1,00$$

일반적으로 후진국일수록 급성감염이나 감염성 질환의 비례사망률이 높고, 선진국일수록 퇴행성 질환이나 신생물질에 의한 비례사망률이 높다.

(9) 비례 사망지수(proportional mortality indicator)

어떤 연도의 사망자 중 50세 이상의 사망자수의 구성 비율을 말한다.

$$\frac{\text{해당 연도의 50세 이상 사망자수}}{\text{해당 연도의 사망수}} \times 1,00$$

비례 사망지수는 연령별 사망수만 파악되면 산출할 수 있으므로 보건통계가 미비한 국가에서도 얻을 수 있는 간편한 지표로서 보통사망률, 평균수명과 함께 국가간 건강 수준의 비교에 사용되는 대표적인 보건 지표이다.

1-2. 질병통계

(1) 발생률(incidence rate)

발생률은 일정 기간 동안에 한 인구 집단에서 질병이 발생하는 빈도를 측정하는 지표이다.

$$\frac{\text{일정 기간 동안 환자 발생수}}{\text{그 지역의 연(중)앙인구}} \times 100$$

(2) 발병률(attack rate)

전염병이나 식중독과 같이 원인적인 인자가 비교적 분명한 어떤 요인에 폭로된 사람들 중에서 질병이 발생하는 상태를 측정할 때의 발생률을 발병률이라고 한다.

$$\frac{\text{연간 발병자수}}{\text{위험에 폭로된 인구}} \times 100$$

가정내 감염과 같이 가족 중 어느 한 사람의 환자에 의해 다른 가족이 이차적으로 감염되는 상태를 2차 발병률(secondary attack rate)로 표시한다.

$$\frac{\text{질병 발병자의 수}}{\text{확인된 전체 접촉자수}} \times 100$$

(3) 유병률(prevalence rate)

어떤 시점이나 일정 기간 동안에 이 특정 시점이나 기간의 인구 중 존재하는 환자의 분율을 의미한다. 유병률에는 시점 유병률(point prevalence)과 기간 유병률(period prevalence)의 두 가지가 있으며 어느 시점에서서 유병률을 조사하는 경우는 시점 유병률이라고 하며 일정기간을 두고 조사하는 경우는 기간 유병률이라한다 특별한 경우를 제외하고는 시점 유병률이 주로 이용되므로 단순히 유병률이라고 할 때에는 시점 유병률을 말한다.

$$\text{시점 유병률} = \frac{\text{그 시점에 존재하는 환자수}}{\text{어느 시점에서의 인구}}$$

$$\text{기간 유병률} = \frac{\text{그 기간 동안의 총환자수}}{\text{어떤 기간 동안의 평균(또는 중앙) 인구}}$$

(4) 이환율(morbidity rate)

어느 지역의 질병 상태를 정확하고 완벽하게 파악하여 발생률이나 유병률로서 나타내는 것은 매우 어려운 일이므로 보고된 환자수나 겉으로 나타난 환자수만을 가지고서 질병 상태를 설명하고자 할 때 이환율로서 나타낸다.

$$\frac{\text{그 기간의 환자수}}{\text{어떤 기간 동안의 평균(또는 중앙) 인구}}$$

(5) 치명률(case fatality rate)

어떤 질병이 생명에 영향을 주는 위험도와 그 질병에 대한 치료법의 발달 정도를 나타내주는 지표이다.

$$\frac{\text{그 기간 동안 동일 질병에 의한 사망자수}}{\text{어떤 기간 동안 특정 질병이 발생한 환자수}} \times 100$$

일정 기간 동안 특정 질병에 이환된 사람들 중 그 질병에 의해 사망한 사람이 얼마나 되는지를 백분율로 표시한 것이므로 엄밀한 의미에서는 모든 환자를 추적하여 그 생존 여부를 확인한 후 다음과 같이 산출해야 한다.

$$\frac{\text{그 후 동일 질병에 의한 사망자수}}{\text{어떤 기간 동안 특정 질병이 발생한 환자수}} \times 100$$

1-3. 인구 재생산에 관한 지표

(1) 조출생률(crude birth rate)

조출생율(보통 출산율)에서 출생이란 사산을 포함하는 정상출생을 말하며, 사산아를 포함할 때는 출산이라 한다.

$$\frac{\text{연간(정상) 출생아수}}{\text{해당 연도 평균인구(연 중앙인구)}} \times 1{,}000$$

(2) 일반 출산율(general fertility rate)

임신이 가능한 연령(15~49세)의 여자 인구 1,000명당 출생률을 말한다.

$$\frac{\text{연간 출생아수}}{\text{임신가능한 여자인구(연 중앙인구)}} \times 1{,}000$$

(3) 연령별 출산율(age-specific fertility rate)

임신이 가능한 연령의 여자 인구 1,000명에 대한 같은 연령의 여자가 출산한 정상 출생수이다.

$$\frac{\text{해당 연도 중 동일 연령층 여자가 낳은 정상 출생수}}{\text{해당 연도의 특정 연령층 여자의 평균(또는 중앙) 인구}} \times 1{,}000$$

연령별출산율은 일반적으로 15세 경부터 급격히 상승하여 20대 후반에 최고에 이르고 그 후 서서히 감소하여 50세 전후에는 0이 된다.

(4) 합계 출산율(total fertility rate)

한 세대의 여자들이 15세부터 49세에 이르기 가지 낳은 출생수의 크기를 나타내는 것이다.

$$\sum_{x=15}^{19} fx \text{(fx : x세 여성의 출산율)}$$

(5) 총 재생산율(gross reproduction rate)

한 세대의 여자들이 15~49세 동안에 낳은 여아의 수를 나타내는 지표로서 각 연령별 여아 출산율의 합계이다.

$$\sum_{x=15}^{19} fxF \text{(fxF : x세 여성의 여아 출산율)}$$

(6) 순 재생산율(net reproduction rate)

총 재생산율은 15~49세 여성 모두가 재생산에 참여한다는 가정하에 계산된 것인데 반해 순 재생산율은 각 연령에서의 사망률을 고려하여 계산된 재생산율이다.

$$\sum_{x=15}^{19} fxF \times pxF \text{(pxF : 생명표상의 x세 여성의 생존율)}$$

순 재생산율이 1이상이면 다음 세대에 인구가 증가하는 것을 의미하는 것으로 확대재생산이라 하고 1이하이면 인구의 감소를 나타내는 것으로서 축소 재생산이라고 한다.

1-4. 병원통계

어느 지역사회에서 주민들이 의료시설은 어느 정도로 활용하는가 하는 것은 그 지역의 질병 상태, 의료전달체계, 주민들의 건강에 대한 인식 정도, 사회·문화 및 경제적 수준 등에 달라지게 된다. 그러므로 한 지역사회에서 의료 시설 활용 상태의 파악을 통하여 보건 수준의 일면을 관찰할 수 있다.

(1) 병상 이용율(bed occupancy rate)

일정기간중 환자를 수용할 수 있는 상태로 가동한 연가동 병상이 실제 환자에 의해 점유된 비율이다.

$$\frac{\text{같은 기간의 하루 평균 재원 환자수}}{\text{일정 기간의 평균 가동 병상수}} \times 100$$

(2) 병상 회전율(turnover rate)

일정 기간 내에 가동한 병상이 평균적으로 1병상 당 몇 명의 입원환자를 수용하였는가를 의미한다.

$$\frac{\text{해당기간의 평균 신입원 환자수}}{\text{해당 기간의 평균 가동 병상수}}$$

(3) 평균 재원일수(average length of stay)

입원 환자의 평균 재원 기간을 말한다. 다음과 같은 몇 가지 산출 방법이 있다.

$$\frac{\text{같은 기간의 퇴원 환자 재원 일수 합계}}{\text{입원환자수(또는 퇴원환자수)}}$$

(4) 수진율

주로 의료보험 통계에서 사용한다.

$$\frac{\text{같은 기간에 의료보험으로 진료 받은 사람수}}{\text{일정 기간의 의료보험 가입자수}}$$

2. 건강수준과 관련되는 사회 · 경제적 지표

이 지표는 세계보건기구에서 제안하여 추천한 지표의 하나로서 건강이나 보건의 직접적인 지표라기보다는 보건 이외의 차원에서 보건, 건강증진에 영향을 미치는 자원의 지표이다. 그러므로 보건사업의 목표 설정을 위해 이용할 수 있는 지표는 아니고 보건증진을 설명하는데 이용할 수 있는 지표이다.

① 인구증가율

인구증가율과 인구증가에 미치는 인구 분석학적 요인, 인구이동 등이 포함된다.

② 국민소득

국가 경제는 보건증진의 배경변수로서 중요하므로 국민소득(GNP), 물가, 생산량, 수입 등의 계측을 제안하고 있다.

③ 수입분포

개인의 소득분배 수준을 설명하는 지표로서 비교적 단기간(예 : 1년간)을 단위로 측정할 것을 제의하고 있다. 그러나 소득의 수량화에는 어려운 문제가 수반되므로 지역, 또는 소득의 수량화 가능성 등을 고려하여 지표화할 필요가 있다.

④ 작업환경과 조건

취업 활동의 수준을 설명하는 지표로서 취업 인구와 미취업 인구, 보수 지급 취업수와 비보수 지급 취업수, 취업 인구 1인당 부양 가족수, 소년, 노인인구의 취업 현황 등을 계측한다.

⑤ 성인 교육 정도

15세 이상 인구의 교육 정도를 측정하여 교육이 건강증진에 기여하는 바를 설명하려는 지수이다.

⑥ 주 거

주거 현황을 측정하는 지수로서 측정 내용은 주거 방당 가족수, 가옥에서의 환경조건 등이다.

⑦ 식량 유통 유용성

식량과 영양은 건강증진에 매우 민감하게 작용하므로 건간증진의 설명에 유용한 지표이다. 측정 내용으로는 섭취량, 주당 섭취량 등이다.

4장. 인구와 보건

1. 인구의 개념

1-1. 인구의 정의

인구(population)란 어느 특정시간에 일정한 지역에 거주하고 있는 사람의 집단으로 그 지역에 살고 있는 외국인이나 이민족도 포함하며 그 나라 국민이라도 그 지역에 살고 있지 않은 국민은 제외된다.

인구의 변화를 일으키는 요인은 출생, 사망, 결혼, 이동, 사회변동 등으로 그 내용을 살펴보면 다음과 같다.

출생은 사망과 더불어 인간사회에서 가장 중요한 사건이며 가족과 사회의 영속을 가능하게 하는 생물학적 현상이다. 이러한 출생이 이루어지기 위하여 출산의 생리적 능력을 가지는 가임력과 결혼, 피임, 건강, 교육수준, 도시화, 경제사정 등이 고려되어 실제로 아이를 낳을 수 있는 능력인 출산력을 나누어 생각해 볼 수 있다.

사망은 인구변동의 생물학적 요인으로서 인구의 잠재적 성장속도와 인구구조 유형을 결정짓는 중요한 요인으로 사망수준은 지역사회의 보건의료수준의 영향을 받으며 사망은 질병과 달리 누구나 알 수 있으며 또한 두려워하는 현상이다.

결혼은 한 인구의 증식을 가져오는 인구 재생산의 기본 축이며 결혼으로 인하여 사회적 단위가 형성된다. 우리 나라의 초혼 연령은 1998년에 남자 28.83세, 여자 26.02

세 ⇒ 2003년 남자 30.14세, 여자 27.27세 ⇒ 2008년 남자 31.38세, 여자 28.32세로 점차적으로 늦춰지는 경향을 보이고 있다.

또한 인구이동은 국가간 이동과 국내 이동으로 구분할 수 있으며 인구 변동은 출생과 사망뿐만이 아니라 일정지역으로의 전·이입자수와 전·이출자수의 차이에 의하여 결정된다.

사회변동은 인구센서스 자료로부터 얻어지는 객관적인 지표로 사회경제적 상태와 사회변동은 계층에 대한 민감한 지표로서 직업과 강한 연관성이 있다.

1-2. 인구이론

플라톤과 아리스토텔레스는 결혼의 도덕적 가치를 강조하고 산아수를 제한하며 결혼연령의 제한을 내세우고 이상적인 도시국가를 위한 인구의 적정규모는 자급자족이 되고 국가를 방어할 수 있는 정도의 인구라고 하였다. 또한 로마인은 인구의 증가를 로마제국의 번성과 연관시켜 결혼과 출산율을 높이는 제도를 장려하였고 인구수를 확인하기 위한 호구조사를 실시하였다.

1662년 John Graunt는 최초로 성비와 연령별 사망률, 사망자의 연령별 사망요인 등 인구현상에 대한 수적 분석을 시도하여 출생 당시 성비는 남아가 여아보다 많으며 사망의 형태는 연령, 지역, 시간에 따라 차이가 있다는 규칙성을 발견하였다.

(1) 맬더스의 인구론

인구이론을 독립적으로 체계적이며 학문적으로 전개시킨 사람은 영국의 맬더스(1766~1834)이다. 그의 초기이론은 두 가지의 전제와 한 가지의 가설로 출발되었는데 식량은 인간의 생존을 위하여 필요한 것이며 남녀간의 성욕은 생존을 위해 필요하고 거의 원상태로 존재한다는 것으로 인간의 번식력이 식량생산 능력보다 무한하다라는 것이다. 즉 식량생산은 산술급수적으로 증가하고 인구는 기하급수적으로 증가하기 때문에 한정된 식량이라면 인구의 증가를 억제해야 한다는 이론이다. 맬더스 이론의 원리는 다음과 같다.

- 규제의 원리 - 인간은 반드시 식량에 의해 규제된다.
- 증식의 원리 - 인구는 특별한 기제에 의해 규제되지 않는 한 식량이 증가하면 따라서 증가한다.
- 파동의 원리 - 인구의 증식과 규제의 상호 작용에 의해 균형과 교란의 파동을 주기적으로 반복한다.

이를 맬더스주의(Malthusism)라고 한다.

(2) 신맬더스이론

맬더스는 인구를 억제하기 위하여 만혼과 금욕 및 성적 순결을 강조하였으며 인구억제의 가장 효과적인 수단인 피임은 종교적인 이유로 반대하였다. 그러므로 인구억제 정책은 실제적으로 실패하게 되었고 피임법의 적극적 보급에 앞장선 신맬더스주의(Neo-Malthusism)가 탄생하였으며 대표적인 인물로 플레이스(Francis Place, 1771~1854)를 들 수 있다.

(3) 적정 인구이론

캐난(Cannan, 1881~1935)은 인구의 과잉을 식량에만 국한하여 방안을 찾을 것이 아니라 생활수준을 고려하여 주어지 여건에서 최고의 생활수준일 때 실질적인 소득을 최대로 할 수 있다는 적정 인구이론을 주장하였다.

(4) 안정 인구이론

로카(Lotka, 1925)가 제시한 이론으로 연령별 사망률과 출생률이 오랜 기간 동안 고정되면 인구규모는 변하지만 인구구조가 고정된다는 이론이다. 이 이론이 현대 인구 분석학의 기초가 되었다.

(5) 정지 인구이론

출생률과 사망률이 같아 인구 자연증가율이 0(Zero)인 상태이다.

1-3. 인구구조

(1) 성별구조

인구의 성별구조를 표현하는 척도로 가장 많이 사용되는 것이 성비(sex ratio)이다. 성비는 남녀의 인구 균형상태를 나타내는 지수로 여자 100명에 대한 남자의 수로 표시되므로 남성성비라고도 한다. 또한 성비에는 1,2,3차의 세 가지 성비가 있는데 1차 성비는 태아의 성비(115~120)이고, 2차 성비는 출생시의 성비(105~120), 3차 성비는 현재 인구의 성비(80~95)를 나타낸다. 즉 성비에서 남성 대비 여성의 수가 많다는 것은 여성의 사망률이 남성보다 낮음을 말하는 것이다.

최근에는 의학의 발달로 태아의 성감별의 정확도가 높아짐에 따라 남아선호사상이나 적은 수의 자녀를 원하는 사람들이 출생하기 전 태아의 성별을 미리 알아 낙태라는 인위적 성비 조절로 자연의 법칙에 위배되고 도덕적, 윤리적 문제를 파생시킴으로 의료법 19조 2에 태아의 성감별 행위 등의 금지 항목에서 의료인은 성감별을 목적으로 임부를 진찰 또는 검사하여서는 안되며 알게된 태아의 성별을 임부나 그 가족 기타 다른 사람에게 알려 줄 경우 면허취소라는 중징계를 내리도록 하고 있다.

(2) 연령별구조

인구학적 분석자료에서 성별 구조와 함께 가장 기본적인 항목이다. 어느 시점에서의 일정한 지역사회 주민의 성별 및 연령별 인구가 얼마나 되는가를 나타내는 것을 인구구조(population pyramid)라 한다. 일반적으로 5세 간격의 연령구분이 가장 보편적이다. 또한 인구구조는 몇 개의 부분집단으로 묶어 관찰하는데 15~64세 인구를 생산인구, 0~4세 인구와 65세 이상의 인구를 비생산인구, 65세 이상을 노인인구라고 한다. 다시 1~14세의 소년인구를 유아인구, 학령전기, 학령기로 생산인구는 청년인구 중년인구, 장년인구로 구분하기도 한다.

(3) 인구피라밋

일반적으로 정형화된 인구구조의 유형은 다음과 같다.

① 피라미드형(pyramid form)

인구증가형 또는 다산다사형이라고 하며 출생률이 높고 사망률이 낮아 14세 이하의 인구가 65세 이하 인구의 2배 이상이 된다.

② 종형(bell form)

인구정지형, 아형, 또는 소산소사형이라고 하며 출생과 사망률이 다 낮으며 인구증가가 정체되어 정지인구구조를 나타낸다. 14세 이하의 인구가 65세 이하 인구의 2배 이상이 되며 또한 노인인구의 증가문제가 서서히 대두되기 시작한다.

③ 항아리형(pot form)

인구감소형 또는 호형이라고 한다. 출생률이 사망률보다 낮아 인구가 감퇴하기 시작하는 선진국형이다. 14세 이하의 인구가 65세 이하 인구의 2배 이하이다.

④ 별형(star form)

도시형, 유입형 또는 성형이라고 하며 생산연령층 인구가 많이 모여들고 도시화가 진전된 지역에서 뚜렷이 나타난다. 생산인구가 전체 인구구조의 절반이상을 차지한다.

⑤ 기타형(guitar form)

농촌형, 유출형 또는 호로형이라고 하며 별형과는 반대로 생산연령층 인구가 많이 유출되므로 농촌에서 뚜렷이 나타났으나, 현재는 생산연령층 유출이 더욱 심화되고 노년인구가 증가되는 경향이므로 농촌에 적용하기가 어렵다. 생산인구가 전체 인구구조의 절반이하를 차지한다.

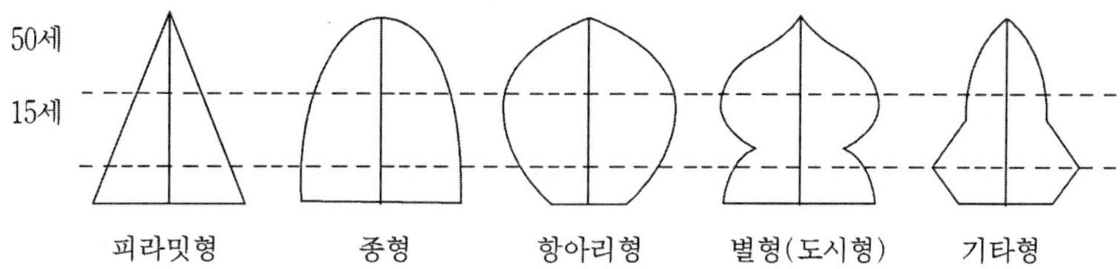

그림 4-1 인구구조 유형

(3) 부양비

연령구조와 경제적인 영향을 평가하기 위한 지수로 부양비(dependency ratio)가 있다. 부양비는 경제활동연령에 대한 비경제활동연령 즉 비생산연령층은 15세 미만의 소년(유년)인구와 65세 이상의 노년인구를 말한다. 우리 나라 인구의 연도별 부양비 추이를 살펴보면 표 4-1과 같다.

$$\cdot \text{아동부양비} = \frac{\text{15세 미만의 연소 인구}}{\text{15세 이상 65세 미만의 인구}} \times 100$$

표 4-1. 우리 나라 인구 부양비 추이(1960~2050)(단위 : 천명)

항 목 \ 년 도	1960	1980	2000	2005	2030	2050
14세 인 구 구 성 비	42.3	34.0	21.1	19.6	12.4	10.5
65세이상 인구 구성비	2.9	3.8	7.2	9.0	23.1	34.4
총 부 양 비	82.6	60.7	39.5	40.2	54.9	81.6
유 년 부 양 비	77.3	54.6	29.4	27.5	19.1	19.0
노 년 부 양 비	5.3	6.1	10.1	12.6	35.7	62.5
노 령 화 지 수	6.9	11.2	34.3	45.9	186.6	328.4

자료 : 통계청, 장래인구추계(2001)

$$\text{노년부양비} = \frac{\text{65세 이상 노년 인구}}{\text{15세 이상 65세 미만의 인구}} \times 100$$

$$\text{부양비} = \frac{\text{15세 미만 인구} + \text{65세 이상 인구}}{\text{15세 이상 65세 미만의 인구}} \times 100$$

1-4. 세계 및 우리 나라 인구

(1) 세계의 인구

1999년 10월 60억 명을 돌파한 세계인구가 오는 2050년에는 93억 명에 달할 것으로 추정됐다. 특히 현재 49억 명에 이르는 개발도상국의 인구는 기하급수적으로 불어나 2050년에는 82억 명에 이르면서 세계인구의 85%를 차지할 것으로 예측됐다.

유엔이 정한 세계인구의 날을 맞아 유엔인구기금의 세계인구전망 등을 토대로 작성한 보고서를 대한가족보건복지협회가 공개한 내용에 따르면 세계인구의 실질 증가율은 지난 60년대 2%로 최고조에 달한 뒤 점차 낮아져 현재 1.3%(7,700만 명) 수준으로 이 같은 추세가 지속될 경우 2050년에는 세계인구가 지금보다 50%가량 증가한 93억 명으로 늘어난다.

특히 여성 1명당 3.1명 꼴의 출산율을 보이는 개발도상국의 인구증가가 두드러져 2050년에는 82억 명에 이를 것으로 예상됐다.

보고서는 이와 함께 평균수명이 늘어남에 따라 노인 인구도 증가해 60세 이상 노인 인구가 2050년까지 현재의 6억600만 명에서 20억 명으로 늘어날 것으로 추산했다.

(2) 우리 나라의 인구

표 4-2. 우리 나라의 인구, 성비 및 인구밀도 추이(1960~2050년)(단위 : 천명)

항 목 \ 년 도	1960	1980	2000	2010	2030	2050
성비	100.7	101.8	101.4	101.1	99.2	96.3
인구성장률	3.01	1.57	0.71	0.38	-0.24	-1.04
인구밀도	254	385	473	499	506	446
인구총계	25,012	38,124	47,008	49,594	50,296	44,337

자료 : 통계청, 장래 인구 추계(2001)

2. 인구와 보건

2-1. 인구문제

인구문제란 한 시대가 가지는 인구현상으로 그 사회에 어떤 형태로든 지장을 초래하든가 또는 초래할 것이라고 인식되었을 때 나타나는 문제이다. 인구문제는 규모적으로 과다 또는 과소, 구조적인 측면에서는 성, 연령 등의 특성으로 성비의 불균형 또는 노령화가 문제로 대두되고 분포적인 측면에서는 이농이나 도시집중으로 인하여 발생되는 현상이 있다.

인구문제의 양상 및 성질은 선진국과 개발도상국이 다르다. 그 주요한 것은 출생률 저하의 문제이다. 미국과 유럽의 선진 여러 나라는 1930년대에 매우 낮은 출생률을 경험하였다. 당시의 출생률 수준은 사망률이 높았던 점도 있어서 자녀세대가 부모세대와 같은 수의 인구를 유지할 수 없을 정도였다.

그러나 1940년대에 들어서자, 제2차 세계대전 중에 실시한 인구정책의 영향도 있어서 출생률이 차츰 상승하여 일시적인 베이비붐을 일으켜 1960년대 중반까지 오랜 기간에 걸쳐 높은 출생률을 보였다.

그런데, 그 뒤 또다시 미국과 유럽의 여러 선진국에서 출생률이 일제히 낮아지기 시작하여 30년대와 마찬가지로 인구의 치환수준(置換水準)을 밑돌게 되었다. 그 결과 몇몇 나라에서는 인구가 증가하지 않거나 감소하고 있다. 이에 따라 대부분의 정부가 그에 대한 대책으로서 출산수당·아동수당·주택수당 등 가계수지 상에서 자녀를 양육하는 비용부담을 경감시키는 시책을 마련하고, 일하는 주부가 늘어남에 따라 산전·산후 휴가, 보육시설 등을 충실히 마련하는 등 다각적으로 노력하고 있다. 한편 경구피임약, 자궁내피임기구 사용, 인공임신중절 등은 최근 선진국의 출생률을 낮추는 하나의 원인이 되기도 했지만, 많은 나라에서 이러한 출생억제수단의 보급이 여성의 인권, 모체(母體)의 보호라는 입장에서 오히려 보급을 추진하는 경향이 있다.

한국의 인구 문제는 과잉 인구, 지역적 편재, 남아 선호 사상에 의한 성비 불균형 등을 들 수 있다.

인류 생존에 위협이 되는 요소로 흔히 3P를 들고 있는데 인구(population), 환경오염(pollution), 빈곤(poverty)이다.

이외에도 인구문제로 나타나는 요인을 살펴보면 다음과 같다.

① 경제적 문제 : 식량수급, 경제활동 인구의 규모, 고용안정 및 노동력 불균형

② 환경적 문제 : 환경오염, 교통, 자원부족, 폐기물

③ 보건적 문제 : 보건의료 요구도, 의료시설, 의료인력

④ 정치적 문제 : 정책실패

⑤ 사회적 문제 : 삶의 질, 빈곤, 기아

2-2. 인구정책

모든 정책은 정책의 주체, 목적, 수단의 세 가지 요소에 의해 구성되는데 정책의 주체는 통상적으로 국가가 된다. 인구정책이란 인구의 크기, 성장, 지역분포, 인구학적 특성 등 주요 인구학적 변인에 영향을 주기 위하여 시도하는 조치나 프로그램이며 인구규모와 질을 그 국가나 사회가 요구하는 방향으로 변화시키고자 하는 시책을 말한다.

세계의 많은 개발도상국에서는 인구정책이 주요사업인데 이는 출생률과 사망률의 양적 조절이 원활히 이루어져 이상적인 인구규모를 이루어 가는 것을 목표로 하고 있다. 그러기 위하여 정부의 가족계획사업이 효과를 얻기 위하여 다양한 사회정책을 실시하고 있다.

① 인구증가억제 정책
② 인구분산 정책
③ 해외이주사업 정책

2-3. 인구와 보건

인구의 감소와 과잉은 사회, 경제, 문화, 교육 등 여러 측면에서 문제를 나타내게 된다. 그 중에서도 인구의 과잉과 관련된 보건 문제는 상당히 중요하다. 현재는 폭발적인 인구증가와 인구의 불평등한 분포로 인구문제는 핵심과제로 부상되었다.

인간은 누구나 병이 없이 오래 살기를 바란다. 인구정책이 잘 이루어져 인구 규모가 적정선으로 유지되어야 함은 다음과 같은 내용의 측면에서 고려해 볼 수 있는 사항이다.

전체 인구에는 충분한 식량자원의 확보가 중요하다. 기아로 허덕이게 됨은 영양실조, 질병 등의 보건 문제를 발생시키고 수명단축의 결과로 나타나게 된다. 또한 충분한 고용의 장이 형성되어야 일정 수준의 생활을 영위할 수 있으며 교육과 문화 생활의 뒷받침으로 삶의 질을 향상시킬 수 있다. 인간의 건강을 유지 증진시킬 수 있는 것은 이상적인 자연환경과 의료시설로 건강과 관련된 문제를 줄일 수 있어야 한다.

5장. 성인병 관리

1. 성인병의 개념

일반적으로 40세 이상의 향로기(向老期)에 발병률이 증가하는 병을 총칭한다. 그러나 요즈음은 생활습관과 패턴이 과거와는 달라서 젊은 사람이나 어린이들에게도 성인병이 나타나고 있으므로 성인병의 더욱 중요하게 취급되고 있다. 사람에 따라서 개인차는 있으나 나이를 먹으면 노화하기 마련이다. 초로기는 45~56세 사이를, 점로기를 55~65세, 노쇠기는 65세 이상이 보통이다. 노화하면 몸의 각 기능이 신진대사를 원활하게 하지 못하며, 자기 주위의 여러 가지 일들이 변화하고 있음에도 불구하고 여기에 따라갈 수 없게 된다. 또한 따라가려고 노력을 해도 자신의 능력이 미치지 못한다.

항상성(恒常性, homeostasis)이라는 말이 있다. 외부로부터 다양한 변화와 압력이 주어져도 자기 몸 안의 여러 상태가 영향을 받지 않고 보호해나갈 수 있는 생리적인 능력을 말하는 것이다. 즉 질병이란 이런 항상성의 유지기능이 원활히 이루어지지 않아 균형이 깨지는 것이다. 우리 신체 내·외부의 중용이 자연의 이치에 맞게 유지할 수 있을 때 건강은 유지되는 것이다.

이와 같은 관점에서 볼 때 노화는 환경의 변화에 적절하게 반응해나가는 조직·기능의 결손, 자신을 제어할 수 있는 능력의 장애, 외계에 대한 적응성의 점진적 결손, 조직·기능에서의 저장의 결손 등의 반응이다.

성인병은 병원균에 의한 병이 아니고 내장의 각 기관이 오랜 시일의 사용으로 지쳐버린 결과로 나타나는 것인데 신체 각각의 단독기관에서 일어난 일시적 장애로 취급하는 것은 큰 착각이다.

사실상 10~20년 전에 비하여 한국의 평균수명은 늘어났고, 그 당시에 비하면 평균 10여세 이상 연장되었다. 그러나 영양상태가 향상되고 항생제의 발달로 결핵·폐렴과 같은 무서운 감염증에 의한 사망률은 격감되고 있는 반면, 문화병이라고 할 수 있는 성인병이 늘어가고 있다.

고혈압이 만병의 근원으로 중요시되는 이유는 병의 종말에는 뇌출혈, 뇌혈전증, 고혈압뇌증 등으로 뇌사에 이르거나 심부전·심근경색으로 인한 심사 또한 요독증과 같은 신사로 사망하게 된다. 서양에는 심혈관성 질환으로 인한 사망이 많고 동양에는 뇌혈관성 질환으로 인한 사망이 많다.

2. 성인병의 발생요인

2-1. 유전적 요인

대부분의 질환에서 유전적인 요인은 선행질환으로부터 발생되는 경우와 더불어 가장 중요하게 취급된다. 특히 본태성 고혈압증에는 유전하부라는 것만이 비교적 확실한 것으로서, 부모가 고혈압증인 경우 자녀들에게는 60% 정도, 부모의 한쪽이 고혈압인 경우에는 20% 정도, 부모가 모두 고혈압이 아닌 경우에는 5% 정도의 비율로 고혈압이 나타난다.

2-2. 습관적 요인

과식과 운동부족에 의한 비만, 폭음, 식염섭취의 과다, 자극성 식품의 섭취뿐만 아니라 복잡해진 사회로 인한 스트레스가 원인이 된다고 생각해도 과언이 아니다.

서양에서는 동물성 지방과 설탕의 지나친 섭취가 극단적인 비만·동맥경화 그리고 특히 허혈성 심장병 발생을 증가시키고 있다.

2-3. 기호적 요인

음주가 성인병에 미치는 영향은 복잡하다. 확실하게 알려진 것은 많은 양의 술을 계속 마시거나 한꺼번에 폭발적으로 술을 마시면 인체에 치명적인 영향을 준다. 그러나 적당히 마시면 그렇지 않은 사람에 비하여 다른 질환에의 유병률이 줄어든다고 보고되고 있다.

흡연은 동맥경화를 일으키고 혈액을 쉽게 응고시키며 심장을 자극하여 불규칙한 박동을 일으킬 수 있다. 하루 40개비 이상의 담배를 피우는 사람은 10개비 이하를 피우는 사람에 비해 뇌졸중에 걸릴 가능성이 2배 이상 높다.

흡연은 뇌졸중 이외에도 심장병, 폐암, 방광암, 식도암, 기관지염 등의 중요한 원인이 되며 임신한 여성이 담배를 피우는 것은 태아의 건강에 아주 나쁘다.

2-4. 심리적 요인

최근에는 만병의 근원을 심리적인 요인, 즉 스트레스라고 말하고 있으며 어느 누구도 이를 부정하지 않는다. 스트레스는 그 양도 문제이지만 이를 받아들이는 태도 즉 본인의 성격이 문제가 된다. 낙천적인 사람은 그렇지 않은 사람에 비해 외부의 스트레스를 덜 고통스럽게 느끼며 따라서 스트레스에 의한 신체적 변화도 적을 것이다. 외부적인 스트레스에 적절히 대처하지 못하는 사람이 뇌졸중에 잘 걸린다는 보고가 있었으며 일본의 한 연구는 남에 대한 분노나 적개심이 많은 사람은 경동맥의 동맥경화가 많다고 한다.

2-5. 환경적 요인

한국에서도 최근 점점 식생활이 변화하여 서구형에 접근하고 있다.

이러한 현상은 성인병의 증가와 밀접한 상관성을 엿볼 수 있을 것이다. 평균수명이 늘고 있는 현재와 같은 추세라면 인생을 좀더 건강하게 장수하려는 것이 모두의 소망이지만, 그러한 목표를 달성하기 위해서는 식생활이나 일상생활의 잘못된 점을 고쳐나가고 성인병으로부터 자신을 방어하는 일이 필요하다.

이외에도 직업적, 사회적 및 다양한 영역의 영향이 성인병이나 만성적인 질환의 유병률에 영향을 미칠 수 있다.

3. 주요 성인병

3-1. 고혈압

(1) 개 념

고혈압은 병명이라기보다 하나의 증상이라고 할 수 있으며 많은 질환에서 나타나나다. 고혈압이 주된 증상인 질환으로 뇌졸중이 있다. 혈압은 건강한 사람도 정신적인 흥분이나 운동으로 증가할 수 있고, 또 조금씩 차이가 있으며 정확히 얼마 이상의 혈압을 고혈압으로 보느냐에 대해서 경계가 있는 것은 아니지만, 임상적으로는 안정시에 측정한 혈압으로서 최고혈압(수축기 혈압)이 성인의 경우 150~160mmHg 이상, 최저혈압(이완기 혈압)이 90~95mmHg 이상을 고혈압으로 취급한다(표 참조).

표 5-1. WHO가 정한 혈압의 기준

구 분	수축기혈압	이완기혈압
저혈압	100mmHg이하	60mmHg이하
정상혈압	139mmHg이하	89mmHg이하
경계혈압	140~159mmHg	90~94mmHg이하
고혈압	160mmHg이상	95mmHg이하

(2) 원 인

고혈압에는 최고혈압만이 높은 경우와 최고혈압(수축기 혈압)·최저혈압(이완기 혈압) 모두 높은 경우가 있다. 최고혈압이 높은 고혈압은 심장에서 보내는 혈액량이 많아질 때와 대동맥의 탄력성이 감소되어 있을 때로 심장판막증, 갑상선기능항진증·대동맥경화·대동맥류(大動脈瘤) 등인 경우이다.

일반적으로 후자의 최고·최저 혈압이 모두 높은 경우가 대부분이며, 여기에는 고혈압을 일으킨 원인질환을 알 수 있는 것(2차성 또는 속발성)과 원인을 알 수 없는 것으로 유전적인 요소를 가진 것(1차성 또는 본태성)이 있다. 비율적으로는 본태성 고혈압이 90~95%로 압도적으로 많다. 그러나 최근에는 본태성 고혈압 중에서 원인질환이 판명되어 가는 2차성 고혈압도 늘어나고 있는 실정이다.

2차성 고혈압의 원인으로는, 신장질환(급성신염·만성신염·신우신염·수신증·신동맥협착 등)에 의한 것, 대혈관의 변화(대동맥협착증 · 말초혈관폐색 등)에 의한 것, 내분비성 질환(쿠싱 증후군 · 갈색세포종 · 원발성 고알도스테론증 등)에 의한 것, 기타 임신중독증을 비롯하여 극도의 정신불안이나 긴장상태에서 볼 수 있는 것 등이 알려져 있다. 고혈압이 신체에 미치는 영향을 살펴보면 표 5-2와 같다.

표 5-2. 고혈압이 신체에 미치는 영향

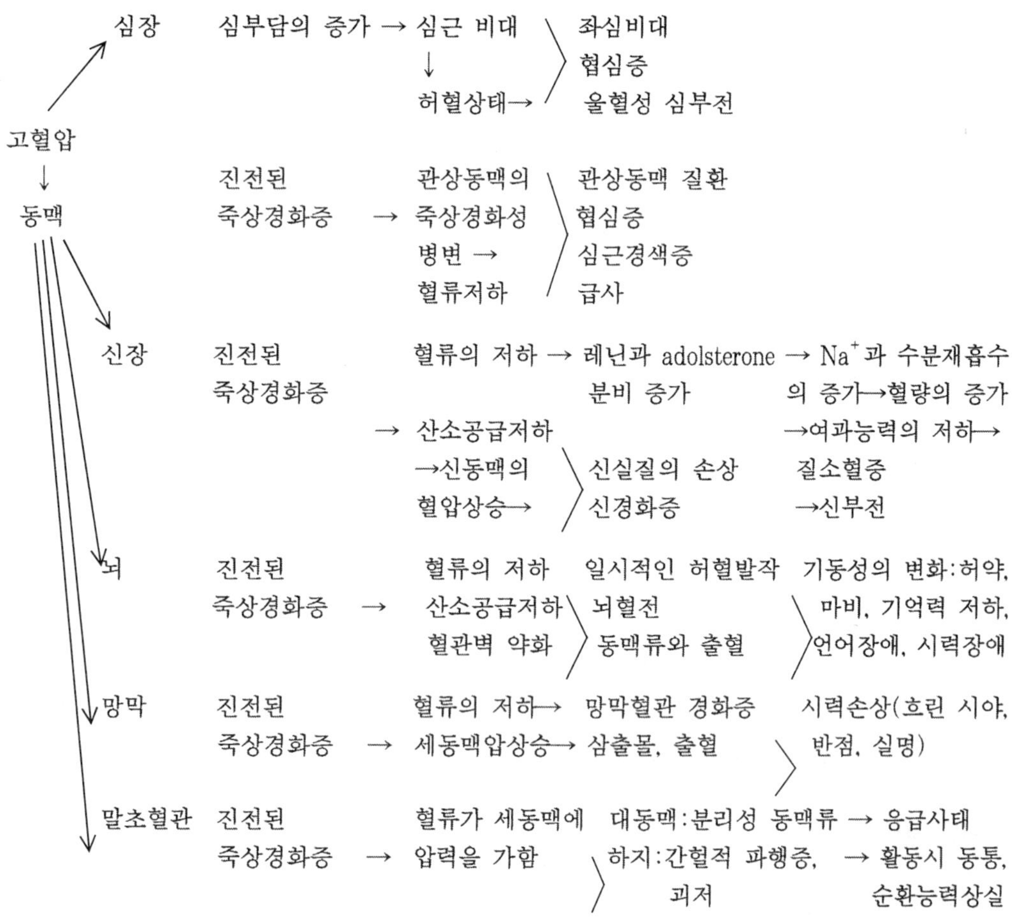

자료 : 전시자외, 성인 간호학(하), 현문사, 2000

(3) 증 상

고혈압의 자각증상은 진단에 도움이 되나, 혈압이 심하지 않을 때는 진행이 정지하여 고혈압을 진행시키는 증상을 자각하기가 어렵다. 혈압이 갑자기 높아질 때나 오히려 고혈압의 초기에 많은 증세가 나타난다. 즉, 본태성 고혈압은 시작도 진행도 매우 서서히 이루어져서 10년 또는 20년이 지나 다른 기관에 장애가 나타난 다음에야 비로소 발견되는 경우가 많다. 최저혈압이 100을 넘어 120~130에 이르고 최고는 200이상 300에 육박하기도 한다.

① 뇌신경적 증상

두통·현기증·이명(耳鳴)·홍분 등이며, 여기에 등이나 목 결림 등이다. 이들은 고혈압의 초기 증상으로 발작시에는 일시적이나마 혈압도 높아진다. 이러한 발작 증세는 짧은 간격으로 자주 일어나 차차 발작이 없을 때도 혈압은 계속 높아지고 원상태로 돌아가지 않게 된다. 이 시기가 되면 두통(특히 초기에)·현기증·심박항진·호흡곤란·수면장애, 감정의 불안 등이 계속되면서 뇌의 동맥경화가 진행되면 기억력 감퇴, 반신마비 증세가 나타난다. 안저출혈이 있을 경우 시력감퇴도 있다.

고혈압으로 인한 자각증상은 개인에 따라 차이가 있으므로 고혈압의 유전이 의심스러운 가계(家系)인 경우 40세가 되면 정기적으로 혈압을 측정하면서 관리하도록 하이 바람직하다.

② 심혈관계 증상

고혈압의 초기에 자각증상이 없던 사람도 치료나 관리를 하지 않으며 몇 년이 지나게 되면 중요 장기에 이상이 나타난다. 이 때 심박항진·호흡곤란·흉부압박감·심장동통 등이 발작적으로 일어나며 심장은 비대해지고 폐와 간에 울혈이 나타나며 하지(下肢)에 부기가 생기거나 심한 호흡곤란이 생긴다.

고혈압이 오래 계속되면 서서히 동맥경화도 진행하게되고 따라서 혈압은 더욱 높아지고 또 다시 동맥경화도 심해지는 악순환이 되풀이된다. 동맥경화는 전신, 특히 뇌·심장·신장에 일어나기 쉽다. 신장에 일어날 경우는 야간의 빈뇨증과 아침이면 얼굴이 부석부석하고 발이 붓는 등의 증상이 있다.

(4) 검 사

검사로 우선 혈압을 측정한다. 마음을 편안히 갖고 긴장하지 않아야 하는데 긴장하기 쉬운 사람, 신경질적인 사람은 측정 전에 심호흡을 여러 번 하며 잠시 안정을 취한 뒤에 측정함이 좋다. 다음으로 안저검사를 하는데 뇌에 가까운 망막에 있는 혈관의 경화를 직접 볼 수 있다. 그 정도에 따라서 경증의 I도 및 II도, 중증의 III도 및 IV도로 구분한다. 또한 심장의 검사에는 X선 검사와 심전도가 있다. 심전도로는 협심증의 원인이 되는 심근의 산소결핍 상태도 알 수 있다. 신장의 검사도 필수인데, 오랫동안 고혈압이 계속되어 병이 진행되면 소변에 단백질 또는 적혈구가 나오게 되고,

일반적으로 신장기능이 나빠지면 예후가 좋지 않아 고혈압의 치유가 어렵다. 고혈압 환자는 적어도 1년에 1~2회 이 검사를 받아 보는 것이 좋다.

(5) 치 료

2차성 고혈압의 경우 원인 질환을 제거하면 완전히 치유할 수 있다. 그러나 2차성 고혈압이 오래 지속되는 동안 신장·심장·뇌 등에 혈관장애가 생기면, 원인이 제거된다고 해도 고혈압이 치유되지 않으므로 조기진단 조기치료가 가장 중요하다.

① 혈압강하제

최근에는 신약제의 개발로 혈압조절이 훨씬 수월하다. 그러나 심장·신장·뇌의 복합적 상태를 관찰하여야 하므로 환자는 치료를 맡은 의사와 밀접하게 연락해서 정기적인 혈압 측정과 검사를 실시하면서 인내성을 가지고 장기적으로 약을 복용하며 치료해야 한다.

강압제는 반드시 의사의 지시를 받아서 복용해야 하며 남용 시에는 심한 부작용을 낳게 된다. 증세에 따라 진정제·혈관강화제·강심제를 병용하기도 한다.

② 양 생

고혈압 치료는, 약물로 혈압을 내려 보다 바람직한 생활습관으로 일상생활을 관리할 필요가 있다. 특히 고혈압은 평생 계속될 만성질환으로 보고 참을성 있게 병에 대처할 생활의 조정이 요망된다. 첫째는 정신적 안정이다. 정신적인 스트레스가 원인인 혈압상승은 건강한 사람은 물론 고혈압 환자의 경우 혈압을 더욱 상승시키는 요인이 되어 고혈압이라는 생리적 현상이 다른 기관의 부담이 원인이 되어 다양한 합병증을 발생시킨다.

다음으로 육체적 안정이 절대 필요하다. 충분한 수면과 적당한 기분전환, 신체적 안정은 혈압을 하강시킨다. 이처럼 고혈압은 완치할 수 없는 만성질환으로 사회생활과 적정한 안정으로 병의 악화를 막을 수 있다.

규칙적 근무와 휴식으로 긴장감이 적은 업무를 선택하며 적당한 운동과 여행은 효과적인 기분전환이 되며, 긴장완화의 방법으로 목욕을 활용하며 규칙적이며 균형 잡힌 식사와 매일의 통변은 필수적인 사항이다. 일반적으로 고혈압 환자는 여름에 혈압이 떨어지고 겨울에는 상승한다. 실내온도는 15℃이하가 되지 않도록 하며 너무 덥지 않도록 함이 좋으며 항상 주치의와 상의하는 것이 좋다.

③ 식이요법

고혈압 환자의 식사는 살찐 사람은 살이 빠지도록 식사 내용을 제한한다. 또한 폭음과 폭식 및 포식을 피하고 식사의 양은 정상량의 8할 정도로 한다. 3소식의 건강

식사법은 적게 먹고(少食), 웃으며 먹고(笑食), 겸소하게 먹는것(素食)이다. 그리고 동물성 지방을 가급적 적게 섭취하며 먹도록 한다. 난황·버터·치즈·내장, 육류의 지방분, 오징어·새우 등의 콜레스테롤 성분의 음식물을 제한한다. 또한 가장 중요한 사항으로 식염(소금)을 제한한다. 고혈압 증세가 가벼울 때도 1일 10g 이상은 섭취하지 말아야 하며 필요에 따라 더욱 감량한다. 이 밖에 술·담배·커피도 되도록 제한하는 것이 바람직하나 정신의 안정이나 불면증 해소에 도움이 될 정도면 최소량으로 조절함이 바람직하다.

3-2. 동맥경화증

(1) 개 념

혈관에 지방, 주로 콜레스테롤과 중성지방 등이 침착하여 혈관내강(血管內腔)이 좁아지고 탄력성을 잃는 병변으로 심장질환이나 뇌졸중을 일으키는 선행질환이며 장기적인 고혈압으로도 초래된다. 일반적으로 노화와 함께 나타나나 최근에는 젊은 층에서도 나타나므로 중요시된다.

(2) 원 인

지질대사 이상·호르몬대사 이상·유전적 소질·식생활 등 여러 가지 설이 있으나, 그 중 한 가지만의 이유에 의한 것이 아니고 여러 원인이 서로 겹쳐서 발생되는 것으로 보고 있다.

(3) 증 상

병변은 전신에서 일어날 수 있으나, 대동맥·뇌·심장관동맥·신장 등의 혈관에 나타났을 경우에 임상적으로 문제가 된다. 예를 들어 대동맥에서는 동맥류, 뇌에서는 뇌혈전·뇌동맥경화증·뇌출혈, 심장에서는 협심증·심근경색, 신장에서는 신장경화증, 이 밖에 고혈압증 등이 동맥경화증의 주원인이 된다.

(4) 검 사

진단은 혈압측정, 요검사, 심전도(E.K.G), 안저검사(fundoscope), 혈청지질·콜레스테롤·중성지방의 측정 등을 종합하여 실시한다.

(5) 치 료

예방과 치료는 고혈압과 대부분 동일하다. 과로와 자극을 피하고 규칙적인 생활을 하며, 동물성 지방을 제한하고 비타민・단백질을 충분히 섭취하며 과식을 피한다. 혈청 콜레스테롤을 감소시키는 투약의 경우 등 의사와 꾸준히 상의하는 것이 좋다.

3-3. 뇌동맥경화증

(1) 개 념

뇌동맥의 경화에는 개인차가 많다. 20세부터 나타나며 50세 이후에는 많아진다. 경부동맥 또는 뇌동맥의 경화에 의하여 만성적인 뇌혈류 장애가 일어난 상태이다.

(2) 원 인

경화증 전체의 성인에 대해서는 정설이 없으나 옛날부터 매독・당뇨병・고지혈 등 전신적인 이화(異和)가 장기간 지속되는 것이 주요한 원인으로 생각되어 왔다. 고령자이면서 혈압이 높은 사람에게 많다.

(3) 증 상

불면증・피로감・건망증・집중력의 저하・손발저림・상기(上氣)・귀울림, 머리가 무거워지는 등 대부분 심인성(心因性) 증세를 호소하여 원인을 찾기가 쉽지 않으므로 시기를 놓치는 경우가 많다.

(4) 검 사

신체적으로는 고혈압・동맥경화를 나타내는 심전도의 변화, 안저동맥의 변화를 비롯하여 사지의 근긴장항진・진전・심부반사항진 등을 검사한다. 병이 진행됨에 따라 새로운 기억이 불확실해지며, 계산・일시・장소에 대한 감각이 둔해지는 지남력 장애와 질투심・시기심이 강해지거나 망상이 생기기도 한다(뇌동맥경화성 치매). 이런 상태에 이르면 치매상태에 있는 것 같으면서도 어느 사항에 대해서는 올바른 판단이나 지능을 보이기도 한다.

(5) 치 료

규칙적인 생활과 되도록 환경을 바꾸지 않는 것이 병의 진행을 방지하는 중요한 요소이며 고혈압과 동맥경화증을 참고하면 좋다.

3-4. 뇌혈전증

(1) 개 념

뇌혈관의 어느 부분이 동맥경화에 의한 동맥내강 협착이나 혈전때문에 혈류의 통과장애가 생겨 발생되는 뇌의 핍혈성 병변으로 대부분의 뇌연화증의 원인이 된다. 동맥경화에 의하여 혈전이 생기는 기전은 아직 밝혀지지 않았지만 경화부의 궤양·부종·출혈 외에 혈류가 늦어지기 때문에 혈압저하나 혈액응고성 항진 등의 전신적인 영향도 첨가된다.

(2) 원 인

노인이나 혈압이 높은 경우 발생되기 쉽다. 뇌 이외의 신체부위에서도 혈관장애가 생기는 일이 많은데, 예를 들면 심근장애 또는 하지동맥의 촉지가 불가능한 경우 병발한다.

(3) 증 상

갑자기 발생하는 경우가 많은데 수면 중이나 잠에서 깨어났을 때 등 안정시에도 일어나기 쉽고 이런 점은 뇌출혈과 다르다. 그러나 뇌출혈과 마찬가지로 두통·현기증·마비·언어장애 등의 전구증상을 보이지만 심한 의식장애가 적고, 마비도 서서히 일어나는 것이 뇌출혈과 다르다.

(4) 치 료

대부분은 뇌출혈의 경우와 마찬가지이지만, 지혈제를 사용하지 않으며, 때로는 항응고제를 사용하기도 하는데 이것은 뇌출혈과 명확히 구별될 때에만 사용한다. 마비증상으로 행동장애 언어장애, 운동장애 등이 있을 경우 재활(rehabilitation) 훈련이 바람직하다.

3-5. 당뇨병

(1) 개 념

췌장 랑게르한스섬의 β-세포에서 분비되는 혈당 조절 호르몬인 인슐린량의 부족으로 혈액 중의 포도당(혈당)이 정상인보다 그 농도가 높아져서 소변으로 포도당이 배출되는 대사성 만성질환이다.

(2) 원 인

병인으로는 유전적 소인이 중요하며, 소아나 나이 어린 환자의 경우 특히 그렇다. 다음으로 식생활도 발병과 밀접한 관계가 있다. 제2차 세계대전 중에 식량사정이 좋지 않았을 때 당뇨병의 발병이 적었던 것으로도 알 수 있지만, 총칼로리·고단백·고지방식이 관계하는 것으로 보고 있다. 즉 비만과 관계가 많다고 보고되고 있다.

그러나 젊은 층의 당뇨병 환자 중에는 야윈 사람이 많은데 일부 학자는 당뇨병이 비만의 원인이라고도 한다.

발병하는 연령은 대부분이 중년 이후로서 특히 40~60대에 많다. 발생빈도는 연령이 증가함에 따라 발병률이 커지고, 여성보다 남성에게 많으며, 육체 노동자보다 정신 노동자에게 많다.

(3) 증 상

초기 주요 증세는 다뇨, 다음, 다식이 특징적인 3대 증상이며 그 외에 갈증, 나른함, 체중감소, 음부소양·월경이상·성욕감퇴 등을 비롯하여 치조농루나 충치로 인해 치아가 빠지는 일이 있다.

합병증에 의한 증상으로는 고혈압 심근경색 협심증 단백뇨 신부전 시력장애 하지괴저 신경통 피부질환(부스럼·멍울·종기·화농증·습진) 등이 있다. 특히 당뇨병성 혈관장애로 대동맥·관동맥·하지의 혈관 등 비교적 굵은 혈관과 망막, 신장(사구체) 등의 세소혈관에 동맥경화증의 병변이 생긴다.

당뇨병을 장기간 방치하거나 치료를 적절히 하지 못하면, 외과수술·감염·발열 등 때문에 당뇨병 증세가 급격히 악화되어 당뇨병성 혼수(고혈당으로 인한 의식장애)로 진전되어 응급상황이 발생되기도 한다.

(4) 검 사

뇨당측정법으로 닐란데르법·베네딕트법·테스테이프법 등이 있으며 공복시의 혈당측정으로 하게도른법으로 공복시의 모세관의 혈당값이 140mg/dℓ 이상이면 당뇨병으로 진단한다. 경구 또는 정맥주사법에 의한 당부하시험은 최고 혈당값이 비정상적으로 높고, 부하 전 값으로의 회복이 늦어지는 것이다. 진단은 당뇨, 케톤뇨, 고혈당, 과호흡, 의식장애 등에 의하여 내려진다.

(5) 치 료

당뇨병은 조절은 할 수 있지만 완치는 불가능하다. 당뇨병 치료의 목표는 당뇨병의 진행을 정지시킴과 동시에 당뇨병으로 인한 합병증의 발생 및 진전을 예방하는 데 있다. 이를 위해 우선 식이요법과 안정과 보온을 실시하고 그것으로 충분히 조절할 수 없는 경우에는 적극적인 인슐린 요법과 수액요법을 실시한다.

① 식이요법

당뇨병의 치료에서 가장 중요한 방법으로 우선 하루 섭취 칼로리를 정하고 표준체중을 유지하도록 한다. 알코올 음료 중 맥주 · 청주는 탄수화물이 많고 위스키 · 브랜디는 탄수화물은 적지만 알코올의 함량이 많다. 위스키 80mℓ(위스키잔으로 2잔)당 200 kcal이므로 쌀밥 150g에 해당한다. 맥주 1병, 청주 1홉도 약 200kcal를 낸다. 이것들을 하루의 총섭취 칼로리에 포함시켜 계산하여 알코올 음료로 섭취하는 칼로리도 제한하여야 한다.

② 인슐린요법/내복약요법

식이요법만으로는 충분히 조절할 수 없는 경우 인슐린 요법을 병용한다. 경구 혈당강하제인 술포닐 요소, 비구아니드(biguanide) 제제로 치료한다. 인슐린은 그 작용시간에 따라 지속형 · 중간형 · 즉효형으로 구별된다.

3-6. 악성신생물

(1) 개 념

규칙적이고 절제있는 증식과 억제를 할 수 있는 정상세포와 달리 조직 내의 정상상태를 무시하고 무제한 증식하는 미분화 세포로 구성되어 종괴 또는 종양을 형성한다. 궁극적으로 주위의 정상조직이나 기관을 침윤하여 파괴시키고 원발병소로부터 신체의 어느 기관으로든 전이하여 새로운 병소를 만들어 점차적으로 생명을 위협하는 질환군을 총칭하며 일반적으로 암이라 부른다.

암은 대체로 병리학적으로는 원발병소가 기인되는 조직세포에 따라 상피성 세포에서 발생하는 악성종양은 편평상피암, 선암, 기저세포암, 흑색종 등의 암종(carcinoma)과 섬유종, 골육종, 혈관육종, 림프절암, 백혈병, 근육종 등의 비상피성 세포에서 발생하는 육종(sarcoma)으로 크게 구분한다. 암세포는 단일 정상세포 또는 세포군이 돌연변이를 일으켜서 정상세포의 성질을 떠나 마음대로 자라고 퍼지는 특성을 지니고 있다.

전이는 암의 또 하나의 특징인데 원발병소와 연속성이 없이 암세포가 원발병소 또는 새로운 전이병소로부터 유리되어 혈행(血行) · 림프행 또는 대망 등 장막의 역할로 림프절, 폐, 간 등 원격장기에 도달하여 원발병소와 떨어진 새로운 장소에서 그 장기를 파괴하며 발육하는 성상을 말한다.

(2) 원 인

암의 발생원인은 아직도 규명되지 않고 있으나 내적 요인인 유전적 요소와 외적 요인인 암발생 유발요소로 작용되는 발암 화학물질, 방사선, 자외선, 우주선 등의 유해파와 같은 환경적 요소와 계속적인 염증과 손상, 암유발 바이러스(oncogenic virus) 감염 등의 복합적 요소가 작용하는 것으로 간주된다.

발암물질로는 담배가 폐암의 가장 중요한 원인으로 대두하고 있는 것을 비롯하여 벤젠 등의 여러 가지 방향성 탄수화물, 아질산염 아민(위암)을 포함한 방향성 아민, 항암화학요법에 사용되는 알킬화제 및 염화비닐물질과 과량의 호르몬제 등을 들 수 있고, 방사선과 방사성 물질 및 자외선(피부암) 등이 입증되고 있으며, 바이러스 감염으로는 인후암의 엡슈타인-바르 바이러스(Epstein-Barr virus), 림프절종의 버켓바이러스(Burcket virus), 간암의 헤파티티스 B 바이러스(hepatitis B virus), 헤르페스 바이러스(herpes virus) 등이 지적되고 있다.

(3) 증 상

암은 조기에는 별로 특별한 증상이 없으며 어느 정도 진행되어야 증세가 나타나기 시작하므로 조기발견이 어렵다. 특별한 이유없이 쉽게 피로가 오고 안색이 나빠지고(대부분 암의 공통증세), 식욕감퇴 및 소화불량(위암), 음식물을 지속적으로 삼키기가 어려워지는 경우(식도암・위분문무암), 대변습관이 변화하여 설사와 변비가 교차하는 경우(대장암), 지속적인 기침과 이유 없는 혈담이 나오는 경우(폐암), 성대의 변성과 목이 쉬는 경우(후두암), 구강이나 피부에 낫지 않는 궤양이 있을 경우(구강암・피부암), 배뇨곤란이나 혈뇨(신장암・방광암・전립선암), 질의 부정출혈 및 나쁜 분비물(자궁경부암), 유방에 무통성인 응어리 및 유두출혈(유방암), 보통사마귀나 검은사마귀가 커지거나 색깔의 변조가 확실한 경우(기저세포암・흑색종) 등으로, 이러한 때는 반드시 암성 여부를 확인하여야 한다.

정상인의 경우도 연 1회 정도 장기적으로 의사의 검진을 받아보는 것이 필요하다. 진행된 암의 경우에도 증세의 종류 및 경로는 다양하다. 일반적인 증세로는 종괴가 자라게 되면 육안으로 보이거나 만져지며 이런 종류가 내장을 막거나, 누르면 그 압박증세로 부위에 따라 장폐색, 요로폐색, 혈관계 폐색, 기관폐색 등의 증세를 나타낸다.

또 암세포는 정상세포보다 쉽게 괴사하고 부서지므로 궤양을 형성하거나 급・만성

출혈을 보이게 된다. 유방암의 유두출혈, 소화기암의 토혈 및 하혈, 자궁암의 질 하혈, 간암의 복강 내 대량출혈 등은 그 대표적인 예이다. 대부분의 암 초기에는 통증이 없으나, 진행되면 정도는 다르지만 동통(疼痛)을 수반하며 말기에는 심한 동통이 있다.

암의 말기에는 체중의 심한 감소, 피하지방의 소실, 복수 등 영양상태의 극심한 악화와 악액질(cachexia)의 상태에 도달하게 된다. 원발병소 및 전이암의 부위에 따라 심부전 · 폐부전 · 간부전 · 뇨부전 · 뇌부전 및 심한 빈혈 등을 보일 수도 있다.

(4) 진 단

암은 X선 · 내시경 · 세포진단 · 생검 등의 4대 방법이 진단에 주축을 이루고 있다.

X선 검사는 폐암이나 골수종은 단순촬영 및 단층촬영 등으로 음영을 얻어 병소를 살피고 조영제를 사용하며 이중조영법으로 미세한 병변까지도 구별해 냄으로써 조기발견에 많은 도움을 주고 있다.

내시경검사는 병변 조직을 진찰하는 것 외에 생검(biopsy)으로 확진도 가능하며 종류로는 위내시경(flexible gastrofiberscope), 대장내시경(flexible colonofiberscope), 직장 및 S결장 내시경(sigmoidoscope) 등이 있고, 이 밖에도 복강경(peritoneoscope), 종격동 내시경(mediastinoscope), 기관지경(bronchoscope) 등이 사용되고 있다.

세포진단으로 G.N. 파파니콜로가 자궁 분비물의 도말표본에서 악성종양 세포의 특징을 찾아낸 이래로 자궁경부암의 집단검진과 진단 및 특히 조기진단에 획기적인 진보를 가져왔다. 현재 자궁암 이외에도 위 · 폐 · 전립선 · 유방 · 요로 · 췌장 등의 분비물에 이용되고 있으며 갑상선 · 유방 등의 천자에 의한 세포진단도 널리 이용되고 있다.

암의 최종적 확진은 생검(biopsy)을 통해 얻은 조직편의 병리조직학적인 현미경검사로 이루어진다. 이 밖에 췌장암 · 간암 · 갑상선암 등 진단이 어려운 부위에는 초음파촬영, 동위원소 주사에 의한 스캐닝, 컴퓨터단층촬영, MRI 등이 응용되고 있다.

(5) 치 료

암은 일반 상식론적인 불치의 병으로 단정할 만큼 절망적인 것은 아니며 조기진단과 함께 적극적인 치료에 임하면 완치될 수 있다. 무엇보다도 조기발견과 조기치료가 완치의 지름길이며, 진행된 암에서도 다각적이고 적극적인 방법들을 동원한다면 완치 내지 생명의 연장과 괴로운 증세의 호전을 가져올 수 있다는 것을 과학적인 근거를 바탕으로 새로이 인식하여야 한다.

암의 치료는 수술 · 방사선요법 · 항암화학요법 등의 3대 치료법이 널리 사용되며 병용되는데, 수술 및 방사선요법은 주로 국소 치료방법이며, 항암화학요법은 전신 치료 방법이다. 이 밖에도 몇 가지 종양에 따라서는 면역요법·고열요법 및 영양요법 등을 행하고 있다.

※ 암 예방 건강관리 안전수칙

40세 이상 남녀 성인은 연 1회 정밀한 정기건강검진을 받으며 누구라도 다음과 같은 증상이 나타나지 않도록 주의하고 불편한 증상이 있을 경우 전문가의 진단을 받도록 한다.

①음식물 삼키기가 어렵고 소화도 안됨
②통변 또는 소변 습관의 변화
③잘 낫지 않고 오래가는 상처(출혈, 고름 등의 분비물 과다)
④유방 또는 유륜의 주위에 덩어리가 만져지고 딱딱해짐
⑤쉽게 피로하고 지침
⑥장기간의 심한 기침이나 쉰 목소리
⑦사마귀, 반점의 피부변화

암을 예방하는 14가지 생활수칙은 다음과 같다(자료 : 대한 암학회).

① 여러 가지 음식을 골고루 먹는다.
② 채소 과일 곡물 등을 통해 섬유질을 충분히 먹는다.
③ 우유와 된장국을 거의 매일 먹는다.
④ 비타민 A, C, E를 적절히 섭취한다.
⑤ 과식하거나 지방분을 지나치게 섭취하지 않는다.
⑥ 너무 짜고 맵거나 뜨거운 음식을 피한다.
⑦ 불에 태우거나 훈제한 생선 고기는 먹지 않는다.
⑧ 부패하거나 곰팡이가 핀 음식을 먹지 않는다.
⑨ 술은 과음하지 않고 매일 마시지 않는다.
⑩ 반드시 금연한다.
⑪ 태양광선, 특히 자외선을 지나치게 쬐지 않는다.
⑫ 일주일에 3일 이상 땀이 날 정도의 적당한 운동을 한다.
⑬ 스트레스를 피하고 기쁜 마음으로 생활한다.
⑭ 매일 목욕이나 샤워를 한다.

4. 일상생활의 건강증진

건강의 개념 관점에서 보면 질병예방은 건강을 상실한 사람을 치료하여 최저 수준의 건강상태로 회복시키려는 노력이므로 대단히 부정적이고 소극적인 방법이다. 치료보다 진일보한 개념이 조기진단과 조기치료이나 이 역시 환자가 의료진을 찾아 온 시점에서부터 시작되므로 건강관리측면에서 소극적이기에 마찬가지이다.

그러나 건강증진은 현재의 건강한 상태를 더 건강한 상태로 증진시켜 우리 몸의 기능을 정상화시켜 삶의 질을 높이는 적극적 개념의 건강관리 목표이다.

질병에 걸리는 52%의 원인이 잘못된 생활습관에서 비롯된다. 건강증진을 위한 가장 기초적인 방안을 제시하면 다음과 같다.

4-1. 운 동

일주일에 3회 이상, 매회 20분 이상의 몸의 움직임으로 몸의 안쪽에서부터 열이 발생하여 몸이 더워지고 땀이 나는 현상이 경험하여야 건강관리 방안으로 운동을 한다라고 이야기할 수 있다.

운동의 종류로는 다양하게 많으나 가장 효과적이며 바람직한 운동으로는 걷기, 줄넘기, 조깅이 있다.

경제적이며, 간편하고, 어디서나 쉽게, 공간의 제약을 받지 않고, 동반자가 없이도 가능하여 잘 활용할 경우에는 효과가 대단히 높으나 개개인의 의지에 따라 좌우되므로 실패 확률도 높다.

또한 규칙적인 운동은 정해진 시간에 정해진 량의 운동으로 신체적 정신적 효과를 보는 것으로 건강증진 방안으로 제일 먼저 제시된다. 미국 Stanford 대학의 랠플 패펜바거 박사는 성인이 된 후 활발한 운동으로 보낸 1시간은 수명을 2시간씩 연장시킨다고 보고하였다. 즉 적당한 운동은 만병통치약이라고 할 수 있다.

4-2. 휴 식

장수에는 비결이 없다는 사람도 있다. 그러나 대부분의 사람들은 오래 살기를 바라고 장수를 누리는 것을 가장 큰 복으로 생각하고 있다. 그러기 위하여 건전한 생활습관으로 규칙적인 생활을 하고 몸을 함부로 하지 않으며 과로를 자초하지 않도록 함이 중요하다. 마음을 평온하게 유지하고 불안과 공포로부터 해방되어 면역기능을 강화시키는 것이 질병예방과 양생에서 매우 중요하다.

4-3. 영 양

인간의 욕구 중에서 식욕은 가장 기본적인 욕구에 속한다. 끊임없이 먹어야 하는데 얼마만큼 이상적으로 영양을 섭취하느냐가 건강과 밀접한 관계가 있다는 것이다. 대부분의 질환은 여기에서 출발한다고도 한다. 그 만큼 먹는 것이 중요하다는 것이다.

균형 잡힌 식사를 하여야하며. 특히 비타민과 무기질의 섭취를 소홀히 하지 말아야 한다. 우리 몸에 필요한 6대 영양소를 5군 식품에 맞추어 신체의 성장 발육을 고려한 식단으로 하루 3번 규칙적으로 영양을 공급하여야 한다.

건강식의 3대 요소를 살펴보면 첫째로 저칼로리 식사를 하도록 한다. 둘째로 자연이 갖는 맛이나 빛깔 그대로를 유지한 자연식사를 하도록 한다. 셋째로 우리 몸은 약알칼리성을 유지하도록 조절되고 있으므로 알칼리성 식사를 하도록 한다.

II

환 경

6장. 환경과 건강

7장. 물과 건강

8장. 환경오염과 건강

9장. 내분비 장애물질과 건강

6장. 환경과 건강

1. 환경의 이해

오늘날의 환경보건학은 개체의 질병예방, 건강증진, 수명의 연장을 도모하기 위한 수단을 강조한 학문으로써 Pettenkofer의 실험위생학을 기초로 한 것이며, 20세기에 들어서면서부터는 미국의 영향을 크게 받게 되었다. 건강에 영향을 주는 요인은 숙주요인(host factor), 병인요인(agent factor)과 환경요인(environment factor)의 복합적인 작용에 영향을 받으며, 생명의 기본단위로서의 세포의 생존을 보장하는 환경을 내부환경이라고 정의한다면 이 내부환경은 외부환경의 변화에 따라 변동하게 된다.

인간의 건강과 환경과는 밀접한 관계가 있기 때문에 환경보건학은 사회적 환경을 제외한 자연적 환경요인의 건강과의 인과관계를 규명하는 학문이라 정의할 수 있다. 즉 환경보건학은 인간의 신체발육, 건강 및 생존에 유해한 영향을 미치거나 미칠 가능성이 있는 인간의 물리적 환경 요소를 관리하는 것이다. 다시 말하면 환경보건은 정상적인 환경의 상태를 명확히 확인한 다음 인간의 건강에 유해한 영향을 미치거나 미칠 가능성이 있는 환경요인들을 규명한 후 유해요인을 제고하여 인간이 건강하게 생활할 수 있는 환경을 이루는가 하는 것을 연구하는 것이다. 인간의 건강에 영향을 미치는 환경을 대별하면 그림 6-1과 같다.

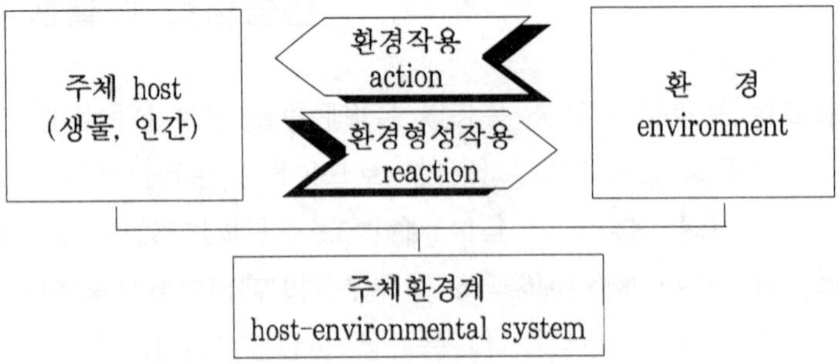

그림 6-1 주체 환경

자료 : 예방의학과 공중보건 편집위원회. 예방의학과 공중보건. 계축문화사. 2002.

1-1. 자연적 환경

지하, 지표(해양포함) 및 지상의 모든 생물과 이들을 둘러싸고 있는 비생물학적인 것을 포함한 자연상태를 말한다.

(1) 이화학적 환경

- 공기 : 기온, 기습, 기류, 기압, 매연, 공기조성
- 물 : 강수, 수량, 수질, 지표수, 지하수
- 일광 : 가시광선, 자외선, 적외선, 방사선
- 기타 : 소음, 진동

(2) 생물학적 환경

- 미생물, 기생충, 위생곤충류

(3) 지리적 환경

- 지형, 하천, 호수, 식물

1-2. 인위적 환경

사람의 일상생활과 관계되는 생활환경을 말한다.(채광, 환기, 공해, 상·하수도 등)

(1) 기본적 환경

의, 식, 주

(2) 사회적 환경

경제력, 학력, 사회적 신분

2. 기 후

(1) 기후 요소

기후의 영어명(climate)은 경사 또는 기울기라는 뜻의 그리스어 klima에서 유래하였다. 이것을 지구의 태양에 대한 경사라고 생각하면, 지구상의 위도 및 지형에 따르는 지리적 차이와 시각에 따르는 시간적 차이에 의한 것이다. 그 지리적 차이는 지후, 시간적 차이는 시후라고 하는 것으로 대응된다. 기후는 서양적인 의미로는 지후, 동양적인 의미로는 24절기·72후(候) 등 시후의 뜻이 강하다. 현재 우리들이 사용하고 있는 기후라는 말 속에는 양자가 다 포함되어 있다. 따라서 기후란 지구상의 특정한 장소에서 매년 순서를 따라 반복되는 대기의 종합상태 또는 대기현상의 적분 결과라고 할 수 있다. 따라서 기후는 장소에 따라 달라지지만 같은 장소에서는 일정한 것이 보통이다. 그러나 기후도 자세히 살펴보면 일정한 것이 아니고 수십 년 또는 수백 년이라는 긴 주기를 가지고 변화되어간다.

이와 같은 기후변동의 원인을 들어보면, 태양에너지 자체의 변동에 의한 것, 태양거리에 관련된 변동, 행성에 의한 것, 지구상의 조석현상으로서의 변동, 위성간 공간의 변화에 의한 것, 지구자전의 변화에 기인하는 것, 인위적인 변화 등 7가지가 있다.

이 중 최근 가장 문제가 되는 것은 인위적 변화이다. 이와 같은 인위적인 변화는 환경오염에 의하여 지배되며, 그 중 중요한 것을 들어보면, 이산화탄소의 증가, 대기혼탁도의 증가, 해양오염의 영향, 자연개조의 영향, 고공비행에 의한 운량의 변화 등이다.

어느 지점의 기후는 한 화합물이 여러 원소의 집합으로 구성되어 있듯이 각종 요소에 의해서 구성되어 있으며 기후를 구성하는 각각의 요소를 기후요소(climate element)라고 한다. 기후요소는 기온·강수량·습도·바람·증발·일조·일사 등이며 기온, 기습, 기류를 기후의 3요소라 정의한다. 그 밖에 대기 중의 미세 먼지의 양, 자외선의 세기 등도 중요한 기후요소이다.

기후요소에 의해 기후를 구분하여 그 분포나 1일 및 1년 중의 변화에 대하여 조사해보면 여러 가지 지리적 원인에 의해서 영향받고 있음을 알 수 있다. 예를 들면 등온선으로부터 기온의 분포에는 위도나 고도가 중요한 원인이고, 이 밖에 위도나 고도가 같아도 해안으로부터의 거리나 지형 등에 의하여 좌우되고 있음을 알 수 있다.

기후 요소에 영향을 주어 시간적 변화와 지역적 변화를 일으키는 요인을 기후인자라고 하며, 기후는 기후요소에 의하여 형성되고 기후 인자에 의하여 지역적 차이가 결정된다.

(2) 기후형

어떤 지역에서는 하나의 기후인자만이 특별히 강하게 작용하여 특수 기후가 나타난다. 예를 들면 수륙분포로부터 본 양극단의 경우인데, 대륙의 중심부와 대양상이나 섬에서는 전혀 다른 특성을 가진 기후를 보이고 있어 전자를 대륙기후, 후자를 해양기후라 하며, 이외에도 사막기후, 산악기후, 산림기후 등으로 구분된다. 따라서 기후는 기후요소에 의하여 구성되고, 여러 기후인자에 의하여 분포형이 정해지며, 특수 기후형이 만들어진다고 할 수 있다.

(3) 기후대

태양열의 복사도, 위도 등에 의해 비슷한 기후 상태를 나타내는 연속 지역을 구획하여 기후대(climate zone)라고 한다. 위도에 따라서 즉 23.5°의 남북회귀선에 의해 열대와 온대로 나누고 66.5°의 양극선에 의해서 온대와 한대 기후대로 구분한다.

① 열대기후

적도 가까운 연평균 기온 20℃ 이상의 지역의 기후를 말한다. 연중 고온이 계속되고 비가 많다.

- 열대다우림기후 : 연온도 교차가 6℃ 이내의 지역 기후를 말한다.
- 열대계절풍기후 : 여름철 비가 많다.

② 온대기후

사계절이 명확하게 구분되는 기후를 말한다.

- 온대동우기후 : 지중해기후라고도 하며 겨울철에 강우량이 많은 기후이다.
- 온대다우기후 : 연간 비가 일정하게 내린다.
- 온대하우기후 : 여름에 비가 많고 계절풍과 관계가 깊다.

③ 아한대기후

혹한의 겨울이 있고 일반적으로 어느 기간 동안 계속적으로 적설을 보이며 여름철이 짧다.

・아한대하우기후 : 대륙적이며 비는 여름철에만 오고 겨울은 맑은 날이 많다.

・아한대다우기후 : 연중 어느 계절이든 상당량의 비가 있으며 특히 겨울에는 다량의 적설을 볼 수 있다.

④ 한대기후

북반구에서는 아한대 기후의 바로 위에 위치하는 기후이며 그 경계는 대륙상에서는 70°N, 또 이를 넘어서 북방으로 뻗으나 대양상에서 50~53°N 근처를 통과한다. 남반구에서는 온대기후와 직접 경계를 접하며 44~55°S 부근에 그 경계가 있게 된다. 하계에는 태양의 복사열이 얼음이나 눈의 용해에 소비되고 동계 반년은 일사가 없기 때문에 기온을 높일 수가 없어서 1년 내내 극히 저온이다. 기온의 일교차는 5월이 최대이며 장소에 따라서는 8~9월 경에 제2의 극대가 나타난다. 비타민 결핍증, 동상, 적설에 의한 일광 반사에서 생기는 시력장애 등이 일어나기 쉬운 기후이다.

(4) 기후순화

한 지방으로부터 다른 지방으로 옮겼을 때 그 지방의 새로운 기후조건에 적응하여 이주자가 기질적 혹은 기능적 변화를 일으키는 것을 기후순화라고 한다.

① 개인적 순응성

연령, 성별, 체질, 생활양식 등에 의하여 차이가 있다. 성인 남자가 여자보다 순응성이 강하고 어린이는 기후순화가 잘 안되므로 사망률이 높다. 체질로서는 임파선성 체질이 열대성 질환에 이환되기 쉽고 다혈질인 자는 매우 쉽게 순응할 수 있다.

② 민족적 순응성

한대지방 민족이 열대지방에서 순응하기 어렵고 열대지방 민족은 한대지방에서 순응하기 어렵고 일반적으로 혼혈민족은 기후순화가 쉽다고 한다. 이민은 민족성, 순응성에 비추어 볼 때 가급적이면 같은 위도지방으로 가는 것이 좋다.

3. 공 기

3-1. 공기의 화학적 조성

공기의 조성은 지구상의 어디서나 거의 변함이 없으므로, 옛날에는 화합물이라 생각된 일도 있다. 그러나 공기가 화합물이 아니라 일종의 혼합기체이며, 정상성분과 이상성분으로 구성되어진다. 주성분인 산소와 질소 외에 소량의 이산화탄소, 아르곤 등 비활성기체를 포함한다(표 6-1). 그러나 때와 장소에 따라 수증기, 아황산가스, 일산화탄소, 암모니아, 탄화수소 등의 기체 또는 먼지, 꽃가루, 미생물, 염화물 등의 무기물, 타르 성분 등의 유기고형물을 포함하고 있는데, 인간은 누구나 매일 13kℓ의 공기를 흡입하면서 살아가고 있다. 호흡을 통해서 취해진 산소는 혈중의 Hb와 결합하여 HbO_2로서 각 조직 세포에 운반, 이용되고 이산화탄소는 배출된다. 이리하여 호기와 흡기 상태의 공기 조성도 표 6-2와 같이 약간의 차이를 보인다. 그러므로 공기의 조성은 건강에 중요한 영향을 미친다.

표 6-1. 공기의 조성(0℃, 760mmHg 건조상태)

성 분	용 량(%)
O_2	20.93
N_2	78.10
CO_2	0.03
Ar	0.94
He, Ne, Kr, NH_3, O_3 등	미 량

표 6-2. 호기와 흡기의 공기 조성 성분

구 분	산소 O_2 (%)	이산화탄소 CO_2 (%)	질소 N_2 (%)
호기(expiration)	17.00	4.00	79.00
흡기(inspiration)	20.93	0.03	78.10

3-2. 공기 오염

(1) 공기의 자정작용

이러한 공기는 허용기준을 초과하지 않으면 대기의 자정작용에 의해 정화되어 인간에게 해를 끼치지 않는다. 여기에 관여하는 인자는 다음과 같다.

- 바람(기류)에 의한 공기의 희석작용
- 강우와 강설에 의한 유해성 가스 및 분진의 제거작용
- 산소나 오존, 과산화수소 등에 의한 산화작용
- 자외선 등 일광에 의한 살균작용

· 식물에 의한 탄소동화 작용(CO_2와 O_2의 교환)

(2) 군집독

여름철 환기 시설이 없는 만원 극장이나 겨울철 밀폐된 실내에 다수인이 밀집하게 되면 실내 공기는 화학적·물리적 조성의 변화를 초래해서 불쾌감·두통·권태·현기증·구역질·구토 및 식욕부진 등을 일으키게 되는데 이러한 현상을 군집독이라 한다. 이에 관여한 유해인자는 냄새·온도·습도·CO_2나 유해가스(CO, SO_2 등)이며, 예방법은 적절한 환기로 실내 공기를 순환시켜야 한다.

(3) 실내온도

평상시 인간의 체표 온도는 36.5℃이고, 정상 체온은 36.1~37.5℃이다. 인간이 가장 생활하기 알맞은 실내 온도는 쾌감온도 혹은 쾌적 온도 또는 보건적 온도라고 하며 18±2℃(건구온도)이다.

(4) 실내습도

실내의 쾌감 습도 즉 보건학적 습도는 40~70%이다.

(5) 실내기류

실내에는 인간이 감지하거나 감지하지 못할 정도의 바람이 있다. 0.2~0.5m/sec의 기류를 불감기류, 0.1m/sec 이하를 무풍이라 하고 가장 쾌감을 주는 기류는 무풍, 안정시 옷을 입은 상태이다.

(6) 질 소

공기 중 약 78%를 차지하고 있으며, 정상기압에서는 인체에 직접적인 피해를 주지 않지만, 3기압에서는 자극 작용을 일으키고, 4기압 이상(수중 30m 이상)에서는 중추신경계에 마취작용을 일으키며, 10기압 이상(수중 120m 이상)에서는 정신기능 장애를 일으켜 의식상실을 초래할 수 있다. 고기압상태에서 정상기압으로 갑자기 복귀할 때 체액 및 지방에 용해되어 있던 질소가 기포를 형성하여 모세혈관에 혈전현상을 일으키는데, 이를 잠함병(caisson disease) 또는 감압병(decompression sickness)이라 한다.

(7) 산 소

정상 성인이 1일 호흡하는 공기는 13kℓ로 이중 성인의 1일 산소 요구량은 약 600ℓ이다. 일반적으로 공기 중 산소농도가 15% 이하가 되면 저산소증을 초래하며 고농도에서는 산소중독증을 일으킨다. 실내 산소가 10%이면 호흡곤란이 오고 7% 이하면 질식사의 위험이 있다.

(8) 이산화탄소

사람과 동식물의 호흡이나 연료가 탈 때 발생하는 것으로 무색 · 무취 · 약산성을 나타낸다. 실내공기 오염의 지표로 사용되며, 0.1%를 초과해서는 안되며 3% 이상일 땐 불쾌감, 5% 이상이면 호흡수 증가, 7% 이상이면 호흡곤란, 10% 이상이면 사망을 초래한다. 또한 산소의 독성과 질소의 마취작용을 증가시켜 관절장애를 일으키기도 한다. 허용치는 0.07~0.1%이다.

(9) 일산화탄소

무색 · 무취 · 무미 · 무자극성으로 물체가 연소할 때나 불완전 연소시 또는 CO_2가 탄소와 접촉할 때 발생하는 것으로 주로 타기 시작할 때와 꺼질 때 발생한다.

일산화탄소 중독의 본태는 흡입된 CO가 폐포 점막을 통해서 혈액내로 가면 적혈구내의 혈색소와 결합하여 O_2 결합능력을 방해하는 HbCO로 되어 조직에 산소 공급을 방해하기 때문에 일어난다.

그러므로 CO는 Hb와 결합능력이 산소와의 결합능력보다 210~300배 강하므로 일반적인 공기중 산소가 약 21% 함유하고 있어 공기중 CO농도가 0.1% 정도면 결합능력이 비슷하게 된다. 즉 일산화탄소 중독은 흡기중 0.1%이면 중독을 일으킬 수 있는데 목탄가스가 4~13%, 석탄 가스는 7~10%, 담배 연기는 0.5~1.5%의 CO가스를 함유하고 있다.

일산화탄소 중독은 특히 산소의 부족에 대하여 저항력이 약한 심장, 뇌, 신경조직에 작용하여 신경증상, 마비 등이 나타나 회복후에도 후유증이 크다.

연료의 상당량을 연탄에 의존하였던 시절에 가을부터 봄에 이르는 시기에 연탄 가스 중독자가 많이 발생하였는데, 고압 산소법에 의한 CO가스와 Hb 해리를 촉진시키는 방법으로 생명을 구할 수 있으나, 이 때는 산소중독의 위험을 배제할 수 없어 주의를 요한다. 한편 해독 방법으로 식초와 강심제의 혼용 사용법이 연구되고 있다.

CO가스는 1,000ppm 이상이면 생명이 위험하며, 허용한도는 4시간 기준으로는 400

ppm, 8시간 기준으로는 100ppm이다.

(10) 아황산가스

실외 공기오염의 지표로서 자극적인 냄새가 있고 금속을 부식시키고 식물의 성장에 영향을 준다. 환경 기준치는 0.05ppm이다.

3-3. 온열인자

(1) 기 온

기온은 인간의 호흡하는 위치인 지상 1.5m 높이에서 복사열의 영향을 받지 않는 상태로 측정한 건구온도로 나타낸다. 건구온도계는 기습과 기류의 영향을 받지 않는데 반해 습구온도계는 기온, 기습, 기류의 종합적인 영향을 받으며 습구온도계는 생리적으로 중요한 의의를 가진다. 쾌적온도는 18±2℃이며 최저 기온은 아침 해뜨기 전에, 최고 기온은 오후 2시경이다. 하루에 3~6회 측정하여 평균을 낸다. 그러나 대개 습도는 오후 2시경이 가장 낮다. 대기권에서는 지상 100m마다 0.6~1.0℃씩 낮아진다.

(2) 습 도

낮에는 태양열을 흡수하여 대지의 과열을 방지하고, 밤에는 지열의 복사를 차단하여 기후를 완화시키는 작용을 한다. 실내외의 쾌감습도는 40~70%이다. 고습하면 피부질환을 일으키고 저습하면 호흡기 질환을 일으킨다. 다수인이 밀집한 실내는 호흡이나 피부를 통한 체열 방산으로 습도는 증가되는 바 Pettenkofer와 Toit는 폐를 통한 호흡에 의하여 286g, 피부를 통해서 500~1,700g 정도로 방출되어 1일 방출량이 786~1,986g 정도 된다고 하였다.

상대습도는 공기중의 수증기량이 최대한계량 보다는 낮기 때문에 백분율로 표시하여 나타내는데 비교습도(relative humidity)라고도 한다.

$$상대습도 = \frac{f}{F} \times 100 \quad (f : 절대온도,\ F : 포화습도)$$

우리 인체는 정상적인 생리상태에서 체열방산이 부단히 이루어지고 있는데 이상상태로서 이 작용이 장애를 일으킬 때 인체 및 환경에 피해를 줄 수 있다.

(3) 기 류

우리가 감각치 못하는 기류를 불감기류라 하며 약 1m/sec의 기류는 방열작용에 효과가 있다. 0.2~0.5m/sec의 불감기류는 발열작용을 도와 신진대사를 촉진시킨다. 일반적으로 쾌감기류는 1m/sec이다. 인체에 대한 최적 기류는 기온 18℃내외, 기습 40~70%의 실내에서는 0.2~0.4m/sec이고, 외기 중에서는 1.0m/sec이다.

(4) 복사열

복사열의 영향범위는 거리의 제곱에 비례하여 감소한다. 일반적으로 발열체 주위에 가까이 있을 때는 실제 온도보다 온감을 더 느낀다. 온열조건의 4대 인자에 포함시키거나 발열체의 종류에 따라 방산하는 열의 양이 상당히 다르다.

(5) 온열조건

온열 요소(기온, 기류, 기습, 복사열)가 종합적으로 작용한다.

① 감각온도

감각온도라 함은 건구온도 t℃, 기습 100%, 기류 0m/sec를 종합하여 인체에 주는 온감을 말하며, 그 공기중의 포화습도와 정지된 기온 조건에서 얻어진다. 예를 들면 어떤 대기환경의 기온이 65°F라면 습도 100%의 정지 공기일 경우에 그 감각온도는 65°F가 된다. 감각온도는 측정하려는 공기와 같은 온감을 주는 습도 100%(포화습도)이고 무풍 즉 정지공기에서의 온도로 나타낸다. 예를 들어 습도 100%, 무풍에서 환경기온이 23℃일 때 느끼는 온감과 측정공기에서 느끼는 온감이 같다면 이 측정공기의 감각온도는 23℃가 되는 것이다.

② 불쾌지수

대기 중 또는 국한된 장소에서 각종의 기상상태 및 온열조건에 의하여 우리가 감각하는 불쾌의 도를 숫자로 표시한 것인데 불쾌지수와 불쾌감의 관계는 다음과 같다.

DI = (건구온도 °F + 습구온도 °F) × 0.04 + 15

= (건구온도 ℃ + 습구온도 ℃) × 0.72 + 40.6

DI ≧ 70…일반적으로 불쾌

DI ≧ 75…반 이상 불쾌

DI ≧ 79…모든 사람이 불쾌

DI ≧ 80…매우 불쾌

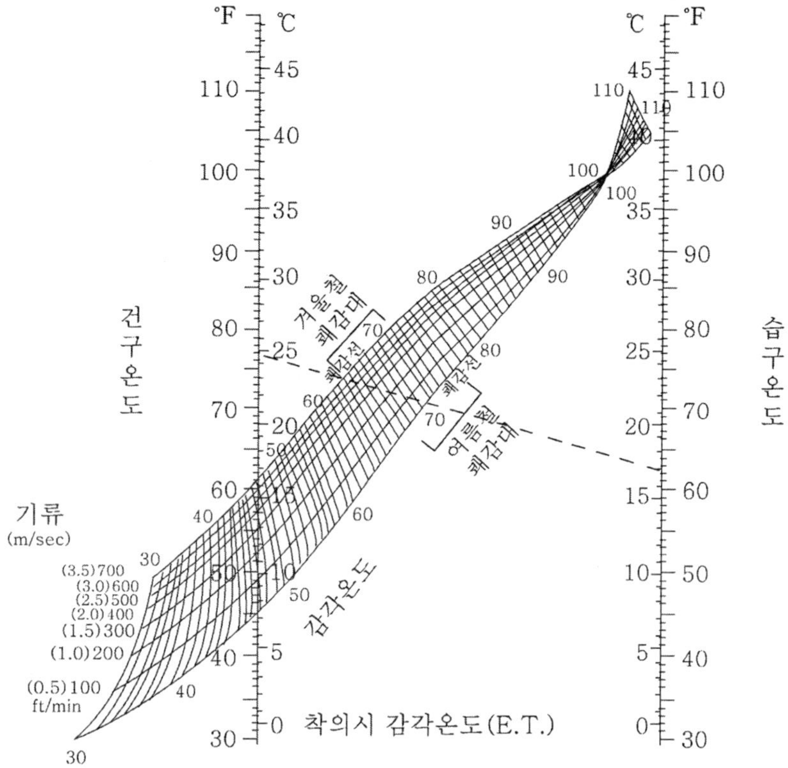

그림 6-2 감각온도 도표

4. 자외선

인체의 피부가 태양광선의 자외선에 강하게 노출되면 자외선 방사시 발생되는 유해 활성산소종으로 인하여 멜라닌 생성, 피부암, 피부노화 및 광과민증을 발생시킨다. 환경오염에 의한 오존층 파괴는 자외선의 노출될 위험도를 증가되면서 자외선에 의한 피부 손상은 물론 피부암등과 같은 여러 질병이 건강을 위협하고 있다. 또한 이러한 질병은 보편화된 질병보다 발병빈도 수가 빠르게 증가되고 있는 실정에서 자외선 대한 지식 습득은 매우 중요하다고 생각된다.

4-1. 태양광선

태양으로부터 얻는 빛 에너지는 생물의 생존에 절대적으로 필요로 하며 모든 지구상의 생물체는 그 에너지를 직접 또는 간접적으로 태양으로부터 얻는다. 또한 태양광선은 우리가 생존하는데 필요한 생리, 면역, 내분비, 대사기능 등에 세포수준, 분자수준에서 직접적으로 영향을 미치는 에너지원이다.

태양은 입자성과 파동성의 양성질을 가진 광범위한 스펙트럼의 전자파(electromagnetic)를 방출한다. 이를 파장에 따라 나누면 표 6-3과 같다.

표 6-3. 파장에 따른 전자파의 분류

전 자 파	파 장(nm)
감마선	0.0001~0.1
x-선	0.01~10
진공 자외선	10~200
자외선C(UVC)	200~290
자외선B(UVB)	290~320
자외선A(UVA)	320~400
가시광선	400~760
적외선	760~1,000,000
microwave, radiowave	1,000,000 이상

자료 : 윤재일, 광의학, 려문각, 1994.

이 전자파 중 자외선보다 파장이 긴 적외선, microwave나 radiowave 등은 충분한 열을 발생할 정도의 강한 양이 아니면 생물학적 영향은 크지 않다. 대기권이란 지구를 둘러싸고 있는 약 1,000km의 대기층을 말하며, 이 중 전체 대기의 약 99%가 지구인력으로 인하여 30km 이내에 존재한다. 대기권은 다시 대류권, 성층권, 중간권, 열권으로 나눈다.

대류권은 대개 12km정도이며 적도지방은 조금 높아서 16~17km, 극지방은 조금 낮아서 8~10km이다. 성층권은 대류권 위부터 시작하여 약 50km까지를 말한다. 이중 30km정도 높이에 오존층이 있어 자외선을 흡수한다. 태양의 전자파 중 우리가 살고 있는 지구에 도달하는 것은 290~400nm의 자외선, 가시광선, 적외선이다. 290nm이하의 광선은 대기의 오존층에 흡수되어 버린다. 그러므로 대기의 광선 중 생물학적 반응을 일으키는 것은 290nm 이상의 자외선과 가시광선이다.

태양이 방출하여 지구상에 도달하는 광선은 대부분이 가시광선과 적외선이며 자외선은 5~6%에 불과하다. 태양의 복사 에너지는 가시광선대가 가장 강하다. 이러한 광선의 조사되는 양은 장소, 계절, 시간 등에 따라 많은 차이가 있다. 즉, 태양광선의 파장과 광량은 ① 위도 ② 습도, 바람, 온도, 오염 등의 대기의 조건 ③ 지표의 흡수 ④ 반사 ⑤ 산란 등에 따라 달라진다. 특히 광선 중 자외선이 가장 민감하며 자외선 중에서도 UVB가 민감하게 달라진다. 일년 중 태양광선의 강도가 여름에 가장 강하며 하루 중에서는 오전 11시~오후 2시경 사이가 가장 강하다. 오후 3시경에는 태양이 정앙중에서 점차 기울어지면서 조사각도가 지표와 50°가 되고, 4시경에는 35°를 이루며 점차 더 많은 오존층이 있는 대기권을 태양광선이 통과하면서 자외선의 강도는 줄어들어 4시경에는 정오의 광량의 25% 정도로 떨어진다. 태양의 총 에너지 중 홍반을 일으키는 에너지는 80%가 오전 9시에서 오후 3시 사이에 조사된다. 정오경에 지구상에 도달하는 UVB양이 차단되므로 UVA가 100배 정도 더 많다. 동일한 광량에서 UVA와 UVB의 홍반을 초래하는 자외선 강도의 비는 1 : 1,000이다. 그러므로 정오에 실제로 태양광선에 노출되어 홍반을 초래하는 경우 UVA의 광량이 10% 정도 기여하게 된다. 즉 UVA는 홍반을 유발하는 힘은 UVB보다 아주 약하나 조사되는 양이 UVB보다 많으므로 실제의 생활에서는 중요하게 작용할 수 있다. 특히 최근에는 인간의 수명이 점차 길어지므로 일생 동안 받는 자외선 중 UVA가 미치는 영향을 무시할 수가 없다. 오전 6시, 오후 6시경에는 UVB는 정오보다 적어지고 UVA는 더욱 커지면서 UVA의 양이 UVB보다 400~500배 가까이 되므로 UVA가 기여하는 정도는 점차 커지게 된다.

먼지나 구름 등의 영향에 따라 태양광선의 자외선량은 감소된다. 지표에 도달한 광선은 반사를 일으키는데 반사되는 광선의 양이 크게 영향을 미치는 경우도 많다. 깨끗한 눈은 약 80% 이상의 자외선을 반사한다. 산란광도 많은 영향을 미치는데 자외선이 가시광선보다 더 많이 산란되며 자외선도 파장이 짧을수록 더 많은 산란을 일으킨다. 정오경에는 자외선 강도 중 30~50%가 산란광에 의한다. 그러므로 한낮에는 그늘에 있더라도 산란에 의하여 일광화상을 입을 수 있다.

4-2. 자외선과 가시광선

(1) 광선의 개념

광선은 태양으로부터 나와 중도에 차단되지 않고 지표에 도달하는 광선인 자외선, 가시광선인 적외선이다. 이 중 피부에 광선에 의한 장애를 직접적으로 초래할 수 있는 광선은 주로 자외선이며 가시광선도 가능하다. 적외선도 충분히 강한 양이면 장애를 일으킬 수 있다. 광선이 피부에 도달하면 물리적으로 반사, 산란, 투과를 일으킬 수 있으며 결국 피부에 흡수된 광선만이 광화학작용을 일으킨다.

(2) 파 장

광선의 생물학적 영향은 파장과 광량에 의해 좌우된다. 빛을 하나의 파동이라고 하면 두 개의 인접된 파동의 극점 사이의 거리를 파장(wavelength)이라고 한다. 파장을 나타내는 국제적인 단위는 meter(m)이며 nanometer(nm)는 10^{-9}m를 가리킨다.

Nanometer와 millimicron(mμ) 단위는 동일하다. 과거에 사용한 angstrom(Å)은 1/10nm로서 현재는 잘 사용하지 않는다.

(3) 광선의 파장별 특징

태양으로부터 나오는 전자파에는 파장이 아주 긴 것에서부터 아주 짧은 것까지 다양한 스펙트럼이 있다. 우리가 빛이라고 칭하는 경우, 좁은 의미로는 우리의 눈에 보이는 광선 즉 가시광선을 말하는 경우도 있다. 가시광선은 400～760nm 파장대의 광선으로서 자외선보다 파장이 길며 적외선보다 파장이 짧은 중간대에 해당한다. 가시광선은 자외선에 가까워지는 보라색대와 적외선에 가까워지는 빨간색대의 넓은 파장대를 가지고 있다.

자외선은 가시광선 중 파장이 가장 짧은 보라색 파장대 보다도 파장이 짧고 더 큰 에너지를 가진 스펙트럼이다. 자외선은 다시 파장대에 따라 자외선 A(UVA), 자외선 B(UVB), 자외선 C(UVC)의 세 가지로 나누어진다. 이들의 파장별 분류는 다음 표 6-4와 같다.

표 6-4. 자외선의 파장별 분류

자외선	약 칭	파장대	파장대명칭	기능별 명칭	에너지
자외선 A	UVA	320～400nm	long UV longwave UV	blacklight	낮다
자외선 B	UVB	290～320nm	middle UV middlewave UV	sunburn ray	중등도
자외선 C	UVC	200～290nm	short UV shortwave UV	germicidal ray	높다

자외선 A는 파장이 길며 가시광선대에 가장 가까우므로 near UV라고도 한다. 자외선 B는 파장이 중증도이며 홍반 또는 더 나아가 일광화상을 일으키므로 sunburn ray라고 한다. 피부과학에서 과거부터 꾸준히 연구되어 온 대부분의 광선은 UVB이다. 자외선 C는 파장이 짧고 미생물을 사멸시키므로 살균작용에 이용하며 germicidal ray라고 한다. 또한 가시광선에서 가장 멀기 때문에 far UV라고도 한다. 자외선의 UVA, UVB, UVC의 각 파장별 특징은 다음 표 6-5와 같다.

표 6-5. 자외선의 파장별 특징

	UVA	UVB	UVC
파 장	320~400nm	290~320nm	200~290nm
홍반발생력	약	강	강
발현시기	4~6시간	2~6시간	0.5~1.5시간
최고반응	10~12시간	24~36시간	6~8시간
반응기간	24~120시간	72~120시간	12~36시간
즉시 색소침착	강	약	음
색소 생성력	중증도	강	약
일광 화상세포 생성	미약	강	강

자외선의 파장대에 따른 분류에는 아직 이견들이 있다. 즉, UVB의 정확한 하의 경계선에 대한 논란이 있으나 상위 경계선이 320nm이라는 것에는 대체로 일치하고 있다. Peak 등은 320nm에서 UVB량은 99.99%이고 UVA는 0.01%라고 하였다.

4-3. 오존층 파괴의 영향

자외선은 태양광선 스펙트럼에서 보라색 부분의 단파장측에 있는 눈에 보이지 않는 복사선을 말한다. 자외선은 파장이 10~390nm에 해당되며 특히 짧은 파장의 자외선은 살균력이 강하며 동·식물에 직접 영향을 미친다.

오존에 의하여 부분적으로 흡수되는 자외선의 파장 범위는 289~320nm이다. 이 범위의 자외선은 UVB로 알려져 있으며 피부 그을림, 시력손상, 피부암, 피부주름 및 노화 등의 원인이 된다. 자외선 중에서는 파장이 짧을수록 생물체 조직에 영향이 더욱 큰 것으로 알려지고 있다. 대기중의 오존은 파장이 짧은 자외선을 긴 광선보다 더 잘 흡수한다. 적도지방에서 맑은 날씨의 경우 UVB의 70%가 흡수되고 나머지 30%정도가 지표면에 도달하는 것으로 알려지고 있다.

오존량의 변화에 따라 UVB 투과량이 달라지며 오존량이 10% 줄어들 경우 지표면에 도착하는 UVB의 양은 20% 정도 증가하며 UVB는 동·식물체 조직의 단백질 및 DNA에 직접 영향을 미치는데 DNA는 유전정보를 전달하는 기능을 가지고 있으므로 UVB에 직접 노출되는 경우 세포가 죽거나 DNA의 손상으로 인한 피부암을 유발하게 된다.

UVB 양의 증가에 따른 피부암 발생 영향은 오존량 1% 감소시 피부암 발병률은 2% 증가가 예측되고 있다. 오존량 3% 감소시 미국에서만 매년 18,000여건의 피부암 발생자가 증가할 것으로 전망된다. 피부암의 발생 외에도 UVB의 증가는 인체의 면역기능의 약화 및 피부염을 유발시킬 수 있다.

식물의 경우 UVB 양이 증가할 경우 이에 대한 피해가 보고되고 있다. 식물 종류에 따라 UVB의 증가에 따른 영향 정도가 차이가 있으며 현재까지 200여종에 대한 실험결과 60~70% 정도가 영향이 있는 것으로 알려지고 있다. 목화, 완두콩, 강낭콩, 메론, 양배추와 같이 민감한 식물은 성장이 둔화되고 경우에 따라서는 식물 호르몬과 광합성의 기능을 갖는 엽록소에 피해를 주므로 성장기간 동안의 과실량이 감소된다. 또한 UVB는 물 속으로 상당히 깊이 침투하므로 단세포 조류에 대한 피해가 크다. 단세포 조류는 먹이 사슬에서 최초의 단계가 되며 이들이 감소할 경우 어류 등 다른 생물에 연속적으로 피해를 야기할 것이다.

자외선 침투 증가는 이상에서 설명한 인체, 동·식물 피해 외에도 재산상의 피해를 야기시킨다. 예를 들면 건축물과 차량 등의 색상 변화에 의한 피해를 들 수 있으며 PVC 등 플라스틱 제품의 직접적인 손상도 우려된다. 이외에도 오존농도 감소에 따른 광선의 지표면 도달량의 증가 등으로 인한 지구기온의 상승은 지구온난화 현상 그 자체뿐만 아니라 대기오염 물질간의 반응을 촉진하여 대기오염을 가중시키는 요인이 될 수 있다.

4-4. 피부의 구조와 광흡수

피부는 바깥으로부터 표피, 진피, 피하지방층의 독특한 3개층으로 구성되어 있다. 여기에 머리카락, 손톱, 발톱, 땀샘 등의 피부 부속기관을 합쳐 4가지가 주요한 피부의 구조이다.

표 6-6. 피부의 구조

표피	각질형성세포, 멜라닌 세포
진피	결체조직, 혈관, 신경 등
피하지방층	지방세포
표피 부속기	모발, 조갑, 피지선, 에크린 한선, 아포크린 한선

어떤 물질에 광선이 조사되면 아래의 4가지 경로를 거친다.

① 반 사

피부 표면의 각질층에서 반사되기도 하며 표피세포나 진피로 투과된 후 반사될 수 있다.

건선 치료시에 광물유나 와세린 등을 바르고 자외선을 쪼이는데 이 경우 각질층이나 표피의 반사와 산란을 감소시켜 자외선의 투과를 증가시킬 수 있다.

② 산 란

피부를 구성하는 다양한 세포나 조직들에서 조사되는 빛이 산란을 일으킬 수 있다. 산란되는 정도는 조사되는 빛을 받는 물질의 입자 크기와 파장에 관계된다. 파장이 짧을수록 더 많은 산란을 일으킨다. 산란을 일으키는 물질의 입자가 큰 경우는 비교적 파장에 따른 영향이 적다.

③ 흡 수

피부에 존재하는 대사물질, 색소, 단백질, 핵산 등 다양한 물질들이 발색단(chromophore)으로 작용한다. 이들은 각각 특정한 파장의 흡수 스펙트럼을 가지고 있으며 흡수된 광선만이 광의학적 기능을 수행한다.

④ 투 과

광선은 각각의 파장에 따라 투과율이 달라진다. 투과율은 또한 피부의 각질층을 비롯한 표피나 진피를 거치면서 다양한 발색단에 흡수되기 때문에 인종에 따라 달라지며 개인차에 따라 약간씩 달라질 수 있다. UVC는 파장이 짧은 것은 표피에만 긴 경우 진피의 유두층 상부까지 갈 수 있으며, UVB는 진피의 중간까지, UVA의 경우 진피의 하부까지 도달한다. 가시광선은 피하지방층까지 도달할 수 있다. 백인에 있어서 UVA가 표피를 지나 진피까지 투과율은 50%이며 UVB는 10% 이하이다. UVC의 경우, 표피와 각질층의 발색단인 단백질, 핵산, urocanic acid 등의 높은 흡수율로 인하여 3% 이하이다. 275nm의 파장을 갖는 UV의 경우 흑인에서는 백인의 1/3~1/10 정도의 투과율을 나타낸다. 멜라닌은 표피에서 자외선의 투과율을 현저히 감소시키므로 우리 나라 사람의 피부에서도 진피 투과율이 백인보다 현저히 낮을 것이다.

광선조사 후 자외선의 표피에서의 흡수와 투과에는 UVB와 UVC의 경우 표피와 각질층의 멜라닌, 단백, urocanic acid 등의 흡수파장대가 주로 275nm 근방이므로 이들이 주로 영향을 미친다. 즉 임상적으로는 멜라닌과 피부 두께가 가장 중요하다. UVA의 경우는 멜라닌이 주된 역할을 한다. 광선조사 후 진피에서의 흡수 및 투과는 결체조직들의 산란과 혈색소들의 광흡수에 큰 영향을 받는다.

4-5. 흡수파장 및 작용파장

광선이 조사되면 피부에서 광선을 흡수한 후에 광화학 반응을 거쳐서 마지막으로 홍반과 같은 광생물학적 현상이 나타난다. 모든 광의학적 현상이 설명되려면 피부의 어떤 분자가 어떤 특수한 파장의 광자를 흡수하여야만 한다. 그 결과 낮은 에너지 상태인 바닥상태(ground state)에서 높은 에너지 상태인 들뜬상태(excited state)로 된다. 이렇게 어떤 분자든지 각 분자에 따른 고유한 흡수파장을 가지고 있는 바 이를 그 분자의 흡수 스펙트럼(absorption spectrum)이라고 한다. 흡수파장을 결정하는 것은 물질의 분자구조에 의한다. 흡수파장 중 가장 최대의 흡수를 보이는 파장을 최대 흡수파장(absorption maxima)이라 하며 예로서 프로토포르피린은 흡수파장이 장파 자외선과 가시광선대에 널리 퍼져 있으나 최대 흡수파장은 406nm이다. 이것은 홍반과 같은 광생물학적 현상을 실제로 일으키는데 필요한 파장을 일컫는 작용파장과는 다르다. 흡수파장과 작용파장이 같은 경우가 표준이 되겠으나 어떤 경우는 최대의 흡수파장이 작용파장에는 역으로 작용하여 광생물학적 작용을 경감시킬 수도 있다. 또는 흡수파장대 중 최대 흡수파장이 작용파장이 되지 않고 오히려 작은 일부 파장이 작용파장대로 작용할 수도 있다.

4-6. 광화학 반응

(1) 피부 발색단에서의 광화학반응의 시작

어떤 발색단 분자가 광선을 흡수하면 처음에는 바닥상태(ground state, S^0)의 분자가 단일 들뜬 상태가 되며(singlet state, S^1)이 들뜬 분자는 높은 에너지를 가진다. 이 들뜬 상태는 높은 에너지를 형광, 인광, 열로서 발생하거나 광생성물 등을 형성한 후 바닥상태 혹은 안전상태(resting state)로 돌아온다.

단일 들뜬 상태는 지속시간이 극히 짧아 기껏 10^{-8}초 정도이다. 단일 들뜬상태(S^1)

에서 위의 과정 외에 더 지속시간이 길어지는 삼중상태(triplet state, T^1)를 거치기도 한다. 삼중 들뜬 상태도 가지고 있는 에너지를 열이나 인광으로 발생하거나 광생성물을 형성한다. 삼중상태는 단일 들뜬 상태보다 지속시간이 기어 10^{-6}초에서 때로는 초 단위까지 지속한다

표 6-7. 활성산소의 종류

O_2^-	superoxide anion
HO_2^-	perhydroxy radical
H_2O_2	hydrogen peroxide
OH^-	hydroxyl radical
$^1O_2$	singlet oxygen

(2) 피부 발색단

피부에 광조사 시 광선을 흡수하는 광감각제(photosensitizer)를 말한다.

① 핵 산

아데닌, 구아닌, 티미닌과 시토신의 퓨린, 피리미딘 환은 245~280nm의 파장을 가장 강하게 흡수하여 260nm에서 최대치를 나타낸다. 즉, UVC를 주로 하여 UVB에 대한 주된 광감각제로 핵산이 작용한다.

② 단 백

트립토판과 티로신이 주로 자외선을 흡수한다. 최대 흡수파장은 280nm이다.

③ 멜라닌

자외선과 가시광선에 걸치는 넓은 파장대의 아주 효과적인 광감각제이다. UVB와 UVC의 경우에는 핵산, 단백 등이 멜라닌과 같이 광감각제로 중요하나 UVA와 가시광선의 경우 멜라닌이 가장 주된 역할을 한다.

④ 스테로이드

7-Dehydrocholesterol이 UVB를 흡수하여 previtamin D_3로 변화된다.

⑤ Urocanic acid(4-imidazoleacrylic acid)

각질형성세포 내의 histidine의 탈아미노화로 만들어지는 수용성의 자외선 흡수물질로서 표피 내와 피부 표면에 존재하며 UVB 파장을 흡수한다. 땀에는 많은 urocanic acid가 있으므로 땀이 나면 광노출시 urocanic acid가 UVB를 흡수하여 광방

어작용을 할 수 있을 것으로 추정된다. 또한 물에 피부를 젖게 하면 urocanic acid가 제거되므로 UVB를 흡수하여 피부를 자외선으로부터 보호하는 힘이 적어진다.

4-7. 자외선 차단제

태양의 복사 에너지 가운데 자외선은 6%, 가시광선 52%, 적외선은 42%이다. 겨울철에 햇볕이 내리쬐는 양지는 따뜻하고 기분이 좋지만 한여름 바다와 산에서 지나치게 햇볕을 쬐면 피부가 검게 그을고 화상으로 물집이 생성된다. 이것은 태양 빛에 포함된 자외선 때문이다. 파장이 짧은 자외선은 적외선과 가시광선보다 생체에 미치는 영향이 크다. 동일한 자외선이라도 파장이 짧을수록 생리작용이 강해진다.

이와 같이 생리 작용의 강약에 의해 자외선의 파장이 긴 것부터 UVA(400~320nm), UVB(320~280nm), UVC(280~190nm)으로 분류하고 있다. 빛의 파장이 짧은 UVC가 가장 생리 작용이 강하고 살균력도 강하다. 다행스럽게도 지구를 둘러싼 대기의 상층부에는 오존층이 존재하며 이 오존층에 의해 UVC가 흡수, 차단되기 때문에 생물들은 지구상에서 안전하게 살아갈 수 있다.

최근 대두되고 있는 오존 홀 문제도 인류가 사용한 프레온 가스가 고도 25km 전후의 성층권까지 상승하여 그곳에 존재하는 오존층을 파괴하여 지상으로 내리쬐는 UVC의 양을 증가시켜 피부암과 유전자 결함을 일으킬 것을 염려하는 것이다. UVA, UVB는 생명에 해를 미칠 정도로 강한 생리작용은 하지 않는다. 다만 상대적으로 파장이 짧은 B자외선은 피부의 화끈거림과 화상으로 물집을 생기게 한다. 이러한 현상을 선번(sunburn)이라고 한다. 파장이 좀 더 긴 UVA는 피부의 색이 거무스름하게 변할 정도(suntan)이다.

선탠이나 선번 현상을 통틀어 햇볕에 그을렸다고 하는데, 자외선에 노출되면 피부세포는 멜라닌 색소라는 검은 색소를 생성하여 자외선으로부터 차단하기 의한 스스로의 방어 작용을 한다. 자외선에 의한 피해는 단기적인 것과 장기적인 것으로 나눌 수 있다. 단기적인 것은 햇볕에 그을린다는 것으로 자외선에 노출된 후 비교적 짧은 시간 동안에 일어난다. 한편 장기적인 영향은 피부 표면의 수분을 빼앗아가 피부를 건조시켜 주름이 많은 피부로 만들어 노화를 촉진한다.

햇볕에 그을리는 것을 방지하기 위한 대책으로 이용되고 있는 제품에는 2종류가 있다. 하나는 햇볕에 의한 그을름(선탠, 선번)을 방지하기 위한 자외선 차단이 목적인 선스크린제이며 다른 하나는 화상에 의한 물집과 따끔거리는 느낌없이 거무스름한 피부로 만들기 위한 선탠 크림 종류이다.

선스크린제, 선탠제 모두 배합된 약품은 안전성이 높고 사용감이 좋으며 오랫동안 지속되어야 한다. 그래서 자외선을 차단하는 자외선 흡수제와 자외선을 반사, 산란시키는 산란제가 이용되고 있다.

자외선 흡수제로는 햇볕에 의한 그을림 방지 목적의 선스크린제는 UVA 및 UVB는 모두 흡수하는 약품이고 선탠제는 UVA는 통과시키지만 UVB는 통과시키지 않는 약품을 사용한다. UVA, UVB 흡수제의 예는 그림 6-3에 나타내었다.

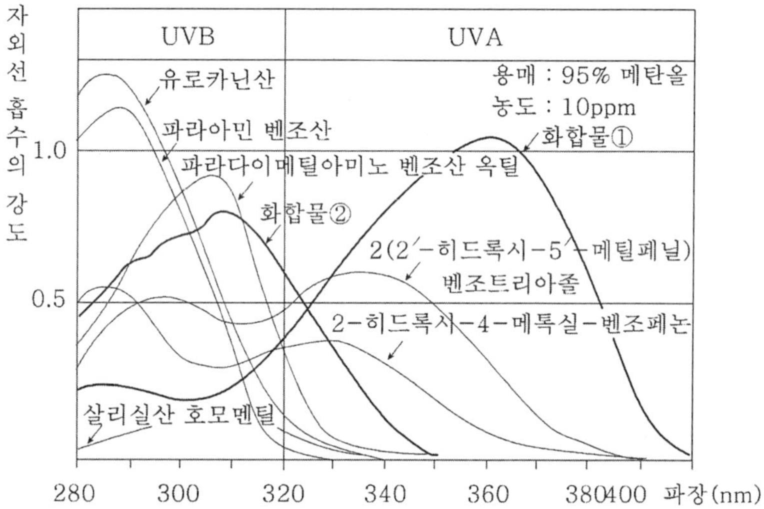

그림 6-3 자외선 흡수제의 흡수 스펙트럼

5. 주 거

5-1. 주택 보건의 개념

주택은 단순히 자연적 피해와 사회적 피해로부터 보호하기 위한 주거의 도구로 생각해 왔으나 경제수준의 향상됨에 따라 주거의 수단에서 쾌적한 생활 환경을 추구하려는 개념으로 전환되었다. 따라서 주택은 주거에 편리하고 건강하며 즐거운 생활을 영위 할 수 있도록 하는데 그 목적이 있다. 인간은 하루 12시간 이상을 옥내의 활동 공간에서 생활하며 이 공간 조건이 인체에 미치는 조건에 따라 공중보건에 미치는 영향도 중요하다. 그 목적을 달성하기 위하여서는 그 구조, 면적, 보온, 채광, 조명 등의 문제를 고려하여 건축하여야 한다.

(1) 주택의 조건

· 외부기후에 대하여 조절이 용이할 것
· 생리적, 심리적으로 안정감을 느낄 것
· 편리하고 건강한 생활을 영위할 수 있을 것
· 가계상 주거비의 부담이 적을 것
· 질병이나 사고 발생이 적을 것
· 재해를 방지 할 수 있을 것
· 일조도가 우수할 것
· 경제적 가치가 떨어지지 않는 위치

(2) 대지의 조건

· 언덕 중턱이 좋으며 공해의 발생이 적고 교통이 편리한 곳이어야 할 것
· 지하수위는 1.5m 이상, 3m 정도일 것
· 좋은 수질의 음료수를 얻을 수 있을 것
· 하수처리가 편리할 것
· 남향 또는 동남향이고 후방은 막힌 곳이어야 할 것
· 일광이 잘 입사되어 인공 채광의 필요가 없어야 할 것

(3) 최적조건

· 최적온도 : 18±2℃
· 습도 : 40~70%
· 실내외 온도차 : 5~7℃ 이내
· 1인당 침실면적 : $4m^2$
· 1인당 거주면적 : $10m^2$

(4) 건축재료의 종류

건축재료에는 목재, 석재, 금속재, 토사 등이 있는데, 그 성질에 따라서 내구성, 방화성, 방습성, 통풍성, 인습성 등으로 나누는데, 그 재료의 선택은 그 건물의 용도, 구조에 따라서 다르다. 도시의 건물일수록 내구성, 방화성인 석재, 시멘트, 연와, 아연판, 철판, 고무, 슬레이트, 비닐 등이 많이 사용된다.

(5) 주택의 구조

① 위 치

주택의 방향은 동쪽~남쪽이 좋으며 겨울에는 따뜻하고 여름에는 서늘하여야 한다. 북쪽에는 겨울의 찬 바람을 막기 위하여 언덕이나 숲이 있으면 좋다.

② 재 료

그 재료의 통기성, 부피, 열의 전도성, 흡습성, 색채 등은 우리의 위생과 깊은 관계가 있다. 지붕은 비바람과 추위와 더위로부터 보호하고 온습도를 조절할 수 있어야 될 것이다.

③ 창 문

창의 크기, 모양, 높이 등은 그 방의 용도, 면적에 의하여 다르지만 채광과 환기에 관련되는 것은 개각과 입사각이다. 입사각은 27℃, 개각은 5°이상이면 채광에 지장이 없으며 창의 면적은 방바닥 면적의 1/5~1/7이 적합하다.

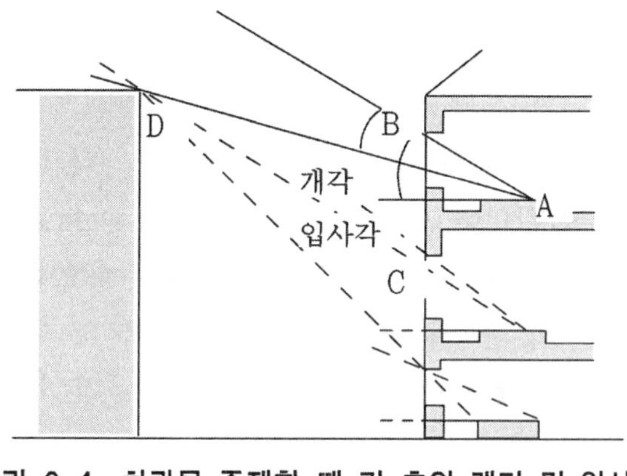

그림 6-4 차광물 존재할 때 각 층의 객가 및 입사각

(6) 일광의 작용

· 비타민D를 합성하여 피부를 건강하게 한다.
· 장기 대사의 증진과 식욕을 왕성하게 한다.
· Hb증가로 산소 결합능력을 증가시킨다.
· 구루병의 예방과 치료에 효과가 있다.
· 피부 살균작용을 한다.

5-2. 환 기

밀폐된 실내에 많은 사람이 장시간 있게 되면 CO_2의 증가와 산소의 감소로 군집독이 발생되어 두통, 현기, 오심, 구토, 정신착란 등이 일어나므로 가끔 인공적으로 환기를 하여야 한다. 표준 환기량은 성인의 경우 $30m^3/hr$이다.

(1) 자연환기법

실내외의 온도차에 의해서 이루어지는 중력환기와 실외의 풍력에 의한 풍력환기로 구분된다. 특별한 장치가 없어도 출입문, 창, 벽, 천장 등의 적은 틈새에서 공기가 유통되는 것을 말한다. 환기의 원리는 실내의 온도차, 기체의 확산력 및 외기의 풍력에 의해 공기의 교환이 일어나며 습도에는 영향이 없다. 실내가 옥외보다 더우면 방의 하반부에서는 외기가 들어오고 상반부에서는 공기가 나간다. 이 중간을 중성대라 한다. 이 중성대는 압력 0의 지대이며 중성대가 높은 위치에 형성될수록 환기량이 크다.

(2) 환기법의 위생적 조건

· 냄새를 완전히 제거하고 실내 온도를 일정한 온도 이하로 내리지 말 것
· 오염, 과온된 공기는 속히 제거할 것
· 실내에 들어가는 공기의 성분은 양호하여야 할 것
· 일시에 많은 찬 공기를 넣어서 방안 사람에게 피해가 없도록 할 것
· 병실의 환기 때는 환자로부터 먼 곳의 창을 열게 하며 침대의 주위에는 병풍 같은 것을 두르고 환자의 발쪽에서 바람이 유입되도록 할 것
· 방안 사람이나 환자가 탈의시 창을 열지 않을 것

5-3. 온도조절

신체는 계절에 따라 기온차에 적응력이 있으므로 너무 난방과 냉방에 의존하는 것은 좋지않다. 실내온도가 26℃ 이상일 때 냉방이 필요하고 실내외의 온도차는 5~7℃ 이내가 좋다. 또한 실내온도가 10℃에서 난방이 필요하고 온도는 18±2℃, 습도는 40~70%가 적당하다.

(1) 적당한 실내온도

그 방의 사용목적, 작업의 종류, 거주하는 사람의 성질, 습관 등에 의하여 다르다.

표 6-8. 적당한 실내온도

거 실	18±2℃
병 실	21±2℃
침 실	15±1℃
육 아 실	22~25℃
거실, 사무실, 학교	18~20℃

표 6-9. 습도와 최적온도

습 도	최 적 온 도
30%	72 ~ 78 °F
40%	71 ~ 77 °F
50%	70 ~ 76 °F
60%	69 ~ 75 °F
70%	68 ~ 74 °F

(2) 난방법에 주의할 점

· 실내를 충분히 따뜻하게 할 것
· 열의 발열량을 용이하게 조절할 수 있을 것.
· 실내 각 부위에 온도차가 적을 것. 체간부와 체지부의 기온의 차가 2~3℃ 이상 안되게 할 것
· 온원은 낮고 많은 면적이 쉽게 더워져야 할 것
· 연소 가스, 그을음, 먼지로부터 방안의 오염을 피할 것
· 방안 공기의 온도, 습도가 조절 가능할 것
· 난방과 환기의 조절이 가능할 것
· 열원은 저렴하고 화재폭발의 염려가 없어야 할 것

(3) 난방법 종류

① 국소난방법

온원을 각 실에 비치하여 두는 방법으로, 경제적이나 연료극 각 실에 운반하는 불편과 먼지, 연기, 가스의 발생, 실내 공기를 오염시키거나 화재의 염려가 많다. 화로, 페치카(pechka), 연탄난로, 기름난로, 전기난방법, 온돌 등의 방법이 이용된다.

② 중앙난방법

일정한 장소에 발열장치를 하여 그 열을 동시에 각실에 보내어 따뜻하게 하고, 또는 한 사람의 힘으로 각 실의 온도를 동시에 조절할 수 있는 방법인데, 국소난방법과 같은 불편은 없으나 많은 시설비와 관리비가 소요된다. 중앙난방법에는 공기난방법, 온수난방법, 증기난방법, 지역난방법 등이 있다.

5-4. 조 명

(1) 조명의 위생학적 조건

· 조명은 작업상 충분할 것
· 빛의 색은 일광에 가까울 것
· 유해 가스의 발생이 없을 것
· 폭발, 화재의 위험이 없을 것
· 취급하기 간단하고 가격이 저렴할 것
· 조명도는 균일할 것

표 6-10. 인공조명의 표준

장 소	표 준 조 명 도 (Lux)
사무실, 도서실, 교실	80 ~ 120
대합실, 강당	30 ~ 80
정밀작업실	100 ~ 200
보통상점	50 ~ 100

* Lux: 1lux는 촉광의 광원이 1m 거리의 평면을 비치는 명도이다.

(2) 채 광

광원이 태양인 자연조명의 경우 태양조도는 100,000 Lux이며 건축의 창내측은 2,000

Lux이다. 창의 면적은 바닥 면적의 1/5~1/7이 적당하며 남향이 좋다. 실내 각점의 개각은 4~5°, 입사각은 28°이상이 좋다. 거실의 안쪽 길이는 창틀 윗부분까지 높이의 1.5배 이하인 것이 좋다. 거실, 어린이방, 노인방 등은 남향창이 좋으며 작업실과 같이 균일한 조명이 필요한 경우에는 북향창이 좋다. 실내의 밝기는 벽색에도 영향을 받으므로 벽색을 필요에 따라 조절한다. 주택에서 효과적으로 채광을 하기 위해서는 창문의 크기, 창문의 방향, 창문의 형태, 개각과 입사각 등을 적절하여 조화하여야 한다.

(3) 인공조명

인공조명은 고체, 액체, 가스를 태워서 그 빛의 에너지를 이용하는 방법과 전기 에너지를 이용하는 방법이 있는데 유해 가스의 발생이나 발화의 위험이 없고 광색은 주광색에 가까운 것이 좋다. 빛은 작업자의 왼쪽, 윗편에서 비추는 것이 좋다. 직접조명은 눈이 부시어서 현란하고 강한 음영으로 불쾌감을 준다. 간접조명은 빛이 온화하지만 조도가 낮고 유지비가 많이 든다. 따라서 광선의 1/2 이상을 간접광으로 하고 나머지는 직접조명으로 하는 방법의 절충식 조명인 반간접조명이 효율적이다.

6. 의 복

6-1. 의복의 목적

· 체온조절(생존본능적 목적)
· 신체의 청결 및 보호
· 미장과 표식
· 사회적 신분을 나타내기 위한 사회생활 목적

6-2. 의복과 건강

(1) 체온 조절

피부 표면 그리고 피복과 피부사이의 좁은 공간의 공기층이 가지는 온도환경을 의복기후라 한다. 의복의 중요한 기능인 보온성, 통기성, 흡습성을 가져야 하며 여름철에는 통기성, 흡수성, 간편성, 촉감도가 좋아야 하며 세척이 용이하여야 한다. 겨울철에는 보온능력을 높이기 위해 열전도율이 적고 함기성이 높아야 하며 촉감이 좋아야 한다. 의복의 보온력에 의한 쾌적한 체온 조절범위는 18±8℃이다. 보행시나 가벼운 운동시는 온도가 30±1℃, 습도는 45±10%, 기류 40cm/sec가 적당하다. 의복으로 기온을 조절할 수 있는 옥외온도의 범위는 10~26℃이며, 안정시의 의복기후의 온도가 30℃이하에서는 찬 기분을, 34℃이상에서는 더운 기분을 느끼게 한다.

의복의 방한력 단위는 열차단 단위인 CLO가 사용되고 있는데 1CLO는 0.18℃/kcal. hr. m^2의 단열력에 상당하며 기온 21.2℃, 상대습도 50%이하, 기류 10㎝/sec의 환경조건하의 안정한 상태에서 사람이 쾌감을 느끼는 평균 피부온도인 33.3℃를 유지할 수 있는 의복의 보온력을 말한다. 방한력이 가장 좋은 것은 4CLO이다. 대개 방한화 2.5CLO이며, 방한장갑이 2CLO이고 보통 작업복은 1CLO이다.

(2) 중 량

방한을 위해 의복을 여러 겹 입는 경우가 빈번하나, 남녀별, 시기별, 연령별로 신체활동에 편리하게 하는 것이 좋다. 성인 남자일 경우 동계에 6~7kg, 하계에는 3~4kg 정도가 적합하며, 여자일 경우는 남자보다 1kg 정도 가벼운 것이 좋다.

(3) 착의상 주의점

· 지나친 밀착금지(체열방산, 대사작용, 피부저항력 등에 장애를 일으켜 피부 및 점막에 각종 질환이 유발된다)
· 지나친 피부압박이 없을 것(몸매의 미화 등을 위해 지나친 압박을 가하는 경우에는 통풍억제 순환억제 등 위생적으로 부적합하다)
· 오염되어 있지 않을 것
· 전염병의 전염매체로서 주의할 것
· 양말 등은 통기성이 좋을 것
· 온도 조절능력이 우수하고 피부 감촉이 좋을 것

7장. 물과 건강

1. 물의 기능

물은 생명의 근원이다. 따라서 생물의 생물성 여부는 물이 결정한다. 체중의 60~70%가 물로 구성되며, 우리 인간은 하루에 2.0~2.5ℓ의 물이 필요하다. 물은 ① 세포의 형태를 유지하고 ② 혈액과 조직액의 순환을 원활하게 하고 ③ 영양소를 용해시키며, 이를 흡수·운반해서 필요한 세포로 공급해주고 ④ 체내에서 불필요한 노폐물을 체외로 배설시키며 ⑤ 체내의 열을 발산시켜서 체온조절을 하는 등 생명유지에 필수적인 매우 중요한 역할을 한다. 음용한 물은 오줌이나 땀등의 형태로 배설될 때까지 체내를 순환하면서 그 역할을 잘 수행하느냐가 바로 건강의 척도라고 할 수 있다. 또한 물은 이러한 주요 생리적 기능 외에도 조리, 세탁, 목욕, 청소, 산업용수 등 일상생활에 항상 필요하다.

물을 여러 가지 기준에 의해 구분할 수 있겠지만 크게 자연수와 정제수로 구분하며 그 구체적인 내용은 다음과 같다.

(1) 자연수

빗물, 지표수, 지하수

(2) 정제수

① 여과수

일반 정수기의 필터를 통해 나온 물이다. 여과에 의해 일부 고형물은 제거되나 미세한 중금속이나 화학물질, 박테리아, 바이러스는 제거하지 못한다. 필터에 찌거기가 모이면 박테리아들이 자라서 더욱 더 오염된 물을 이용할 수도 있다. 박테리아는 필터 바닥에 쌓인 폐기물에 의해 수백 배로 증식하여 여과수에 의해 씻겨 나온다.

② 증류수

증류수는 물의 증발에 의한 수증기가 모여서 생긴 물이다. 포도당이나 주사액과 같은 순수한 물은 필요로 하는 데에 사용된다. 증류에 의해 일반세균과 고형물질 등은 없앨 수 있으나, 클로로포름이나 기타 유기화학물질 등의 일부 성분은 물보다 비등점이 낮으므로 물과 같이 기화되어 다시 증류수에 포함될 수 있다.

③ 이온수

이온수란 전해이온수 제조기를 사용하여 물을 전기분해 했을 때 물속에 들어있는 이온화된 무기물이 양극쪽과 음극쪽으로 분리된 물을 말한다.

물의 전기분해로 음극쪽에는 + 이온군이 집합되어 알칼리성 이온수가 되고, 양극쪽에는 -이온군이 집합되어 산성수가 된다. 양전극에 모인 음질의 물을 산성물이라고 하고, 양질이 모인 음전극쪽의 물을 알칼리 물이라고 한다.

2. 먹는물의 수질 기준

2-1. 미생물에 관한 기준

· 일반세균은 1mL 중 100CFU(Colony Forming Unit)를 넘지 아니할 것. 다만, 샘물 및 염지하수의 경우에는 저온일반세균은 20CFU/mL, 중온일반세균은 5CFU/mL를 넘지 아니하여야 하며, 먹는샘물, 먹는염지하수 및 먹는해양심층수의 경우에는 병에 넣은 후 4℃를 유지한 상태에서 12시간 이내에 검사하여 저온일반세균은 100CFU/mL, 중온일반세균은 20CFU/mL를 넘지 아니할 것

· 총 대장균군은 100mL(샘물·먹는샘물, 염지하수·먹는염지하수 및 먹는해양심층수의 경우에는 250mL)에서 검출되지 아니할 것. 다만, 제4조제1항제1호나목 및 다목에 따라 매월 또는 매 분기 실시하는 총 대장균군의 수질검사 시료(試料) 수가 20개 이상인 정수시설의 경우에는 검출된 시료 수가 5퍼센트를 초과하지 아니하여야 한다.

· 대장균·분원성 대장균군은 100mL에서 검출되지 아니할 것. 다만, 샘물·먹는샘물,

염지하수·먹는염지하수 및 먹는해양심층수의 경우에는 적용하지 아니한다.

· 분원성 연쇄상구균·녹농균·살모넬라 및 쉬겔라는 250mL에서 검출되지 아니할 것(샘물·먹는샘물, 염지하수·먹는염지하수 및 먹는해양심층수의 경우에만 적용한다)

· 아황산환원혐기성포자형성균은 50mL에서 검출되지 아니할 것(샘물·먹는샘물, 염지하수·먹는염지하수 및 먹는해양심층수의 경우에만 적용한다)

· 여시니아균은 2L에서 검출되지 아니할 것(먹는물공동시설의 물의 경우에만 적용한다)

2-2. 건강상 유해영향 무기물질에 관한 기준

· 납은 0.01mg/L를 넘지 아니할 것

· 불소는 1.5mg/L(샘물·먹는샘물 및 염지하수·먹는염지하수의 경우에는 2.0mg/L)를 넘지 아니할 것

· 비소는 0.01mg/L(샘물·염지하수의 경우에는 0.05mg/L)를 넘지 아니할 것

· 셀레늄은 0.01mg/L(염지하수의 경우에는 0.05mg/L)를 넘지 아니할 것

· 수은은 0.001mg/L를 넘지 아니할 것

· 시안은 0.01mg/L를 넘지 아니할 것

· 크롬은 0.05mg/L를 넘지 아니할 것

· 암모니아성 질소는 0.5mg/L를 넘지 아니할 것

· 질산성 질소는 10mg/L를 넘지 아니할 것

· 카드뮴은 0.005mg/L를 넘지 아니할 것

· 보론은 1.0mg/L를 넘지 아니할 것(염지하수의 경우에는 적용하지 아니한다)

· 브롬산염은 0.01mg/L를 넘지 아니할 것(먹는샘물, 염지하수·먹는염지하수, 먹는해양심층수 및 오존으로 살균·소독 또는 세척 등을 하여 음용수로 이용하는 지하수만 적용한다)

· 스트론튬은 4mg/L를 넘지 아니할 것(먹는염지하수 및 먹는해양심층수의 경우에만 적용한다)

2-3. 건강상 유해영향 유기물질에 관한 기준

· 페놀은 0.005mg/L를 넘지 아니할 것

· 다이아지논은 0.02mg/L를 넘지 아니할 것

· 파라티온은 0.06㎎/L를 넘지 아니할 것
· 페니트로티온은 0.04㎎/L를 넘지 아니할 것
· 카바릴은 0.07㎎/L를 넘지 아니할 것
· 1,1,1-트리클로로에탄은 0.1㎎/L를 넘지 아니할 것
· 테트라클로로에틸렌은 0.01㎎/L를 넘지 아니할 것
· 트리클로로에틸렌은 0.03㎎/L를 넘지 아니할 것
· 디클로로메탄은 0.02㎎/L를 넘지 아니할 것
· 벤젠은 0.01㎎/L를 넘지 아니할 것
· 톨루엔은 0.7㎎/L를 넘지 아니할 것
· 에틸벤젠은 0.3㎎/L를 넘지 아니할 것
· 크실렌은 0.5㎎/L를 넘지 아니할 것
· 1,1-디클로로에틸렌은 0.03㎎/L를 넘지 아니할 것
· 사염화탄소는 0.002㎎/L를 넘지 아니할 것
· 1,2-디브로모-3-클로로프로판은 0.003㎎/L를 넘지 아니할 것
· 1,4-다이옥산은 0.05㎎/L를 넘지 아니할 것

2-4. 심미적 영향물질에 관한 기준

· 경도(硬度)는 1,000㎎/L(수돗물의 경우 300㎎/L, 먹는염지하수 및 먹는해양심층수의 경우 1,200㎎/L)를 넘지 아니할 것. 다만, 샘물 및 염지하수의 경우에는 적용하지 아니한다.

· 과망간산칼륨 소비량은 10㎎/L를 넘지 아니할 것

· 냄새와 맛은 소독으로 인한 냄새와 맛 이외의 냄새와 맛이 있어서는 아니될 것. 다만, 맛의 경우는 샘물, 염지하수, 먹는샘물 및 먹는물공동시설의 물에는 적용하지 아니한다.

· 동은 1㎎/L를 넘지 아니할 것

· 색도는 5도를 넘지 아니할 것

· 세제(음이온 계면활성제)는 0.5㎎/L를 넘지 아니할 것. 다만, 샘물·먹는샘물, 염지하수·먹는염지하수 및 먹는해양심층수의 경우에는 검출되지 아니하여야 한다.

· 수소이온 농도는 pH 5.8 이상 pH 8.5 이하이어야 할 것. 다만, 샘물, 먹는샘물 및 먹는물공동시설의 물의 경우에는 pH 4.5 이상 pH 9.5 이하이어야 한다.

· 아연은 3㎎/L를 넘지 아니할 것

· 염소이온은 250㎎/L를 넘지 아니할 것(염지하수의 경우에는 적용하지 아니한다)

· 증발잔류물은 수돗물의 경우에는 500㎎/L, 먹는염지하수 및 먹는해양심층수의 경우에는 미네랄 등 무해성분을 제외한 증발잔류물이 500㎎/L를 넘지 아니할 것

· 철은 0.3㎎/L를 넘지 아니할 것. 다만, 샘물 및 염지하수의 경우에는 적용하지 아니한다.

· 망간은 0.3㎎/L(수돗물의 경우 0.05㎎/L)를 넘지 아니할 것. 다만, 샘물 및 염지하수의 경우에는 적용하지 아니한다.

· 탁도는 1NTU(Nephelometric Turbidity Unit)를 넘지 아니할 것. 다만, 지하수를 원수로 사용하는 마을상수도, 소규모급수시설 및 전용상수도를 제외한 수돗물의 경우에는 0.5NTU를 넘지 아니하여야 한다.

· 황산이온은 200㎎/L를 넘지 아니할 것. 다만, 샘물, 먹는샘물 및 먹는물공동시설의 물은 250㎎/L를 넘지 아니하여야 하며, 염지하수의 경우에는 적용하지 아니한다.

· 알루미늄은 0.2㎎/L를 넘지 아니할 것

2-5. 소독제 및 소독부산물에 관한 기준

※샘물·먹는샘물·염지하수·먹는염지하수·먹는해양심층수 및 먹는물공동시설의 물의 경우에는 적용하지 아니한다.

· 잔류염소(유리잔류염소를 말한다)는 4.0㎎/L를 넘지 아니할 것

· 총트리할로메탄은 0.1㎎/L를 넘지 아니할 것

· 클로로포름은 0.08㎎/L를 넘지 아니할 것

· 브로모디클로로메탄은 0.03㎎/L를 넘지 아니할 것

· 디브로모클로로메탄은 0.1㎎/L를 넘지 아니할 것

· 클로랄하이드레이트는 0.03㎎/L를 넘지 아니할 것

· 디브로모아세토니트릴은 0.1㎎/L를 넘지 아니할 것

· 디클로로아세토니트릴은 0.09㎎/L를 넘지 아니할 것

· 트리클로로아세토니트릴은 0.004㎎/L를 넘지 아니할 것

· 할로아세틱에시드(디클로로아세틱에시드, 트리클로로아세틱에시드 및 디브로모아세틱에시드의 합으로 한다)는 0.1㎎/L를 넘지 아니할 것

2-6. 방사능에 관한 기준

※ 염지하수의 경우에만 적용한다.

· 세슘(Cs-137)은 4.0mBq/L를 넘지 아니할 것

· 스트론튬(Sr-90)은 3.0mBq/L를 넘지 아니할 것
· 삼중수소는 6.0Bq/L를 넘지 아니할 것

표 7-1. 먹는물 검사 항목 및 검사주기

구 분		항목수	항 목	검사의무자	검사주기
수도	정수장			일반수도	
	일일검사	6	색도, 탁도, 냄새, 맛, pH, 잔류염소	사업자	매일 1회 이상
	주간검사	6	대장균군, 일반세균, 암모니아성질소, 질산성질소, 과망간산칼륨소비량, 증발잔류물		매주 1회 이상
	월간검사	47	먹는 물 수질기준 전 항목		매월 1회 이상
	수도꼭지	3	일반세균, 대장균군, 잔류염소	일반수도사업자	매월 1회 이상
간이상수도 및 전용상수도		8	색도, 탁도, 냄새, 맛, 암모니아성질소, 질산성질소, 일반세균, 대장균군	일반수도사업자 전용상수도사업자	매분기 1회 이상
먹는 물 공동시설	분기검사	6	일반세균, 대장균군, 암모니아성질소, 질산성질소, 과망간산칼륨소비량, 증발잔류물	시 · 도지사	매분기 1회 이상
	연간검사	47	먹는 물 수질기준 전 항목(THM제외), 여시니아균		매년 1회(단, 여시니아균은 매년 2회)

표 7-2. 먹는물의 수질 기준

검 사 항 목	수 질 기 준	검 사 항 목	수 질 기 준
암모니아성질소	0.5mg/ℓ이하	색도	5도 이하
질산성질소	10mg/ℓ이하	탁도	1 NTU 이하
염소이온	250mg/ℓ이하	증발잔류물	500mg/ℓ이하
과망간산칼슘 소비량	10mg/ℓ이하	맛	무 미
일반세균	100cfu/ℓ이하	냄새	무 취
대장균수	불검출/50cc	총트리할로메탄	0.1mg/ℓ이하
철	0.3mg/ℓ이하	1.1.1-트리클로로메탄	0.1mg/ℓ이하
망간	0.3mg/ℓ이하	테트라클로로에틸렌	0.01mg/ℓ이하
아연	1.0mg/ℓ이하	트리클로로에틸렌	0.03mg/ℓ이하
구리	1.0mg/ℓ이하	다이아지논	0.02mg/ℓ이하
수은	0.001mg/ℓ이하	말라티온	0.25mg/ℓ이하
납	0.05mg/ℓ이하	파라티온	0.06mg/ℓ이하
카드뮴	0.01mg/ℓ이하	페니트로티온	0.04mg/ℓ이하
셀레늄	0.01mg/ℓ이하	카바릴	0.07mg/ℓ이하
비소	0.05mg/ℓ이하	수소이온농도	5.8~8.5
시안	0.01mg/ℓ이하	알루미늄	0.2mg/ℓ이하
6가 크롬	0.05mg/ℓ이하	디클로로메탄	0.02mg/ℓ이하
세제(음이온계면활성제)	0.5mg/ℓ이하	벤젠	0.01mg/ℓ이하
페놀	0.005mg/ℓ이하	톨루엔	0.7mg/ℓ이하
불소	1.5mg/ℓ이하	에틸벤젠	0.3mg/ℓ이하
경도	3001.0mg/ℓ이하	크실렌	0.5mg/ℓ이하
황산이온	200mg/ℓ이하	1.1-디클로로에틸렌	0.03mg/ℓ이하
클로로포름	0083mg/ℓ이하	사염화탄소	0.002mg/ℓ이하
		브롬	0.3mg/ℓ이하

환경부

3. 상수처리

수원은 천수, 지표수, 지하수 및 복류수를 사용하며, 도수로를 따라 각각의 수원이 정수장에 저장되면 정수장에서 물을 정화한다. 정화된 물은 송수로를 따라 배수지에 보내지게 되고 배수지에서는 배수로나 급수관을 통해 각 가정에 공급된다.

물의 정화는 침전(sedimentation), 폭기(aeration), 여과(filtration), 소독(disinfection)의 과정을 거쳐 처리된다.

(1) 침 전

① 보통침전법

응집제를 가하지 않고 비중이나 수중 미생물의 floc 현상을 이용한 보통침전법이다. 유속을 느리게 하거나 침전지에 12~40시간 정치시켜, 물보다 비중이 무거운 부유물은 침전되어 색도, 탁도, 세균등이 감소된다. 완속여과법은 양질의 음용수를 얻을 수 있으나 많은 인력과 경비, 광대한 면적의 필요 등 어려운 점이 많으므로 많이 사용되지 않는다.

② 약품침전법

물에 황산반토, 염화제이철($FeCl_3$), 황산제이철[$Fe_2(SO_4)_3$], 황산제일철($FeSO_4$), 알루미늄산나트륨 등의 응집제등을 가하여 불용성 응집물인 flot을 형성 침전시키는 방법이다. 약품의 양은 5~35ppm 정도 사용한다.

(2) 폭 기

물과 공기를 밀접하게 접촉시킴으로써 맛, 냄새, 이산화탄소 및 유해가스를 제거시키고 수질을 개선시킨다.

(3) 여 과

① 완속여과법

이 방법을 영국식이라고도 하며 가는 모래, 굵은 모래, 작은 자갈, 큰 자갈을 깔고, 최하층에는 둥근 돌을 20~30㎝된 여과장치를 통과시킨다. 혼탁도가 300ppm 이하인 상수에 이용될 수 있으며 이 여과법에 의해서 유기물, 암모니아, 아질산 등이 감량되고 98~99%의 세균이 제거된다. 모래층 상부에는 콜로이드상의 막의 생물막이 형성되는데 여과막이 두꺼워저 물의 통과가 나빠지면 상층의 모래를 새 모래로 대치시킨다. 1일 여과속도는 약 3m 정도이다.

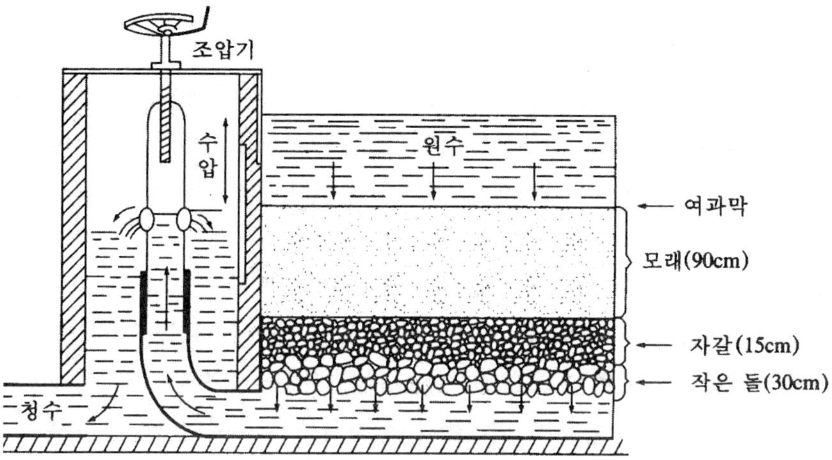

그림 7-1 완속사 여과지

자료 : 김성기 · 정문석. 환경보건학개론. 한국방송대학교 출판부, 2001.

② 급속여과법

원수의 탁도, 색도가 심하고 조류가 많으며 수면이 동결되기 쉬운 장소와 대도시의 전처리시 많이 사용된다. 여과속도가 떨어지면 물을 역류시켜 세척하면 된다. 여과속

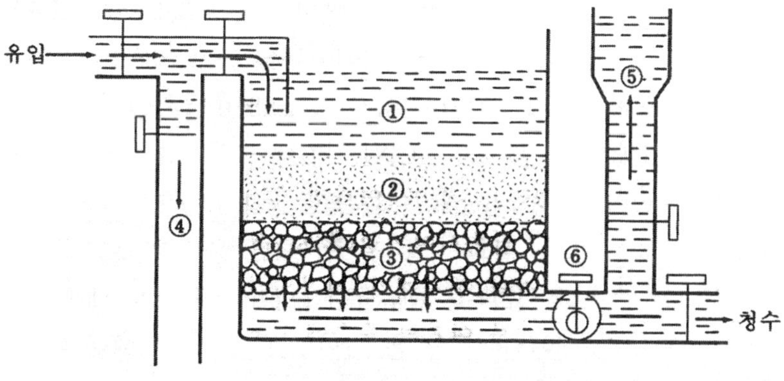

① 원수(1,00mm 이상) ② 모래층 (600~700mm) ③ 작은 돌층 (300~500mm)
④ 하수 ⑤ 역류세척수 ⑥ 모터

그림 7-2 급속사 여과지

자료 : 김성기 · 정문석. 환경보건학개론. 한국방송대학교 출판부, 2001.

도가 빠르고 인력과 노동력이 절약되며 소요면적이 적으므로 현재는 대부분 이 방법이 사용되고 있으나 운영비가 많이 든다. 1일 여과속도는 약 120m 정도이다.

(4) 소 독

상수의 처리과정에서 원수가 깨끗하면 침전이나 여과를 생략할 수도 있으나 소독은 필수적이다. 일반적으로 침전지와 여과지를 거치는 동안 원수 중의 세균이 95~99% 제거되지만 소독을 해야한다.

물을 소독하는 방법은 다양해서 열처리법, 자외선 소독법, 오존 소독법 등이 있다. 상수소독에는 염소소독(chlorination)을 주로 사용한다. 염소소독을 실시하여 수중에 잔류염소(residual chlorine)를 유지시킴으로써 수도관의 누수 또는 불완전한 급배수 시설에 의하여 발생될지도 모르는 오염에 대해서 안전을 확보한다는 의미를 가진다. 염소소독에 이용되는 염소화합물의 소독력은 염소함유량, 즉 유효염소량에 의해 좌우된다. 물소독에 사용되는 염소화합물은 표백분($CaOCl_2$), 차아염소산 칼슘[$Ca(OCl)_2$], 차아염소산나트륨(NaOCl) 등이다. 우리 나라는 공중위생법에 의거, 음용수의 소독제는 염소제인 액화염소 표백분 이산화염소 등을 살균소독제로 사용하고 있다.

상수 소독약으로서 염소의 장점은 강한 소독력, 강한 잔류효과, 조작이 간편하며 경제적이라는 점이라 할 수 있으나 강한 냄새와 발암의 원인 물질로 알려진 테트라할로메탄(tetrahalomethane)의 생성에 의한 독성이 단점이다.

① 액체염소소독

수돗물의 염소소독에는 주로 액체 염소를 사용하는데 염소는 강한 산화력을 가지고 있다.

염소는 수중에서 가수분해 되어 $Cl_2 + H_2O \rightarrow HCl + HOCl$으로 되고 차아염소산은 다시 분해되어 $HOCl \rightarrow H^+ + OCl$로 되는데 이온화는 용액의 pH의 영향을 받아 pH 4에서는 HOCl로 존재하며 pH 7에서는 OCl^-이 증가한다.

② 표백분소독

공동 급수시설에는 주로 고도표백분 (calcium hypochloride)을 사용하는데 투약하면 가수분해하여 차아염소산 칼슘이 다음과 같이 반응하여 살균작용을 한다.

$$Ca(OCl)_2 + 2H_2O \rightarrow Ca(OH)_2 + 2HOCl$$
$$HOCl \rightarrow H^+ + OCl^-$$

수인성 전염병의 발생시나 병원체 오염이 의심되는 우물, 오수 등의 소독에는 표백분 50%액을 소독할 물의 1/500 정도 주입, 교반하여 12시간 이상 방치한 후 사용한다.

③ 잔류염소

수질은 순수한 물을 비롯하여 하수와 같이 염소반응 물질이 다소 있는 물과 암모니아성 물질이 함유된 물 등에 암모니아 화합물이 있을 때에는 NH_3 + HOCl ↔ H_2O + NH_2Cl과 NH_2Cl + HOCl ↔ H_2O + $NHCl_2$이 생성된다.

④ 불연속점 염소처리

순수한 물에 염소를 주입하면 잔류염소량은 염소주입량에 정비례하여 증가한다

⑤ 부할현상

염소에 소독된 물은 세균이 0 또는 0에 가깝도록 되는 것이 당연하지만 다음의 경우는 그렇지 않다.

- 염소소독으로 수중의 식균생물이 전부 사멸되면 잔존된 세균이 급증한다.
- 염소소독으로 조류가 사멸되면 여기에 잔존하던 세균이 조류를 영양원으로 하여 급증한다.
- 염소성분이 소실되면 아포형성균이 발아 증식한다

⑥ 부작용

일부 정수장의 수돗물에서 발암 물질인 할로초산이 미국 기준치 60ppb를 두 배 이상 초과한 124ppb가 검출됐다. 발암물질인 할로초산은 염소소독 과정에서 발생된 할로초산은 간·신장질환을 유발하는 발암성 독성물질이다. 할로초산은 물속의 유기성분과 화학반응을 일으켜 생기는 부산물로 오염된 원수를 정화하기 위해 소독약을 너무 많이 투입하기 때문에 과다 검출되는 것으로 추정한다.

4. 하수처리

수질오염 제어법에는 물리적 처리, 화학적 처리, 생물학적 처리법으로 분류되며 처리방법의 선택은 지역적 특성, 경제성 등을 신중히 고려하여 판단하여야 한다.

4-1. 물리적 처리

(1) 스크린

정수장이나 폐수처리장에서 가장 먼저 스크린을 사용하여 부유물을 제거하며 제거된 부유물 등은 매립이나 소각에 의해서 처리된다.

(2) 침 전

침전은 부유물을 중력에 의해 고형물을 제거하는 것으로 고액분리 공정이며 적용목적에 따라 청정분리와 농축분리로 나눈다. 청정분리는 깨끗한 상등수를 얻기 위한 목적으로 침전조, 급속응집 침전조 등이 있으며 농축분리는 농축된 슬러지를 생성하기 위한 목적으로 사용하며 이에 사용되는 장치는 농축조, 원심분리기 등이 있으며 응집침전된 슬러지나 잉여 활성 슬러지의 농축에 적용한다.

(3) 침사지

침사지는 모래, 자갈 등을 제거하는 공정이다. 많이 사용되는 종류로서는 수로모양으로 생긴 것, 바닥에 호퍼를 가진 폭기식, 중앙에 사석 제거기를 가진 침전지 및 사이클론형 등이 있다.

(4) 부 상

폐수내에 물보다 가벼운 물질이 많은 경우 고액분리의 목적으로 침전법 대신에 부상법이 사용된다. 부상법에는 공기부상, 용존공기부상과 진공부상이 있다. 부상법에서 입자의 성질에 따라 침전법에서와 마찬가지로 응집제 등 화학약품을 첨가하면 그 효과가 증대된다.

(5) 여 과

여과는 공극이 있는 매질층을 통하여 물을 통과시켜서 부유물을 제거하는 방법을 특히 침전으로 제거되지 않는 미세한 입자의 제거에 효과적이다. 방법에는 규조토 여과, 압력여과, 완속모래 여과, 급속모래 여과법이 있다.

(6) 흡 착

고체, 액체, 기체상의 성분을 고체상의 흡착제의 표면에 흡착시켜 제거하는 방법이며, 유기물에 오염된 폐수에 분말 활성탄을 첨가하여 교반하면, 폐수중의 유기물 농도는 점차적으로 감소된다. 활성탄, 합성 지오라이트, 골탄, 이온교환 수지 등이 수처리 등의 흡착제로 사용되고 있으나 경제성 대문에 활성탄을 가장 많이 이용하고 있다. 주로 원수의 맛과 냄새 및 기타 유독성 유기물을 제거 할 목적으로 정수장에서 사용하나 폐수처리장에서는 주로 생물학적 처리를 거친 폐수내에 남아있는 유기물의 제거하기 위하여 사용한다.

4-2. 화학적 처리

(1) 중화 및 pH 조절

강산성이나 강알칼리성인 물은 생명에 유해하며 산업용수에도 악영향을 미치므로 중화제를 사용하여 적당한 pH 범위로 조정하여야 한다.

알칼리성 물질의 중화제로는 보통 황산(H_2SO_4)이나 염산(HCl)이 사용되며, 이산화탄소(CO_2)는 중화력이 뛰어난다. 탄산은 약산이므로 탄산가스를 지나치게 가해도 강산성으로 될 우려가 없다. 다량 사용되는 산성물질에 대한 중화제는 가성소다(NaOH), 탄산칼슘($CaCO_3$), 소석회[$Ca(OH)_2$] 등이 있는데, 이중 가성소다와 탄산칼슘은 용해도가 높으므로 용액으로 사용할 수 있으며, 반응력도 우수하다.

(2) 살 균

① 화학적 물질

염소가 가장 많이 사용되고 있으며 브롬과 요오드도 하수의 살균에 사용되고 있다. 오존은 매우 효과적인 살균제로서 비록 잔류오존이 발생되지 않지만, 사용량이 증가되고있다.

② 물리학적 물질

열과 빛이 많이 사용되고 있으며 많은 양의 하수를 처리하는데는 비경제적이다. 그러나 유럽에서는 슬러지를 저온 살균하는 방법(pasteurization)을 많이 사용하고 있다. 태양광선도 좋은 살균제 중의 하나이다. 특히 자외선을 사용할 수도 있다. 적은 양의 물을 살균하는데는 자외선을 발생하는 특수 램프가 사용되어 성공적으로 쓰이고 있다. 이 공정은 광선이 물 속으로 침투하는 양에 따라 효율이 좌우된다. 따라서 자외선 광원과 물과의 접촉이 매우 중요한데 그 이유는 부유물질, 용존 유기분자, 그리고 물 자체뿐만 아니라 미생물이 광선을 흡수하기 때문이다. 따라서 물 시스템 안에서는 특히, 입자상 물질이 많이 들어 있는 경우에는 자외선 방법을 사용하는 것은 바람직하지 않다.

③ 기계적 수단

박테리아와 다른 미생물들은 하수처리과정에서 기계적인 수단에 의해서도 제거된다. 즉, 조대 스크린에서는 0~5%, 미세 스크린에서는 10~20%, 침사지에서는 10~25%, 보통 침전에서는 25~75%, 약품침전에서는 40~80%의 세균 제거율을 보인다.

④ 방사선

방사선의 주요형태는 전자기, 음향, 입자 등이다. 감마선은 코발트 60과 같은 방사성 동위원소로부터 방출된다. 감마선은 투과력이 있기 때문에 상수와 하수의 소독에 이용된다.

(3) 염소에 의한 살균

① 염소에 의한 살균

염소(chlorine)는 화학적 살균제 중에서 전 세계적으로 가장 많이 사용되고 있으며 하수처리장에서 보편적으로 사용하는 염소화합물은 염소가스(Cl_2), 차아염소산 칼슘($Ca(OCl)_2$), 차아염소산나트륨(NaOCl) 그리고 이산화염소(ClO_2)이다.

차아염소산칼슘과 차아염소산나트륨은 가격보다는 간단성과 안전성이 더 요구되는 패키지 플랜트와 같이 매우 작은 처리장에서 많이 사용된다. 지역의 특수성에 따른 안전성 때문에 차아염소산나트륨은 가끔 대규모 시설에서도 사용된다.

이산화염소는 암모니아와는 반응하지 않는 성질을 가지고 있으므로 많은 처리 시설에서 사용되고 있다. 여러 가지 다른 종류의 염소화합물이 사용되고 있지만 경제성 등의 이유로 가장 많이 사용되고 있는 기체 형태의 염소의 사용에 대해서 주로 설명하기로 한다.

기체 상태의 염소(Cl_2)가 물에 들어가면 가수분해 이온화반응등 2개의 반응이 일어난다.

$$Cl_2 + H_2O \leftrightarrow HOCl + H^+ + Cl^-$$

$$HOCl \leftrightarrow H^+ + OCl^-$$

이때 물속에 존재하는 차아염소산(HOCl)과 차아염소산이온(하이포아염소산이온, hypochlorite OCl^-)의 합을 유리유효염소, 또는 유리잔류염소라 하며 HOCl의 살균효율이 OCl^-의 살균효율보다 40~80배 더 강하기 때문에 두 성분이 서로 어떻게 분포하는가는 매우 중요한데 일반적으로 온도가 증가할수록 HOCl은 감소하고 OCl^-는 증가하며 일정온도에서 pH가 감소할수록 HOCl은 증가하며 OCl^-는 감소하고 pH가 증가할수록 역의 현상이 나타난다. 한편 유리염소(free chlorine)는 차아염소산염(hypochlorite salts)의 형태로도 물 속에 첨가될 수 있는데 이 때의 반응은 다음과 같다.

$$Ca(OCl)_2 + 2HOCl + Ca(OH)_2$$

$$NaOCl + H_2O \rightarrow HOCl + NaOH$$

미처리 상태의 하수는 암모니아와 여러 가지 결합 유기물의 형태의 질소를 포함하고 있다. 대부분의 처리장에서의 유출수도 많은 양의 질소를 포함하고 있으며 대개는 암모니아의 형태나 질산염(플랜트가 질화공정이 일어나도록 설계되었다면)의 형태로 존재한다. 차아염소산은 매우 강한 산화제이므로 하수중의 암모니아와 쉽게 결합하여 다음과 같은 연속반응에 의해서 세 가지 형태의 클로라민을 형성한다.

$$NH_3 + HOCl \rightarrow NH_2Cl(\text{monochloramine}) + H_2O$$
$$NH_2Cl + HOCl \rightarrow NHCl_2(\text{dichloramine}) + H_2O$$
$$NH_2Cl + HOCl \rightarrow NCl_3(\text{nitrogen trichloride}) + H_2O$$

이 반응들은 pH, 온도, 접촉시간, 암모니아 對 염소와의 비율 등에 따라 매우 큰 영향을 받는다. 대부분의 경우 가장 많이 존재하는 물질은 모노클로라민(NH_2Cl)과 디클로라민($NHCl_2$)이다. 이 두 화합물 안에 있는 염소를 결합유효염소(combined available chlorine), 또는 결합잔류염소(combined residual chlorine)라고 한다. 이러한 여러 종류의 클로라민들도 살균제의 역할을 하지만 그 반응속도는 매우 느리다. 또한 NCl_3는 물에 녹지 않는 기름모양의 휘발성 액체로서 수중의 미생물에 대한 살균력이 거의 없기 때문에 결합유효염소에 넣지 않는다.

② 부작용

한편 수질오염이 심한 경우 수중의 유기물과 주입된 염소가 반응하여 trichloromethane($CHCl_3$), trihalomethane(THM), chlorophenol과 같은 발암성 물질이 생성될 수 있다. 결국 오염이 심한 상수에 대한 살균제로 현재와 같이 염소를 사용하는 한 THM의 발생은 불가피할 것이며 오존이나 이산화염소 등을 사용하는 것도 검토되고 있다.

이미 유럽에서는 오존으로 살균처리를 하고 있다. 오존은 2차 오염물질의 발생이 없고 산화력과 살균효과가 뛰어난 장점이 있으나 잔류성이 없는 것이 단점이며 가격도 염소소독의 경우보다 비싸다. 이산화염소의 경우도 살균력이 높고 페놀 등과 반응하여 염화페놀을 형성하지 않으므로 염소소독보다 유리하다. 그러나 이산화염소 소독도 염소소독보다 가격면에서 비싸다.

(4) 약품 응집

오폐수에는 현탁된 고형물이 존재하며 이들 고형물은 대부분 직경이 0.001㎜이하의 콜로이드 입자상태로 존재하며 정상적인 침전법으로는 침전이 되지 않는다. 이들의 제거를 위하여 약품주입에 의한 응집침전(coagulation and sedimentation)이 사용된다. 즉, 응집제를 사용하여 이들 고형물을 응집시켜 제거하는 것이다. 약품응집의 원리는 약품에 의하여 미립자를 응집시키고 대형 부유물 floc을 만들게 하고 이 floc을 침전하게 하는 것이다. 이 플록은 비중이 낮은 편이나 입경이 크기 때문에 침전이 가능하다. 약품 응집에 사용되는 응집제로는 크게 무기 응집제와 고분자 유기응집제가 있으며 무기응집제로는 알루미늄염[$Al_2(SO_4)_3 \cdot 18H_2O$, 황산알미늄, 명반], 철염[$Fe_2(SO_4)_3$, $FeSO_4 \cdot 7H_2O$, $FeCl_3$] 등이 있다. 무기응집제는 전해질이기 때문에 수중에서 전해하여 응집력을 발휘한다.

4-3. 생물학적 처리

(1) 생물학적 처리의 원리

생물학적 처리 방법은 주로 미생물을 이용하여 폐수 내의 오염물질을 분해, 해독 및 분리시키는 것으로 관여하는 미생물로는 세균(bacteria), 균류(fungi), 조류(algae), 원생동물(protozoa) 등이 있으며 일부 하등동물도 관여하고 있다.

생물학적 처리법은 도시 생활하수의 2차 처리, 유기물을 함유한 공장폐수 및 이로부터 생성되는 오니의 처리에 주로 사용되는데 비교적 저렴한 경비와 다양한 공정 등으로 전세계적으로 가장 널리 사용되는 폐수처리 방법이다. 생물학적 처리는 산소의 이용 유·무에 따라 호기성 처리와 혐기성 처리로 나뉘는데 호기성 처리에는 활성오니법, 살수여상법, 회전원판법, 산화지법 등이 있으며, 혐기성 처리에는 혐기성 소화조법, 부패조법 등이 있다.

(2) 1차 처리

폐수를 생물학적으로 처리하기 전에 폐수 내의 침전 가능한 물질을 침전시켜 물리적으로 분리하는 과정을 1차 처리(primary treatment)라고 한다. 1차 처리의 주목적은 폐수속으로 유입된 고형물질 또는 침전 속도가 빠른 부유성 물질을 제거하는 것으로 일반적으로 1차 침전조에서 1시간 내지 3시간 정도 침전시킨다. 침전조 바닥에서 혐기성 미생물에 의한 대사가 일어나면 기체가 발생하여 침전물들이 폐수 내로 재유입될 수 있으며 또한 악취 발생 우려도 있으므로 일정 시간 경과 후 침전조 바닥에서 계속적으로 침전물을 제거해야 한다. 침전조는 동시에 부상조(floating tank)의 역할도 하게 되는데 비중이 폐수보다 낮아서 표면으로 부상하는 grease 등은 부유물 제거장치를 이용하여 제거된다. 원활한 부상을 위해 공기를 폐수 내에 주입하거나 진공을 이용하는 방법도 있다. 1차 처리로는 용해된 유기물을 제거하지 못하므로 고형물의 함량과 1차 처리 방법 등 여러 요소에 따라 유입된 폐수의 20~60% 정도 BOD를 제거시킬 수 있으며 일반적인 도시 생활하수의 경우 30~40%의 BOD 제거효율을 보인다. 1차 처리를 거친 폐수를 생물학적 처리 방법인 2차 처리(secondary treatment)로 들어간다.

(3) 활성오니법

활성오니법의 원리는 폭기조(aeration tank) 내에서 유기물을 함유한 폐수에 공기를 주입하면 폐수 속에 존재하는 미생물의 호기성 대사에 의해 유기물이 이산화탄소와 물로 분해되고 미생물 생체량이 증가하는 원리를 이용하고 있다. 활성오니법에서 일어나는 반응들은 다음과 같이 요약될 수 있다. ① 용해성 유기물이나 부유성 유기물의 오니 floc에의 흡착 ② 유기물의 생분해와 새로운 미생물 생체량 합성 ③ 원생동물 또는 다른 포식자에 의한 세균 또는 부유물의 섭취 ④ 생성된 floc의 응결, 침전으로 인한 오니 생성 등이다.

활성오니법은 유기물이 많은 폐수에 대한 처리 효율이 높아서 90~95%의 BOD 제거율을 나타내지만 폐수의 양과 수질의 변화 및 유해 물질에 의해 영향을 쉽게 받고 처리 후 발생하는 폐기오니를 재처리해야 하는 단점이 있다.

여러 면에서 활성오니법의 폭기조는 미생물을 이용한 발효에 사용되는 발효조 또는 chemostat와 비교된다. 그러나 활성오니법의 목적은 미생물 생체량이나 특정 대사산물을 생산하는 것이 아니고 유입되는 폐기물질을 분해시키는 것이므로 가능한 한 미생물 생체량 증가가 이루어져 오니 생성을 억제해야만 한다. 또한 활성오니법이 미생물 발효와 다른 점은 순수배양 체제가 아니고 많은 미생물들과 하등동물들이 섞여 있는 혼합 배양 체제인 것이다.

(4) 살수여상법

살수여상법은 폐수 정화에 관여하는 미생물들이 정지상 매체나 회전상 매체의 표면에 부착한 고정된 생물막 이용하는 고정막처리법의 일종이며 폐수속의 용존 또는 부유 유기물의 제거가 고형매체(자갈, 쇄석, 합성수지)표면에 부착된 생물막에 의한 것으로, 생물막 내부에 각종 미생물과 원생동물이 생존한다.

살수여상법은 회전분무기를 통해 배수와 통기가 잘 되는 여과재로 채워진 원형구조의 여과상에 1차 침전조를 거친 유출수를 골고루 뿌려 폐수처리를 한다. 여과재는 생물막 형성을 위해 단위 부피당 표면적이 넓어여 하며, 폐수와 산소 전달을 위한 공극률도 높아야 한다. 살수 여상법은 설치와 운영이 쉽고 유입폐수의 수질 및 수량 변화에 대한 조절 능력이 있으며 독성폐수에도 어느 정도 견딜 수 있는 장점이 있으나, 다른 공정에 비해 처리효율이 떨어지고 비교적 넓은 장소가 필요하며, 기온 변화에 큰 영향을 받는데 특히 겨울철에는 표면이 얼어붙거나, 온도하강으로 생물막의 탈락 현상이 일어나거나, 처리효율이 극히 나빠지며, 여름철에는 악취 발생 및 파리 번식 등의 단점이 있다.

(5) 폐수의 혐기성 처리

혐기성 처리는 두 단계, 즉 유기산 생성단계와 메탄 생성단계로 이루어진다.

혐기성 처리에 원생동물은 거의 관계하지 않으며 혐기성 세균들이 주로 관여하게 되는데, 유기산 생성세균들과 메탄 생성세균 사이의 균형이 매우 중요하다. 유기산 생성이 과도하게 일어날 경우, 메탄 생성세균들이 영향을 받아 유기산을 분해하지 못하게 되므로 폐수 처리가 잘 되지 않는다. 또한 유기물 부하량의 변화, 유기물 종류의 변화 및 온도 상승에 의해서도 처리가 영향을 받게 된다.

혐기성 처리는 폭기가 필요하지 않기 때문에 운영비가 적고, 어떤 혐기성 처리법에서는 생성되는 메탄 가스를 혐기성 처리에 필요한 온도 유지에 사용할 수 있기 때문에 경제적일 수 있다. 또한 호기성 처리에 비해 폐기 오니의 양이 적다. 그러나 혐기성 처리는 분해속도가 느리고, 비교적 높은 온도가 필요하며, 불완전한 처리시에는 다음 단계로 호기성 처리를 해야 하는 단점이 있다. 혐기성 처리는 일반적으로 단백질과 지질 등 유기물이 많고, 비교적 고온이며, 독성 물질이 없고, 기타 영양물질이 풍부한 폐수의 처리에 이용된다.

5. 수영장 위생

수영장은 많은 사람이 사용하기 때문에 각종 소화기계 질병, 안질환(결막염), 이비인후계 질병 및 피부병 등의 전염원이 될 수 있다. 수영장에는 자연수영장과 인공수영장이 있다. 자연수영장에는 하천수, 호수, 강물 및 바닷물을 이용한 수영장이 있으며 인공수영장으로는 풀(pool)이 있다.

(1) 자연수영장

자연수영장의 오염원은 분뇨의 해양 및 강물투기, 도시하수, 공장폐수의 유입, 해수욕장의 영업소로부터의 오염원에 의한 오염, 가축 사육장으로부터의 오물의 유입 등을 들 수 있으며 사람들의 과밀 수영에 의한 오염도 문제가 될 수 있다.

해수욕장의 수질 기준은 국가마다 차이가 있으나 미국 공중위생협회의 기준에 의하면 100cc당 대장균군수(MPN)가 1,000을 초과하지 말아야 하며 일반 세균수는 200/㎖이하이어야 한다.

(2) 인공수영장

인공수영장은 좁은 지역에 많은 사람이 밀접함에 따라 특히 위생관리가 요구되고 있으며 하절기에 눈병 등이 유행의 원인이 되고 있다.

① 인공수영장의 오염원

- 사용수 자체의 오염 : 상수나 지하수의 경우보다 오염된 하천의 물을 사용할 경우
- 외부환경에 의한 오염 : 공장지대에서 발생하는 매연, 분진 등에 의한 오염
- 입욕자에 대한 오염 : 인공수영장의 오염으로서 가장 문제가 되는 것으로 사람간의 수인성 전염병, 기생충증, 결핵균 등의 전염 및 소변, 분변, 객담 등에 의한 오염

② 수영장의 시설 및 설비기준(공중위생법)

- 수영조 : 바닥면적은 100㎡이상, 물의 깊이는 0.9~2.7m, 물의 정화설비는 순환여과식 배수구(물을 완전히 배출할 수 있을 것)가 있어야 한다.
- 탈의실 및 화장실 : 탈의실, 화장실, 세정장을 거치도록 시설하여야 하며 실내수영장의 조도는 100 Lux 이상이어야 한다.
- 기타 부대시설 : 감시탑 및 응급구호소를 설치한다.

③ 수영장의 위생관리

수영장의 위생관리는 입영자와 수질관리로 대별할 수 있다. 입영자의 위생관리로는 결핵, 방광염, 신장염, 피부병 및 안질환 등의 환자는 입영을 금지한다.

④ 수영장의 수질기준(공중위생법)

- 유리잔류염소 : 0.4~0.6mg/ℓ(결합형 0.7~1.0mg/ℓ)를 유지하도록 한다. 다만 오존 소독 등으로 사전처리를 하는 경우는 유리잔류염소 0.2~0.4mg/ℓ를 유지하여야 한다.
- pH : 5.8~8.6
- 탁도 : 5도 이하
- 과망간상칼륨 소비량 : 12mg/ℓ이하
- 일반세균검사 : 욕수를 동시에 여러 장소에서 10병 이상 채취하여 1㎖당 200개 이상이 검출된 것이 15% 이내일 것
- 대장균군 : 10㎖ 5개중 확정시험 양성이 3개 이하

6. 공중목욕탕 위생

공중목욕탕은 많은 사람이 한정된 수조를 이용함으로써 오염이 되기 쉽고 성병, 피부병, 트리코모나스 등이 전염되기 쉬우며 대장균이나 일반세균도 전염될 수 있다. 공중목욕자의 위생관리는 입욕 인원의 증가에 따라 탁도, 과망간산칼륨 소비량, 대장균 등이 증가하며 탈의실의 불결로 인한 질병의 전파도 발생할 수 있다. 물의 소독은 표백분 간헐 투입보다는 적정 잔류염소의 연속주입법이 바람직하다.

공중목욕장의 시설은 욕실과 탈의실에는 바닥면적의 1/20에 해당하는 창문을 설치하여 환기와 채광이 이루어지도록 하며 화장실은 수세식으로 하는 등의 시설을 갖추어야 한다. 수질기준은 공중위생법에 의하여 규제를 받으며 온천수의 경우에는 대장균에 대한 수질기준만을 적용한다.

8장. 환경오염과 건강

1. 대기오염의 개념

1-1. 정 의

정상적으로 존재하는 물질 이외의 물질이 대기로 방출되어 정상 농도 이상 존재할 때 광의적 의미에서 대기오염이라 말한다.

세계보건기구(WHO)에서 대기오염이란 "대기중에 연기, 먼지, 가스 및 악취 등의 유해물질이 정상농도 이상으로 혼입되어 다수의 주민에게 불쾌감을 주거나, 해당지역에 보건상 위해를 미치고 인간의 생활이나 생물의 생장을 방해하여 경제적 손실을 받는 상태"로 정의하였다. 대기의 오염물질은 크게 자연오염물질과 인공오염물질로 분류하는데 자연오염물질의 근원은 번개에 의한 산불, 꽃가루 분산, 바람에 의한 토양의 침식, 화산폭발, 나뭇잎으로부터 유기화합물의 증발, 세균에 의한 유기물질의 분해, 자연적인 방사능 방출 등이며 인공오염물질은 산업현장이나 생활의 부산물로 발생되는 오염물질을 말한다. 대기오염물에 관한 용어는 다음과 같이 정의하고 있다.

1-2. 1차 오염물질

1차 오염물질(primary pollutant)은 부유입자의 크기별로 구분하는 부유입자(aerosol)

와 증기상태의 물질인 가스상 물질로 나눈다.

(1) 부유입자

① 먼 지

유기 또는 무기물질을 파쇄할 때 발생되며 정전기에 의해서 응집되고 중력에 의해서 침강한다. 일반적으로 20㎛ 전후이며, 5㎛ 이하의 입자는 쉽게 침강하지 않고 오랫동안 부유한다. 0.5㎛~5㎛의 분진은 진폐증을 유발하는 크기로 폐포에 침착이 잘되어 만성기관지염과 같은 질병을 유발시킨다.

② 매 연

보통 1㎛ 이하 크기의 탄소 입자를 매연이라 한다.

③ 미스트(mist)

가스나 증기의 응축되어 액체상태로 된 것이거나 분무 및 발포과정에서 액체가 분산하여 생성된 대략 2~200㎛ 크기의 작은 입자상의 물질을 말한다.

④ 흄(fume)

보통 광물질 증발한 가스상태로 대기 중에서 응축하여 생성되는 0.001~1㎛의 고체입자다.

(2) 가스상 물질

① 아황산가스

난방용 연료의 연소 과정에서 발생한다. 대기중에 배출된 아황산가스는 산소나 물과 반응하여 SO_3, H_2SO_3, H_2SO_4 등이 생성된다. 우리 나라의 아황산가스 배출량은 OECD국가중 가장 많다.

② 질소산화물

연소에 의해서 가장 많이 발생되며 인위적 발생량은 자연적 발생량의 1/10정도에 지나지 않으나 인위적 발생은 인간이 밀집된 곳에서 발생하기 때문에 대기오염 물질로는 중요하다. 식물체에 매우 유해하며 광화학 스모그와 밀접한 관계가 있다.

③ 일산화탄소

실내오염 물질로 주택가의 대기오염 물질로 문제시된다. 헤모글로빈과의 친화력이 산소보다 210배나 높아서 미량으로도 조직의 저산소증을 일으켜 내질식을 유발시킨다.

④ 황화수소 및 유기화합물

소량으로도 유독한 냄새를 발생시키며 100~150ppm에서는 불쾌감을 주나 1,000~3,000ppm의 농도에서는 수분만에 사망한다.

⑤ 불화수소

농작물과 가축에 피해가 크며 제철공장, 인산비료 제조, 알루미늄 제련, 도자기 제조, 유리 공업 등에서 발생된다.

⑥ 알데히드

연료의 불완전 연소에 의하여 발생하는 알코올의 산화물이다. 낮은 농도에서도 눈, 코에 자극을 준다.

1-3. 2차 오염물질

(1) 광화학 스모그(photochemical smog)

햇빛의 존재하에서 대기중의 산소, 질소산화물 및 휘발성 유기화합물 등이 반응하여 광화학 산화물(photochemical oxidants)을 생성한다. 광화학 스모그는 1940년대 로스앤젤레스에서 처음으로 발생된 대기오염의 새로운 유형으로 발생되었다. 이러한 현상을 smog라 명명하였고, 발생원인물질은 아황산 가스이며 smoke(매연)과 fog(안개)가 결합하여 생긴 런던 스모그에서 유래한 것이다. 두 유형의 스모그 사례는 표 8-1과 같다.

표 8-1. 스모그의 유형

항 목	런던형	로스앤젤레스형
발생시의 온도	-1~4℃	24~32℃
발생시의 습도	85% 이상	70% 이하
역전의 종류	방사성 역전	침강성 역전
풍속	무풍	5m 이하
가장 발생하기 쉬운 달	12월, 1월	8월, 9월
주된 사용연료	석탄과 석유계	석유계
주된 성분	SO_x, CO, 입자상 물질	O_3, NO_2, CO, 유기물
반응의 형	열적	광화학적, 열적
화학적 반응	환원	산화
최다 발생시간	이른 아침	낮
인체에 대한 영향	기침, 가래, 호흡기계 질환	눈의 자극

(2) 광화학 오염물질(photochemical pollutant)

이산화질소는 탄화수소와 결합하여 새로운 산화성 물질, 즉 오존, 알데히드, 과산화아세틸질산염(PAN) 등을 생성하는데 이를 광화학 오염물질이라 한다.

표 8-2. 주요한 광화학 산화물

oxidants	발생원	환경영향	비고
NO, NO_2	-석유, 석탄 및 가스 연소 -토양세균의 작용 -산불 -화산 -번개	-NO_2에 의한 시정 악화 -심폐기능 저하 -식물 성장 억제 -감염 저항성 감소 -암 유발	-전체 NO_2 중 5% 만이 연소시 발생하고 나머지는 NO의 산화에 의해 발생 -증가 추세
휘발성 유기물 (volatile organic compounds: VOC)	-연료의 증발 -용매의 증발 -석유계 연료의 불완전 연소	-눈, 호흡기 자극 -일부분은 발암성 -시정악화(녹황색)	-대기중에 약 600종 존재 -증가 추세
Ozone(O_3)	-NO_2의 광화학 반응에 의하여 생성	-기관지 수축 -기침 -호흡기 자극 -눈 자극 -식물 수확량 감소 -프라스틱, 고무 손상 -자극취	-0.1ppm에서 광합성 50% 감소 -천식이나 호흡기 질환자에 현저한 피해 -주간에만 생성
PAN	-NO_2와 VOC의 광화학 반응에 의하여 생성	-눈자극 -식물에 맹독성 -호흡기 자극 -단백질 손상	-오존보다 식물에 피해가 현저함

(3) 대기오염 피해

세계적으로 유명하였던 벨기에, 미국의 도노라, 로스앤젤레스, 영국의 런던, 멕시코 포자리카, 일본의 요코하마에서 발생한 대기오염 사건은 표 8-3과 같다.

표 8-3. 세계적으로 유명한 대기오염 사건

	Meuse Vally (벨기에) 1930년 12월	Donora (미국) 1948년 10월	London (영국) 1952년 12월	Los Angeles (미국) 1954년 이후	Poza Rica (멕시코) 1950년 11월	Yokohama (일본) 1946년 겨울
환경인자	분지 무풍상태 기온역전 연무발생 공장지대 철공장 금속공장 유리공장 아연공장	분지 무풍상태 기온역전 연무발생 공장지대 철공장 전선공장 아연공장 황산공장	하천 평지 무풍상태 기온역전 연무발생 습도 90% 인구조밀 차가운 취기가 나는 smog 계절: 겨울 시간: 오전	해안분지, 1년을 통해 해안성 안개와 기온역전이 거의 매일 같이 발생, 백색연무 발생 급격한 인구증가, 자동차수 증가, 석유계연료 소비증가.	공장조업의 사고로 대량의 황화수소가스가 마을로 누출. 기온역전	무풍상태 농연무발생 (밤과 이른 아침) 공업지대
피해	평상시 사망수의 10배, 60명 사망자외 전 연령층의 급성 호흡기자극중 환자 발생, 해소, 호흡곤란이 주증상(가축, 새, 식물도 (한자피해) 사망자는 만성 심폐증 질환 갖고 있던 사람들.	인구 14,000중 중증11% 중등증 17% 경증 15%의 전 연령층에 자극증상발생, 18명 사망 특히 만성 심폐질환, 해소, 호흡곤란, 흉부협착감이 주증상	3주간 4,000명의 과잉사망, 그 후 2개월에 8,000명 과잉사망, 전 연령층에 심폐증의 질환 다발, 입원환자 중 특히45세 이상은 중증, 사망자는 만성기관지염, 천식, 기관지 확장증, 폐섬유증이었던 사람	눈, 코, 기도, 폐 등 점막의 지속적, 반복성 자극, 일상생활의 불쾌감(전시민), 가축, 식물, 과실의 손해, 고무제품, 건축물의 손해	22,000명 중 320명이 급성중독에 걸려 22명 사망, 해소, 호흡곤란, 점막 자극 등을 주로 호소	미국 진주차량 및 가정이 연무 발생, 심한 천식발생(전년에 기관지염 경험한 자). 발생은 9월부터 3월에 걸쳐 발생하였으며 지역을 떠나면 완전회복, 기관지 확장제가 효력
오염원·농도	공장 아황산가스 황산, 불소화합물, 일산화탄소, 미세입자 등	공장 특히 아황산가스 및 황산미세입자 혼합 CO_2, SO_3 0.32~0.39ppm	석탄연소시의 아황산가스 60%는 가정의 난로에서 기타공장 발전소에서 미립자 aerosol, 분진 등 SO_2 최고 0.75ppm	자동차 배기 등 석유계 연료에 유래하는 CO, SO_2, SO_3, NO_2 O_3, aldehyde, ketone acroleine formaldehyde, nitroolefin 등	황화수소가스	불명 대기오염물질로 추측

2. 수질오염

수질오염원은 생활하수, 산업폐수 및 농축산폐수로 구분할 수 있다. 생활하수는 BOD, COD, SS, 질소, 인 등의 오염물질을 함유하고 있고, 산업폐수는 이들 물질에 추가하여 유독성 유기물, 중금속 등의 인체 및 생태계에 심각한 영향을 줄 수 있는 유해물질을 포함하고 있어, 각종 폐수에 의한 환경오염은 사회전반의 큰 문제점으로 부각되고 있다. 재래의 폐수처리는 생화학적 산소요구량 즉 BOD 제거가 주목적이었고, 표준 활성 슬러지법과 같은 호기성 생물학적 처리방법이 BOD 제거를 위한 가장 경제적이고, 신뢰할 수 있는 처리법으로 알려져 왔다. 그러나 환경오염이 심화됨에 따른 수질 기준의 강화로 부영양화의 원인이 되는 질소, 인 처리, 산업폐수에 함유된 중금속, 유독성 물질처리로 처리 대상이 확대되면서 고도처리 기술의 도입이 이루어지고 있다. 1989년 수도물 중금속 검출, 1990년 발암물질 THM 검출, 1991년 낙동강 페놀유출사고, 1994년 영남지역 수돗물 악취사건, 최근의 시화호 오염, 한탄강의 물고기 폐사 등으로 이어지는 일련의 수질오염 사건으로 국민의 환경에 대한 관심도가 높아지면서 국내 수질오염 방지기술은 환경규제의 강화에 따른 빠른 속도로 발전하고 있다. 정수분야에 있어서는 오존 및 활성탄 공정에 의한 오염물질의 고도처리에 대한 연구가 활발히 진행되고 있다. 전국의 정수장에서는 고도의 정수시설 도입을 추진하고 있다. 폐하수 분양에 있어서는 지금까지의 수질개선 목표가 BOD 저감이었으나 이제는 그 목적이 영양염류 처리로 전환됨에 따라 질소, 인의 제거를 위한 3차 처리시설의 보강이 필요하게 되었다.

2-1. 수질오염 물질에 의한 영향

(1) 산소 소비성 폐기물의 영향

일반폐수는 통상적인 조건에서 수중 산소, 일광 및 수중의 호기성 균의 작용을 받아 산화, 침전, 확산 등에 의해 분해되고 안전한 상태로 된다. 그러나 오염상태가 심하면 유기물 분해에 산소의 소모가 많아 용존산소가 없어져 혐기성 균에 의하여 분해되므로 비능률적이다. 따라서 물의 자정작용 능력이 소멸된다.

(2) 부영양화 현상

부영양화 현상이란 폐수중의 인산염이나 유기물질을 에너지원으로 사용하여 수생식물이 과도하게 번식되어 악취가 나고 물의 이용 가치가 상실되는 현상을 말한다.

(3) 유독성 유기 또는 무기물질의 영향

산업폐수 중에는 유독성 유기물이 존재하며 광물유는 수백 종의 탄화수소로 되어 있으며 이것들이 오염되면 대부분은 분해되지 않고 잔존하여 악취를 낸다. 수은, 납, 카드뮴 등 중금속과 DDT 등 잔류성이 큰 유기염소제 농약이 우수와 함께 하천수에 오염되어 바닷물에 들어가면 수중 생물체내에 축적되며, 이들을 먹고사는 먹이사슬에 의해 체내에서 농축되면 급성 또는 만성 중독 현상을 나타낸다.

(4) 합성세제에 의한 영향

중성세제의 과다 사용으로 분해되지 않는 세제는 부패 생물을 사멸시키고 하수처리 중 기포가 형성되어 수중 산소 공급을 저해하므로 용존 산소량이 부족하여 수중 생물의 성장을 방해하므로써 물의 자정작용이 감퇴된다.

(5) 유지류에 의한 영향

해상을 통한 석유수송은 연간 약 5억톤으로 추정되며 이중 0.4%가 바다에 버려진다. 유류의 해양투기는 귀중한 지구의 유산을 파괴시키고 있을 뿐만 아니라 수생식물, 기타 생물에 나쁜 영향을 주고 있으며 점차적으로 상품가치의 저하 혹은 식용 불가능한 상태로 만들고 있거나 또는 어패류의 생존에 치명적 작용을 하기도 한다. 또한 대기 중으로 증발되는 물의 순환계를 차단하는 작용도 하고 있다.

2-2. 수질오염의 지표

수질오염은 물리적, 화학적, 생물학적 오염 등이 있으므로 간단히 나타낼 수 있는 지표는 없으나 일반적인 수질오염지표는 ① 생물화학적 산소요구량(biochemical oxygen demand; BOD), ② 용존산소(dissolved oxygen; DO), ③ 화학적 산소요구량(chemical oxygen demand; COD), ④ 수소이온농도(pH), ⑤ 부유물질량(suspended solid; SS), ⑥ 대장균군, ⑦ 특수 유독물질, ⑧ 생물상 등이 있다.

2-3. 질소·인 관리의 필요성

현재, 산업화와 인구의 증가로 배출되는 하·폐수의 특성이 다양해져서 효율적인 처리에 많은 어려움이 있으며, 미처리된 오염물질이 하천이나 호수를 비롯한 기타 수원에 유입됨에 따라 효율적 수질관리에 많은 문제점을 야기하고 있다. 특히, 질소, 인과 같은 영양염류는 부영양화를 유발시키는 주된 원인물질로서 관리의 중요성이 증가하고 있다.

수중에서 질소는 요소와 아미노산과 같은 유기질소, 암모니아성 질소, 아질산성 질소 및 질산성 질소의 상태로 존재하며, 인은 단백질, ATP 등과 같은 유기인, 인산염의 형태로 존재한다.

질소 및 인은 주로 농업용 비료, 사람이나 가축의 분뇨, 합성세제로부터 발생되며, 더욱이 미처리된 하수 또는 공장폐수에 의해 강이나 댐을 포함한 호수로 다량 유입될 경우 부영양화, 연안의 적조현상, 암모니아의 어류독소, 수중의 용존산소결핍 등을 야기시키며, 상수중의 암모니아는 염소 요구량을 증가시키고, 질산성 질소는 음용수중에 높은 농도로 존재하는 경우 건강에 위해를 미치기도 한다.

또한 질소・인 등의 상수원 유입으로 인한 조류의 과잉성장은 정수장에 다음과 같은 문제를 야기시킬 수 있다. 첫째, 조류의 과다 번식으로 발생하는 대사물질인 geosmin과 2-MIB(2-methylisoborneol) 등은 수돗물에서의 맛과 냄새 등의 불쾌감을 일으킨다. 둘째, 정수공정인 모래여과지의 막힘 현상을 유발하여 여과지의 운전수명을 단축시킨다.

수계로의 질소・인 유입은 정수비용의 증가에 따른 경제적인 손실발생, 공중보건상 안전하고 깨끗한 수자원 확보의 어려움 등의 문제를 유발시키며, 따라서 수계로의 영양염류 유입을 근원적으로 차단하는 것이 가장 근원적인 해결책이므로 하・폐수 및 축산폐수에서 유기물의 제거와 더불어 질소・인의 처리가 더욱 강조되고 있는 실정이다.

2-4. 수질오염원 관리

수질 오염원은 수질오염의 원인이 되는 물질을 배출하는 시설, 토지 등을 말하며 크게 점오염원(point sources)와 비점오염원(non-point sources)으로 대별할 수 있다.

① 점오염원

일정한 배출경로를 갖고 있는 오염원으로 통상 생활하수, 산업폐수, 축산폐수를 일컫는다.

- 생활하수 : 가정, 상업시설 등 가정생활 및 영업활동에 기인하는 오염원
- 산업폐수 : 공장 등 산업활동에 기인하는 오염원
- 축산폐수 : 소, 돼지 등 가축사육활동에 기인하는 오염원

② 비점오염원

불특정 배출경로를 갖는 오염원으로 양식장, 야적장, 농경지배수, 도시노면배수 등이 이에 해당된다.

(1) 오염물질 발생량

① 오폐수 발생량

우리나라에서는 1일 19,724천톤의 오폐수가 발생하고 있으며 생활하수가 15,463천톤/일(78%)로 가장 많고, 산업폐수는 4,068천톤/일(21%), 축산폐수는 193천톤/일(1%)가 발생되고 있다.

② 발생오염 부하량 : 오폐수중에 포함된 순수한 오염물질의 무게

우리나라에서 발생되는 오폐수의 BOD부하량은 1일 6,696톤에 이르며 생활하수 부하량은 3,516톤/일(53%), 산업폐수 부하량은 2,629(39%), 축산폐수는 551톤/일(8%)를 차지하고 있다. 비점오염원에서 발생되는 오염 부하량을 아직 정확한 조사가 이루어지지 못한 실정이다.

(2) 오염원 관리법제

① 생활하수

시가화지역등 인구밀집지역 : 하수도법

농어촌 등 인구산재지역 : 오수 분뇨 및 축산폐수의 처리에 관한 법률

② 산업폐수

수질환경보전법

③ 축산폐수

오수 분뇨 및 축산폐수의 처리에 관한 법률

(3) 오염원관리 정책수단

① 배출시설허가/신고제도

가장 일반적으로 활용되는 오염원관리제도는 수질오염물질을 배출하는 시설에 대한 배출시설 설치허가제도이다. 생활하수를 배출하는 시설에 대한 배출시설허가제는 없지만, 산업폐수, 축산폐수를 배출하는 시설에 대해서는 배출시설 허가 또는 신고제를 운영하고 있다.

② 배출허용기준/방류수 수질기준

오염물질 배출을 통제하는 가장 일반적 수단은 오염물질의 배출허용 농도를 법령으로 정하여 규제하는 방법이다. 생활하수의 경우 하수종말처리시설 방류수 기준, 개별 건출물의 오수처리시설 방류수 기준을 설정하여 운영하고 있으며, 산업폐수를 배출하는 시설에 대해서는 폐수배출허용기준을, 축산폐수를 배출하는 시설에 대해서는 축산폐수 방류수 기준을 설정하여 규제하고 있다.

③ 배출부과금제도

배출부과금제는 배출허용기준에 의한 직접규제와는 달리 경제적 부담을 줌으로써 오염물질의 처리를 유도하는 제도이다. 우리 나라는 산업폐수와 축산폐수에 대해 배출부과금 제도를 운영하고 있다.

④ 총량규제제도

배출허용기준제도나 배출부과금제도는 개별오염원에 대한 규제이나 총량규제는 지역과 오염원을 동시에 규제하는 제도이다. 총량규제는 어떤 관리목표가 되는 공공수역의 수질환경기준을 유지하기 위해 그 지점으로 오염물질이 유입되는 유역에서 배출할 수 있는 오염물질의 배출한도를 정하고 그 유역내 오염원에 대해 그 배출한도를 넘지 못하도록 규제하는 방식으로 직접 오염자에게 오염부하량을 할당하는 직접규제형 총량규제와 단위오염물질당 배출권을 설정하고 경매에 의해 배출권을 배분하는 간접규제형 총량규제(배출권거래제도)로 구분되며, 우리 나라의 총량규제제도는 전자에 속한다.

⑤ 환경기초시설 확충

비시가화 지역의 개별 건축물, 폐수 배출시설, 축산폐수 배출시설을 설치하여 운영하는 자는 오염방지시설을 설치할 의무가 있다

산업단지의 경우 개별 공장별로 오염방지시설을 설치하는 것 보다 폐수를 모아 종말처리할 수 있는 폐수종말처리시설을 설치하고 있다.

영세 축산농가의 축산폐수를 공동으로 처리할 수 있도록 축산폐수 공공처리시설을 설치하여 운영하고 있다.

· 하수도 정비 및 하수종말 처리시설 건설
· 분뇨종말 처리시설 건설
· 산업폐수 종말처리시설 건설
· 축산폐수 공공처리시설 건설

3. 악취 발생원 관리

3-1. 자연발생원

악취는 자연적인 미생물에 의한 단백질 분해 또는 물질자체가 가지는 고유한 냄새 등으로 그 종류와 양이 대단히 많은 것으로 알려져 있다. 예를 들어, 황화수소의 자연 발생량은 1~3억톤, 암모니아는 37억톤에 달하는 것으로 추정된다. 자연발생량의 경우 비록 그 발생량은 많으나, 넓은 지역에서 저농도로 발생하므로 악취를 느끼지 못하는 경우가 대부분이다.

그러나, 일부 국지적으로 악취를 유발하는 경우가 있는데, 하천등에서 용존산소가 부족하여 혐기성분해가 일어날 때 발생하는 인돌, 스카톨, 황화수소(H_2S), 메탄(CH_4) 및 암모니아(NH_3)가스 등이 복합되어 나는 냄새가 악취로 느껴지며, 우물물 등에서는 조류나 세균류에 의한 곰팡이 냄새가 나기도 한다.

3-2. 인위적 발생원

악취의 인위적 발생원으로서는 ① 축산시설, ② 사료·비료제조, 음·식료품 제조, 화학, 섬유·피혁, 도장 등의 제조시설, ③ 도축장, 쓰레기·폐수·분뇨 처리시설, 자동차정비시설 등의 일부 서비스업 등이 있으며, 이러한 시설 이외에도 자동차·트럭 등의 이동오염원, 건설작업 현장, 쓰레기 집하장, 개인주택 등 많은 시설에서 악취가 발생된다.

악취는 주로 물질의 발효·부패에 따른 분해가스의 배출과 염소, 염화수소, VOC등 악취를 유발하는 화학물질의 누출, 물질의 불완전연소에 따른 소각가스 등에서 발생하는 경우가 많으며, 이로 인해 주변 주민들로부터 민원을 야기시킨다.

발생원별 주요 악취물질을 살펴보면 축산시설, 분뇨·하수처리장, 사료공장, 펄프제조 등 물질부패가 예상되는 시설에서는 황화수소, 메틸메르캅탄류 등이 주로 발생되며, 합판제조, 도료제조, 인쇄·잉크제조, 도장시설 등 유기용제의 사용이 많은 시설에서는 벤젠, 톨루엔, 스티렌, 자일렌 등의 탄화수소류와 알데히드, 에스테르계 물질이, 비료 제조시설, 소각시설 등에서는 염소·염화수소 등이, 식료품 제조시설에서는 아민류 등의 물질이, 드라이크리닝·세탁시설에서는 트리클로로에틸렌, 테트라클로로에틸렌 등이 주로 배출된다.

일본 등 선진국에서 조사된 주요 사업장별 악취물질은 표 8-4와 같다.

표 8-4. 주요 악취발생사업장 및 악취물질

공장·사업장	물질	황화수소	메틸메르캅탄	황화메틸	이황화메틸	암모니아	트리메틸아민	아세트알데히드	스티렌	탄화수소류	케톤·알데히드류	알콜류	에스테르류	질소화합물	황화합물	저급지방산류	기타
축산농업	양 돈 업	●	●	◎	◎	◎										●	
	양 우 업	●	●	◎	◎	◎										●	
	양 계 업	●	●	◎	◎	●	●							◎		◎	
사료·비료제조공장	복합비료제조공업	◎	◎	○	○	●	○										
	생선뼈처리장	●	●	◎	○	○	●				◎	○		◎		○	
	동물뼈처리장	●	●	◎	○	○	●				◎	○	◎			○	
	닭분뇨건조장	●	●	◎	◎	●		◎								○	
	패더처리장	●	●	◎	◎	◎	◎	◎			●	○		◎			
식품제조공장	커피제조공장	○	●	○	○			○			○				●		
	축산식품제조공장	◎	○			○					○	○				○	
	수산식품제조공장	●	○			◎	●							◎			
	조미료제조공장	○	○								○	○	○		●		
	반찬공장	◎															
	빵·과자제조공장										○	○					
	차제조공장										◎	◎	◎	◎	◎		
	전분제조공장	●	○											◎		●	
화학공장	석유제조공장	◎	●	◎	◎	◎				●					◎		
	코크스제조공장	◎				◎		◎		◎	◎						페놀, 크레졸류
	펄프제조공장	●	●	●	●					●					◎		
	셀로판제조공장	●															
	화학비료제공장					●											
	무기화학공업제품제조공장	○				○									○		
	석유화학계기초제품제조공장	○	○	○				●		●	●	●	●				
	발효공장	◎	○								◎	◎	◎				

(계 속)

공장·사업장 \ 물질		황화수소	메틸메르캅탄	황화메틸	이황화메틸	암모니아	트리메틸아민	아세트알데히드	스티렌	탄화수소류	케톤·알데히드류	알콜류	에스테르류	질소화합물	황화합물	저급지방산류	기타
화학공장	플라스틱제조공장									◎	◎	◎	◎				DOP
	합성고무제조공장	○							●	●	◎	◎	◎		◎		
	레이용제조공장	●													○		
	유지가공제조공장	◎	○			○				◎	○	○	◎			◎	
	도료제조공장									●	●	●	●				
	인쇄잉크제조공장							◎		●	●	●	●				
	의약품제조공장	◎	◎			◎				◎	◎	◎			○		
	접착제제조공장									●	●	●	●				
	칠 공 장																무기산
	폐플라스틱재생공장							◎	◎	◎							무기산
	FRP제품제조공장								●	◎							
기타제조공장	섬 유 공 장	◎				◎									◎	◎	
	목재·목기품·가구제조공장									●	●	●	●				
	인 쇄 공 장							●		●	●	●	●				
	도 장 공 장							●		●	●	●	●				
	담배제조공장	◎				◎	●	◎	◎	◎	●	◎	◎	●	◎		
	피혁제조공장	◎	○			◎										○	
	주물제조공장					◎	◎				◎			◎			페놀, 크레졸류
	제 철 공 장	◎						◎		◎				◎	○		페놀류
서비스업·기타	폐기물처리장	●	◎	◎	○	◎		◎	○	◎	◎	◎	◎	◎	○	○	
	하수처리장	●	●	◎	○	◎				◎	◎			◎			
	분뇨처리장	●	●	●	◎	●							◎	◎		◎	
	화 장 장	◎	○	○	○	◎	●	◎	◎	○	○	○	◎	◎			
	도 축 장	●	●	◎	○	◎	◎				○		◎	◎		◎	
	사육처리장	●	●	◎	○	◎	◎	◎			◎	○	◎	◎		◎	
	병원·진료소 등	◎	○			◎						○					
	크리닝점·세탁공장																TCE, PCE
	음 식 점	○				○		◎									

(계 속)

공장·사업장 \ 물질		황화수소	메틸메르캅탄	황화메틸	이황화메틸	암모니아	트리메틸아민	아세트알데히드	스티렌	탄화수소류	케톤·알데히드류	알콜류	에스테르류	질소화합물	황화합물	저급지방산류	기타
서비스업·기타	사진관·현상소					○											
	주유소									●							
	프로판가스 충전소									◎					●		부취제, 고비점탄화수소류
	여관·호텔	○				○											
	미장원·이발소					●				○							
	폐품회수업	◎	○			◎				◎		○				○	
	자동차수리공장									●	●		●				
건설작업현장										○	◎						페놀, 크레졸류 (아스팔트 브랜트)
하수·용수		●	○	○	○	○											
쓰레기집하장		◎	◎	○	○	◎	◎	◎		◎	◎	◎	◎			◎	
개인주택		◎	◎	○	○	◎	○	◎									

비고 : ◎(측정에서 검출된 물질), ○(검출될 가능성이 있는 물질), ●(악취의 원인이 되고 있는 물질)

4. 폐기물 처리

폐기물 처리는 예전과 같이 자연계의 자정능력에 따라 자연순환과정을 거쳐 처리하는 것이 합리적 방법이지만 현대사회에서는 다양한 종류의 대량 발생되는 배출폐기물을 종전 방식대로 처리한다는 것은 불가능하여 각국에서 폐기물의 처리 및 관리에 고심하고 있다.

4-1. 인분뇨

우리 나라의 수거대상지역에서 발생되는 인분뇨는 29,949㎘/일로서 전체 40,000㎘의 60%에 해당된다.

하수도와 수세식변소의 보급에 따라 인분뇨의 수거량이 급격히 감소될 것으로 예상되나 하수처리장이 설치되어도 하수관과 가정의 수세식면소와의 연결이 단시간내 이루어질 수 없기 때문에 점진적으로 감소될 것이다. 수세식변소의 정화조에서 발생된 이는 현재와 같이 분리수거해서 별도처리하지 않으면 안된다.

우리 나라에서 인분뇨의 처리는 ① 하수처리장 ② 분뇨종말처리장 ③ 정화조 ④ 오수정화시설에서 이루어진다. 수세식변소에서 방류되는 유출수는 기준치는 BOD 40ppm, SS 70ppm, 대장균군 MPN 3,000이하로 되어 있으나, 기준 이하의 수질로 방류시키는 것은 쉽지 않은 일이다.

4-2. 생활폐기물

(1) 매 립

도시쓰레기는 주로 가정에서 배출되는 폐기물로서 서울 등 대도시의 아파트단지에서의 쓰레기는 각 가정에서 분리하여 보관된 쓰레기는 수집 운반차에 인계되어 매립장소로 이동 처리된다.

저지에 매몰된 쓰레기는 토지 및 택지조성용으로 활용되나 환경오염문제를 고려하지 않은 부적당한 매립이 원인이 되어 누수에 의한 지하수 오염이 종종 발생되고 있다. 특히 지하수 중 질산태질소(NO^3-N)의 축적은 인간 및 동물건강에 악영향을 미친다.

미국 공중보건국에 따르면 음료수 중 NO^3-N함량이 10ppm이상이면 불합격으로 판정한다. 또한 NO^3-N은 하천 및 호수의 부영양화를 가져와 algae등의 이상생육을 야기시킨다.

쓰레기의 분리수거는 쓰레기의 양을 줄이고 재활용할 수 있는 폐기물양을 늘이게 되며 쓰레기를 분리수거함으로써 가연성 폐기물의 연료화로 매립폐기물양이 감소된다. 폐기물의 용적을 감소시키는 효과적인 방법은 소각으로, 이때 남은 재는 소량으로 매립하는데 편리할 뿐만 아니라 NO^3-N성 분도 없어 지하수 오염문제도 유발하지 않게 된다.

매립은 종전의 노천투기방법(open dumping)을 지양하고 위생매립방법(sanitary

land fill)으로 전환되고 있으며 우리 나라에서도 현재까지 비위생적인 노천투기방식에 의하여 임야, 농경지, 저지에 폐기물을 매립하여 평지를 조성하여 왔으나, 앞으로는 쓰레기를 순서대로 쌓아 올리거나 또는 굴착한 연후에 매립하고, 반드시 토양으로 표면을 덮는 위생 매립법으로 바꾸어, 곤충, 쥐 및 기타 병원균의 번식을 억제할 수 있을 뿐만 아니라 돌발적인 가스폭발 등으로 유발될 수 있는 화재 등을 미연에 방지할 수 있을 것이다. 그러나 이 방법 역시 강우가 많은 지방에서는 표층 및 지하수 오염에 특히 유의하여야 한다.

유기물이 많이 함유된 폐기물을 매립할 경우 혐기성 발효를 하게 되고 CH_4, H_2S, CO_2, H_2 및 유기산이 생성된다. 유기산은 석회물질을 용출시켜 지하수를 오염시키고 메탄가스는 매립후 3~5년간 발생되며 쉽게 대기로 이동되는 관계로 큰 피해는 없다. 그러나 쓰레기 매립후 건물을 축조할 경우 가스가 대기로 원만하게 이동하지 못할 때 폭발할 위험성이 크다.

(2) 소 각

소각처리는 폐기물을 가능한 자원화하고 그 잔사물을 안정, 무해하게 할 뿐 아니라, 감량화하여 위생적으로 처분하는 방법으로 부패성 폐기물이 무기화되고 병원성 생물은 고열에서 사멸하게 된다.

소각시 연소가 양호하지 않을 경우 매연이 다량으로 발생되어 대기오염의 원인이 될 뿐 아니라 미연소분이 남게 되므로 양호한 연소가 되도록 해야 한다. 양호한 연소상태를 유지하기 위해서는 폐기물과 공기가 적당한 비율로 소각로에 유입되어야 하는데, 일반적으로 산소와 쓰레기의 접촉을 크게 하여야 하며, 수분을 다량 함유한 폐기물은 전단계로서 예비건조가 필요하다.

도시쓰레기는 지역 및 계절에 따라 차이가 있으나, 유기성쓰레기의 주체는 셀룰로오스로 구성분이 대체로 일정하여 각국에서는 쓰레기 특성에 맞는 소각로를 건설하여 운영하고 있다.

(3) 비료화

대량으로 쓰레기를 처리할 수 있는 방법으로는 유기성 폐기물의 비료화가 있다. 분리수거된 유기물은 미생물의 호기성 분해작용으로 퇴비화되며 그 산물인 유기질 비료는 토양개량제 및 비료로서 토양에 환원된다. 쓰레기 퇴비제조에 있어서는 우선 쓰레기의 분리수거가 전제되어야 한다. 연탄재와 플라스틱류, 금속, 유리 등이 혼합된 쓰레기는 부적합하며 특히 유리 금속편이 많이 함유될 경우 토양에 환원하는데 문제가 있다.

현재 많이 활용되는 퇴비화공법의 원리는 호기성 조건에서 소화(digestion)하는 과정을 거쳐 안정된 퇴비를 생산하는 것이다. 소화과정 중 고온은 쓰레기중의 병원균, 기생충알 등을 사멸시켜 위생적인 제품이 생산된다.

4-3. 산업폐기물

각종 산업체로부터 배출되는 산업폐기물은 산업체와 전담처리업자가 수거처리하고 있으며 폐기물 종류별 일반 폐기물 발생현황은 표 8-5와 같다.

산업폐기물 처리도 도시쓰레기의 경우와 같이 주로 매립에 의존하고 있고 재활용은 도시 쓰레기에 비하여 매우 높은 비율을 점유하고 있다.

표 8-5. 폐기물 종류별 일반폐기물의 발생현황(톤/일)

폐기물 종류별	2000	1999
총 계	226,667	214,180
가연성	57,213	60,226
불연성	155,751	140,734
재활용성	13,704	13,220
생활계폐기물	46,438	45,614
가연성	27,676	27,312
불연성	5,058	5,082
재활용성	13,704	13,220
사업장배출시설계폐기물	101,453	106,345
가연성	24,330	28,489
불연성	77,.123	77,856
건설폐기물	78,777	62,221
가연성	5,207	4,425
불연성	73,570	57,796

*환경청, 2002

(1) 매 립

산업폐기물은 매립 전에 탈수, 소각, 파쇄 등의 처리과정을 거쳐야 하며, 환경보전법으로 규제하고 있는 유해물질의 함량이 수준 이하일 때에만 매립이 가능하고 또,

매립지로부터 유출되는 유출수의 저류 정화시설 등의 적절한 시설을 갖춰 매립하도록 되어 있으나 대부분의 일반 매립지에 매립되고 있는 실정이다.

특히 특정 유해산업폐기물은 시설기준을 갖춘 매립장에 매립되어야 한다.

(2) 재활용

산업폐기물은 상당량이 재활용되고 있으며 일본의 경우 재활용은 폐기물의 55%에 이르고 있어 반 이상이 자원화되고 있다. 우리 나라에서도 산업폐기물이 재활용은 일찍부터 실행되고 있으며 제철폐기물인 광재(slag)가 비료로서 대량 이용되는 등 이용비율이 다른 폐기물에 비하여 매우 높은데, 앞으로도 활용가치가 있는 폐기물을 회수이용한다면 이용비율은 더 증대될 것이다.

한편 산업폐기물이 유기성일 경우 이를 이용하여 퇴비를 제조하는 것은 도시쓰레기의 경우보다 유리한 점이 많으며, 활성오니를 이용한 퇴비제조는 우리 나라에서도 시도 된 바 있고, 외국에서는 실용화되고 있다. 또한 오니(sludge)를 이용하여 혐기성 발효를 시켜 메탄가스를 생산하여 공장 자체의 에너지 열원으로 활용하고 있는 기업도 있다.

(3) 소 각

산업폐기물은 산업의 종류와 생산과정이 상이하여 고상에서 액상까지 다양하게 배출되므로 도시폐기물과 같이 일률적으로 소각처리가 곤란하다. 산업폐기물의 소각은 유기성 폐기물에 국한되므로, 대개의 유기성 폐기물은 유해 중금속 등이 함유되지 않는 한 퇴비화나 메탄가스화시켜 자원으로 활용할 수 있어 소각처리량은 적어지게 된다.

(4) 해양투기

폐기물의 해양투기는 2차 대전 전까지만 해도 큰 논쟁없이 시행되어 왔다. 해양이 점차 오염되어감에 따라 폐기물의 해양투기를 규제할 목적으로 국제협약이 이루어져 연안국가는 특히 해양오염방지에 노력하고 있다.

우리 나라의 경우 최근 산업폐기물의 해양투기가 일부 산업체에서 시도되고 있다. 폐기물 중 유기성이면서 유해물질이 없는 것은 활성오니 등 고비용 처리법보다는 어류의 영양원으로 해양에 투척하는 것도 바람직하다고 보며, 해양투기가 적합한 폐기물에 한하여 시행할 수 있도록 문호가 개방되어야 할 것이다.

5. 소음과 진동

5-1. 소음의 정의

주관적 개념의 정의는 자신이 원하지 않는 소리(unwanted sound)라고 규정하며, 물리적인 면에서 정의는 불규칙음, 비주기적이고 고주파음역의 특성을 나타내는 소리를 말한다. 소음의 크기는 dB(decible), phone, sone 등이 사용되는데 dB는 음의 강도 즉 음의 에너지 양을 말하며, phone은 음의 크기를 나타내는 단위로서 주파수를 말하며, sone은 감각의 크기를 나타내는 단위로 1,000Hz의 순음이 40dB일 때 1sone이 된다. 일상 생활에서 사용되는 대화의 주파수는 250~3,000Hz의 범위이며 건강한 청년의 가청 범위는 20~20,000Hz이다.

5-2. 생체에 미치는 소음의 영향

소음은 인간생체에 미치는 작용은 다음과 같다.

(1) 불쾌감과 수면장애

소음의 종류와 크기는 개인의 차에 따라 많은 차이가 있으며 대체로 고주파음이 저주파음보다 더욱 불쾌하며, 병원이나 휴양시설 지역은 45~49dB(A), 주택지역은 50dB(A), 산업지역은 55~59dB(A)이상에서 불편을 느끼고, 야간에는 35dB(A)이상에서 수면장애를 유발한다.

(2) 청력에 대한 작용

소음의 청력장애 요인은 소음의 음압수준, 주파수, 폭로시간, 폭로회수, 소음작업장에서의 근속기간, 개인의 감수성에 따라 달리 나타난다.

(3) 회화 방해(SIL : speech interference level)

이것은 소음의 음폐 현상(masking effect)에서 비롯되며, 어느 두 가지 음이 서로 방해가 되어 대화와 듣기가 어려운 현상을 말한다.

(4) 일반 생리반응

교감신경에 작용하여 흥분, 불안, 및 위기능이 감퇴되며 전신 근육이 긴장되기도 한다.

(5) 작업방해

주의력이 저하되어 작업 능률의 비효율성이라는 2차적 장애를 초래한다.

5-3. 소음의 허용기준

소음의 허용기준은 소음계의 A특성으로 측정할 때 90dB(A)에 8시간 폭로될 때를 허용기준으로 한다. 또한 8시간을 기준으로 5dB(A)증가시 허용시간은 1/2로 감소되는 소위 5dB(A)법칙이 적용된다.

5-4. 소음의 관리 방법

(1) 작업장관리

- 소음이 적은 시설장비의 도입, 노후 시설 교체
- 소음 발생 공정의 격리
- 시설물 설치시에 방진장치 이용
- 소음발생원의 밀폐
- 방법의 개선
- 건물 내벽의 흡음재 처리와 반사음 차단 구조
- 방음벽, 차음커텐 등의 설치

(2) 작업자 관리

- 폭로시간 단축
- 보건교육
- 보호구 착용

5-5. 진동의 정의

진동이란, 물체가 외벽에 의하여 평형상태에 있는 위치에서 전후, 좌우 또는 상하로 흔들리는 것을 말한다. 진동의 크기는 변위, 속도, 가속도 등으로 나타낸다.

5-6. 생체에 미치는 진동의 영향

진동의 생체 작용은 진동의 종류에 따라서 다음과 같이 나타난다.

(1) 전신진동

4~12Hz 범위의 진동에서는 압박감과 동통감을 받게 되며 심하면 공포감과 오한을 느낀다. 고관절, 견관절 및 복부 장기가 공명하기도 한다. 20~30Hz에서는 두개골이 공명하기 시작하여 시력 및 청력 장애를 초래하고 60~90Hz에서는 안구가 공명하게 된다. 진동에 장시간 노출되면 만성장애가 초래되며 요천부의 동통이 발생된다. 때로는 신장에 경미한 손상을 입어 드물게는 소량의 혈뇨도 나온다. 일시적인 호흡 및 심장기능과 말초순환의 수축, 혈압상승, 맥박증가, 내분비계통에 미치는 영향 등으로 월경장애, 위장장애, 척추 이상 등을 유발한다.

표 8-6. 생활소음규제기준의 범위 (단위 : dB(A))

<table>
<tr><th rowspan="2">대상지역</th><th colspan="2" rowspan="2">시간별 / 대상소음</th><th>조 석</th><th>주 간</th><th>심 야</th></tr>
<tr><th>(05:00~08:00)
(18:00~22:00)</th><th>(08:00~18:00)</th><th>(22:00~05:00)</th></tr>
<tr><td rowspan="4">주거지역, 녹지지역, 취락지역 중 주거지구, 관광 휴양지역, 자연환경보전지역, 학교·병원의 부지 경계선으로부터 50m 이내 지역</td><td rowspan="2">확성기에 의한 소음</td><td>옥외설치</td><td>70 이하</td><td>80 이하</td><td>60 이하</td></tr>
<tr><td>옥내에서 옥외로 방사되는 경우</td><td>50 이하</td><td>55 이하</td><td>45 이하</td></tr>
<tr><td colspan="2">공장 및 사업장의 소음</td><td>50 이하</td><td>55 이하</td><td>45 이하</td></tr>
<tr><td colspan="2">고사장의 소음</td><td>65 이하</td><td>70 이하</td><td>55 이하</td></tr>
<tr><td rowspan="4">상업지역, 준공업지역, 일반공업지역, 취락지역 중 주거지구의 지구</td><td rowspan="2">확성기에 의한 소음</td><td>옥외설치</td><td>70 이하</td><td>80 이하</td><td>60 이하</td></tr>
<tr><td>옥내에서 옥외로 방사되는 경우</td><td>60 이하</td><td>65 이하</td><td>55 이하</td></tr>
<tr><td colspan="2">공장 및 사업장의 소음</td><td>60 이하</td><td>65 이하</td><td>55 이하</td></tr>
<tr><td colspan="2">공사장의 소음</td><td>70 이하</td><td>75 이하</td><td>55 이하</td></tr>
</table>

비고 : 1. 대상지역의 구분은 국토이용관리법에 준하며 도시지역은 도시계획법에 따른다.
2. 공사장 소음의 규제기준은 주간의 경우 소음발생시간이 1일 2시간 미만일 때에는 +dB, 2시간 이상 4시간 이하일 때에는 +5dB를 보정한 값으로 한다.
3. 확성기 사용기준 : 옥외에 설치한 확성기의 사용은 1회 2분 이내로 하며, 15분 이상 간격을 두어야 한다.

(2) 국소 장애

진동도구를 사용하는 근로자의 경우 말초혈관운동의 장애로 인하여 혈액순환이 저해되어 손가락이 창백해지고 동통을 느끼게 한다. 뼈 및 관절에 장애를 유발시킨다.

(3) 진동대책

① 전신진동의 대책

· 원인제거
· 전파경로 차단
· 완충장치
· 작업시간 단축
· 보건교육
· 적성배치에 고려해야 할 질환(내장하수증, 다발성 신경염, 자궁탈)

② 국소진동의 대책

· 공구개선
· 완충장치
· 보온대책(14℃이하)
· 작업시간 단축(1일 2시간 이내)
· 보건교육
· 적성배치에 고려해야 할 질환(다발성 신경염, 류마티스성 질환, 레이노씨병)

9장. 내분비 장애물질과 건강

1. 내분비 장애물질의 개념

1-1. 정 의

생체내 호르몬 중 성호르몬은 대개 스테로이드계 호르몬으로 크게 여성호르몬인 에스트로젠과 남성호르몬인 안드로젠 등으로 구분된다. 이러한 스테로이드계 성호르몬은 핵에 존재하는 수용체 단백질과 결합하여 생체의 성기능과 관련된 단백질뿐만 아니라 세포의 성장과 밀접한 관련을 맺는 성장인자 및 면역과 관련한 싸이토카인 등의 발현에 관여하는 생체내 조절기구이다. 따라서 어떠한 외인성의 화학물질이 이들 호르몬과 같이 호르몬 수용체와 결합하여 생체에 영향으로 생체 내에서의 반응은 매우 심각하다 내분비계 장애물질(endocrine disupting chemicals, EDCs)이란 사람이나 동물의 내분비계(endocrine system)의 기능을 변화시키는 외인성(exogenous) 단일물질이나 혼합물질로 결과적으로 사람이나 동물의 자손, 집단에 건강상 위해를 주는 물질이다. 이러한 물질은 비단 내분비계에만 영향을 미치는 것이 아니라 신경계 및 면역계와 밀접한 관련을 맺어 번식에 영향을 줄 수 있다.

미국의 EPA(Environmental protection agency)는 생물의 항상성, 생식(번식), 발달(분화) 또는 행동을 조절하는 체내 호르몬의 합성, 분비, 운반, 결합, 작용 또는 분해(소멸)등을 간섭하는 외부 물질로 정의하였으며, OECD에서는 내분비계 기능을 변화시켜서 2차적으로 개체나 그 자손의 건강상의 유해영향을 유발할 수 있는 외부물질이라고 정의하였다.

이와 같이 정의의 공통점은 인체 내에서 합성되지 않는 외부물질이라는 것이며, 내분비계에 영향을 주어 유해영향을 나타낸다는 것이다. 따라서 내분비계 장애물질은 내분비계의 간섭을 통하여 인간 및 생태계의 건강상 유해영향을 줄 수 있는 모든 종류의 외인성 화학물질이라고 할 수 있다.

이러한 물질들이 수질이나 토양 중에 잔류하여 그대로 자연의 먹이사슬을 통해 동물이나 사람의 체내에 축적되어 인간의 건강을 위협하고 있다. 기형아의 탄생이나, 동물들의 기형화 및 암컷화 경향이 최근 십년간 뚜렷하게 증가되었고 아이들의 과민행동증 유발, 특히 남성 및 여성의 생식기관과 관련된 여러 종류의 질병들이 현저하게 증가하였다. 특이할만한 비정상적인 정자수의 현저한 증가와 정자수의 반감이며 이러한 물질들은 여성의 유방암 등 호르몬 관련 암 등을 일으키는 주요한 요인으로 밝혀지고 있다. 또한 이러한 환경오염 물질이 유즙을 통하여 우리의 후세에 전해지고 엄마의 모유에 함유되어 있다는 사실이 미국의 미시간주 오대호와 일본의 소각장 주변의 역학 조사에 의하여 알려졌다.

그러나 아직 내분비계 장애물질과 그 영향에 대한 인과 관계가 확실하게 증명된 것은 많지 않다. 현재 인체 및 생태계 영향을 평가하기 위한 방법들은 메카니즘에 의한 것보다는 일반적으로 잘 알려진 영향들에 초점이 맞추어져 있으며, 내분비계와 이러한 영향들간의 관련성에 대해 충분한 평가가 이루어져 있지 않고 있다. 또한 일반적으로 내분비계 장애물질을 평가하는 방법으로는 시험관내 시험, 생체내 시험 및 역학 조사의 세 가지 방향에서 주로 연구가 이루어지고 있다.

1-2. 내분비계

내분비계란 호르몬을 분비함으로서 인간을 포함한 동물의 생식, 대사, 분화, 발달을 조절하고 통제하는 기능을 하는 기관을 말한다. 이러한 내분비선은 일반적으로 알려진 생식계에만 존재하는 것이 아니라 뇌, 이자 등 매우 다양한 조직 및 기관에 존재한다.

(1) 호르몬

호르몬이란 내분비선(관이 없이 혈액 또는 체액으로 분비하는 선)에서 분비되는 물질이다. 이들 물질은 혈액을 따라 이동하여 멀리 떨어져 있는 조직이나 기관의 생리 기능에 영향을 준다. 호르몬의 화학적 성분은 당단백질, 다중펩티드, 펩티드, 스테로이드, 변화된 아미노산, 카테콜아민, 프로스타글랜딘 등이다. 이들은 매우 낮은 농도(10^9~10^{12}g/㎖)에서 작용하고 혈액을 따라 이동하며 자유로운 상태로 존재하거나 혈장 단백질과 결합된 상태로 존재한다. 호르몬이 체내에서 매우 낮은 상태로 존재하며 생리작용, 항상성 등을 조절하고 있기 때문에 비슷한 특성을 가진 환경오염물질에 소량 노출될 경우라도 매우 위험한 상황이 될 수 있다.

(2) 호르몬의 작용

호르몬은 특이한 세포막이나 핵에 있는 수용체에 결합하면 생장, 조절 및 항상성 유지 등의 작용을 하게 된다. 스테로이드와 갑상선 호르몬은 세포내의 단백질 수용체와 결합하여 DNA의 전사(단백질을 만들기 위하여 mRNA를 만드는 과정)를 위한 신호로 작용하여 유전자 발현을 조절한다. 스테로이드 계열의 호르몬은 지용성이기 때문에 막의 통과가 용이하다. 단백질 또는 펩티드 호르몬은 분자가 커서 막을 쉽게 통과하지 못하기 때문에 세포막을 사이에 두고 신호전달과정(signal transduction)을 통하여 세포내 효소나 이온 채널의 활성 등을 조절한다. 중요한 내분비선으로는 시상하부, 뇌하수체, 갑상선, 부갑상선, 이자, 난소, 그리고 정소 등이 있으며, 이외에도 태반, 간, 신장 등이 있다. 이러한 기관에서 분비된 호르몬은 성장, 물질대사, 다른 내분비기관과 생식 능력 등을 조절한다.

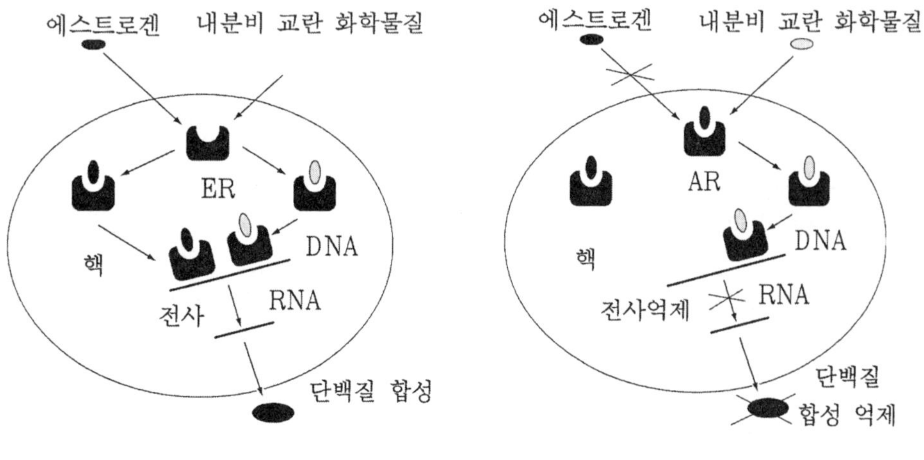

(a) Estrogen(여성 호르몬) 유사 작용 (b) Androgen(남성 호르몬)의 저해

그림 9-1 내분비 장애물질의 작용기구

(3) 내분비계 장애물질의 작용

내분비계 장애물질은 호르몬 합성, 저장 및 분비, 호르몬 운반 및 제거능력, 호르몬과 수용체 결합 및 인식 기능 그리고 신호전달과정 등 호르몬 작용을 위한 모든 단계에서 간섭이 가능하다. 따라서 서로 다른 여러 가지 화학물질이 합성 및 분해의 모든 과정에 작용하여 상승 또는 부가 효과가 일어날 수 있다. 또한 자연상태로 오염물질이 매출되어 여러 가지 물질이 혼재하고, 이들이 여러 종의 생물에 의하여 대사될 경우 예상할 수 없는 변화를 통해 2차적으로 발생되는 물질들에 의한 영향도 배제할 수 없다.

표 9-1. 내분비교란물질이 작용효과

	물질명	현 상
호르몬 합성 변화 가능성	fenarimol(fungicide, aromatase inhibitor)	에스트로젠 합성 억제
	환경 에스트로젠, 안드로젠	LH, FSH의 glycosylation(glycosylation 저하시 호르몬의 생리적 기능 저하시 호르몬의 생리적 기능 저하)에 영향을 주어 뇌하수체 호르몬 합성에 영향을 줌
	dithiocarbamates metam sodium carbon disulfied	에피네피린, 멜라토닌과 같은 펩티드나 스테로이드 계열이 아닌 호르몬 합성에 영향을 줌
호르몬 저장 및 분비의 변화	환경 에스트로젠	LH 수용체의 활성화에 의하여 분비되는 테스토스테론의 경우 LH 수용체를 막는 화학물질에 의하여 호르몬 분비가 억제
	금속이온	단백질로 된 호르몬은 신호전달물질의 활성화에 의하여 분비가 조절되는데, 중요한 신호전달물질의 하나인 Ca^{2+}의 흐름을 간섭하여 뇌하수체 호르몬의 분리를 억제
호르몬 운송 및 제거기능 변화	salicylates diphenylhydantoin	thyroxine(갑상선 호르몬)이 결합하는 thyroxine-binding globulin에 영향을 줌으로서 혈장내 T4 (thyroxine)의 농도 조절
	DDT 유사체	간의 마이크로좀의 모노옥시게나아제 활성에 대한 강력한 촉진제인 DDT 유사체들은 산화효소계에 의하여 체내의 안드로젠 분해를 증가시켜 안드로젠의 농도를 감소시킴
	lindane (γ-hexa-chlorocyclohexane)	에스트로젠의 제거를 증가시켜 농도를 감소시킴
	TCDD(dioxin)	간에 있는 UDP-gluconosyltransferase의 활성을 증가시켜 혈청 내에 있는 T4(thyroxine)의 농도를 감소시킴

	물질명	현 상
호르몬과 수용체 결합 및 인식기능 변화	methoxychlor, chlordecone, DDT, PCBs, alkylphenols, nonylphenols & octylphenols	에스트로젠 수용체 기능의 방해
	Dicarboximide	안드로젠 수용체에 대한 반작용물질(antagonist)로 작용
	DDE(DDT의 분해산물)	안드로젠 수용체와 결합할 수 있으며, 테스토스테론에 의하여 유도되는 세포내 반응을 억제함
신호전달 과정변화	납, 아연, 카드뮴	세포막에서 일어나는 칼슘이온의 이동을 억제
	Pertusis toxins	G 단백질의 혼란
	lindane, Tamoxifen	포스파티딜 이노시톨의 turnover를 감소시킴
	TCDD	TCDD 노출 후 간접적인 영향에 의하여 스테로이드 호르몬 수용체의 활성화가 낮아지는 경향으로 변화됨

2. 내분비계 장애물질의 종류

2차 대전의 '화학혁명'을 통해 현대문명은 농약 등 엄청난 화학물질을 환경에 쏟아부었다. 내분비계 장애물질은 사람의 지방, 자궁 외의 양수, 모유, 북극곰, 심해의 고래, 정원의 토양, 플라스틱 용기, 합성세제, 화장품, 장난감, 컴퓨터 등 어디에나 존재한다. 지금까지 140종이 넘는 화학물질이 환경호르몬으로 밝혀졌고, 그 수는 계속 늘어나고 있다.

이와 같이 내분비계 장애물질은 농약류나 환경오염 물질에 국한되지 않고 식품, 의약품, 생활용품, 산업물질등 광범위하다. 대표적인 물질로는 약물로서 피임제인 DES, 식물로서 생식기계통 장애유발을 일으키는 파이토에스트로젠(phytoestrogen, 식물성 에스트로젠), 환경오염물질인 유기염소제제농약, 잔류성 유기할로겐화합물, 공업용재료, 중금속 및 배출물질이다. 또한 결합과정에서 호르몬 수용체 모방작용을 하는 물질로는 DES, 비스테놀 A, 노닐페놀, 프탈레이트, 호르몬수용체 촉발을 유도하는 물질은 dioxin, PCB, 간접적 영향으로는 갑상선과 성장호르몬에 영향을 주는 물질로 납 등이 있다.

인위적으로 합성된 내분비계 장애물질은 살충제와 관련된 물질이 많으나 다이옥신, PCB, DDT와 같은 기존의 유기염소계 화학물질과 프탈레이트, 비스페놀 A, 폴리페

닐 에톡실레이트 등과 같이 플라스틱 또는 세제와 관련되어 실제 생활과 매우 손쉽게 이용되는 물질도 있으며 일부 중금속도 관여하는 것으로 알려져 있다. 현재 우리나라에서는 세계야생보호기금 목록을 기본으로 하여 내분비계 장애물질을 관리하고자 하며, 세계야생보호기금 목록의 67종 중 제조・수입・사용 사례가 없는 물질은 16종, 제조・수입・사용 사례가 있는 물질은 51종이며, 이중 규제 물질 42종(유해화학물질관리법, 농약관리법, 산업안전보건법), 사용금지 15종, 취급제한 4종, 기타 유독물 및 농약관리법의 관리물질 16종으로 규제하고 있으며, 미규제 물질은 총 9종이다.

표 9-2. 내분비계 장애물질 종류

구 분	종 류
자연성 내분비계 장애물질	콩, 사과, 버찌, 밀 등에 함유된 물질로 식물성 여성 호르몬인 phytoestrogen
약물성 내분비계 장애물질	합성여성호르몬으로 유산방지의 목적으로 사용된 diethyl stillbesterol(DES)
약물성 내분비계 장애물질	persistent organohalogens : dioxins, HCB, PCP, furans, PCB, octachlorostyrene 등
	제초제 : 2,4-D, 2,4,5-T, amitrole, atraBine, nitrofen 등
	항균제 : benomyl, mancozeb tributyl tin(TBT) 등
	살충제 : chlordane, DDT/DDE/DDD, endosulfan, ethylparathion, methoxychlor 등
	산업화합물 : 알킬 페놀, 비스페놀 A, 프탈레이트 등
	중금속 : 카드뮴, 수은, 납 등

3. 천연식품중의 내분비계 장애물질

내분비계 장애물질은 식물에서 자연적으로 합성되는 식물 에스트로젠과 인위적으로 합성되는 화학물질로 구분하며 식물 에스트로젠은 약 300여종의 식물에서 20종류의 화학물질이 발견되었다.

식물성분 중에서도 내분비계 장애물질의 작용을 갖는 것으로 알려지고 있는 것이 파이토에스트로젠(phytoestrogen)이다. 이 파이토에스트로젠은 특수 성분으로서 종류는 약 29종이 있으며, 주성분으로는 이소후라보노이드(isoflavonoid)류와 리그난(lignan)류 등이 있다. 이들 모두 다 천연의 성호르몬과 공통성을 갖는 구조를 가지고 있는 것이 특징이다. 사람이 섭취하고 있는 식물에서도 이들 호르몬이 많이 함유되어 있는데 특히 이소후라보노이드류는 콩과 식물, 그 중에서도 완두콩에 제일 많이 분포되어 있다.

식물계에 분포되어 있는 파이토에스트로젠 중에서 이소후라보노이드류에 속하는 내분비계 장애물질로는 daidzein, genistein, formononetin, biochanin A 및 coumestrol 등을 들 수 있다.

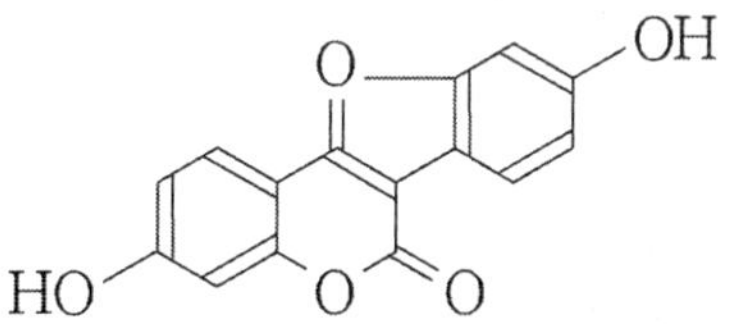

Coumestrol

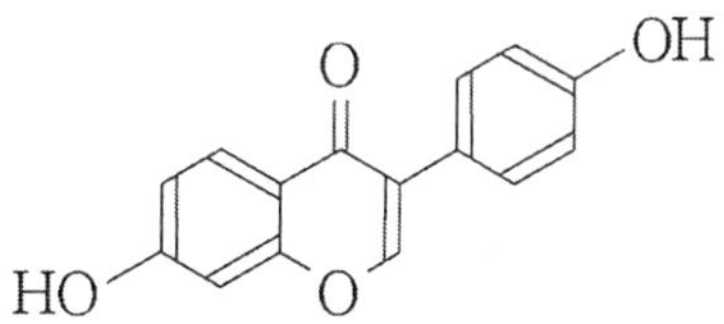

Daidzein

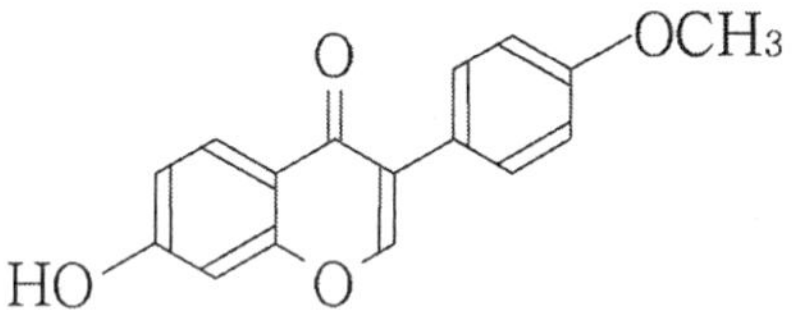

Formononetin

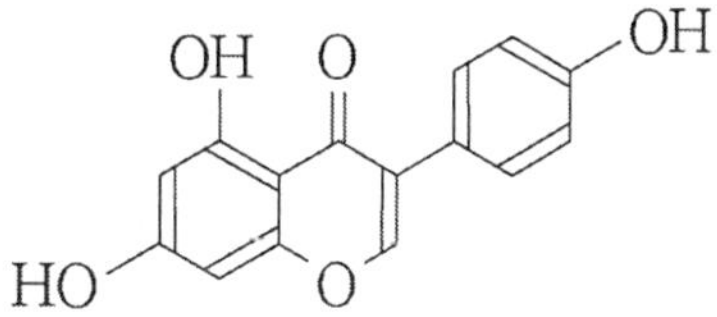

Genistein

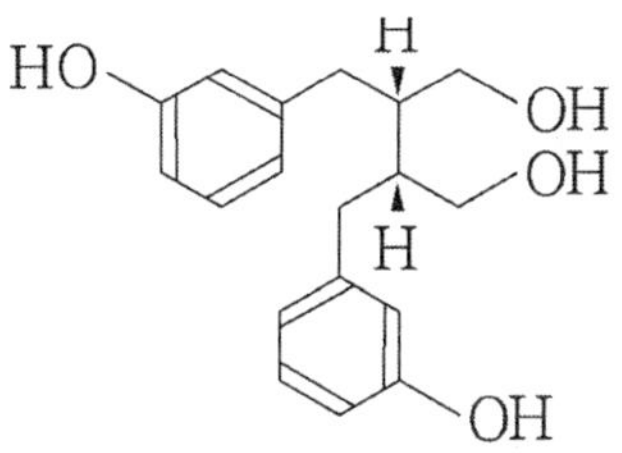

ENTERODIOL

Enterodiol

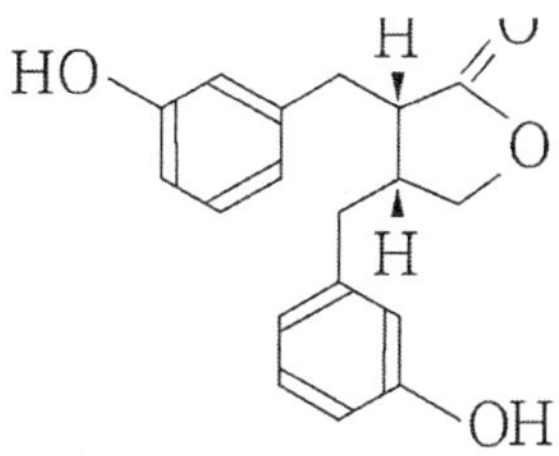

ENTEROLACTONE

Enterolactone

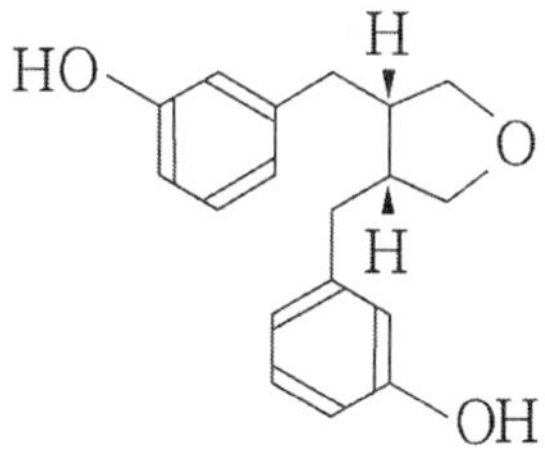

ENTEROFURAN

Enterofuran

표 9-3. Daidzein이 분포된 식물계의 과와 속

과	속
Leguminosac (콩)	Cicer Genista(금작화) Phaseolus(팥) Trifolium(달구지풀속) Podocarpaceae(아귀나무과) Podocarpus Erythrina(해동피) Glycine(대두콩) Pueralia(칡)

표 9-4. Formononetion이 분포된 식물계의 과와 속

과	속
Leguminosac (콩)	Genista(금작화) Phaseolus(팥) Trifolium(달구지풀속) Glycyrrhiza(감초) Astragalus(자운영) Glycine(대두콩) Pueralia(칡) Pisum(완두콩)

표 9-5. Genistein이 분포된 식물계의 과와 속

과	속
Leguminosac (콩)	Genista(금작화) Phaseolus(팥) Trifolium(달구지풀속) Lupinus(루핀) Erythrina(해동피) Glycine(대두콩) Pueralia(칡) Sophora(회화나무) Dolichos

표 9-6. Coumestrol이 분포된 식물계의 과와 속

과	속
Leguminosac (콩)	Glycine(대두콩) Pueralia(칡) Pisum(완두콩) Glycyrrgiza(감초) Phaseolus(팥) Trifolium(달구지풀속) D olichos

표 9-3~6에서 보는 바와 같이 이소후라보노이드류 중 자연계에 가장 널리 분포되어있는 daidzein, formononetin, genistein 및 coumestrol은 팥과 대두콩에 많이 분포되어 있으며 biochanin A는 인체내에서 daidzein과 genistein으로 전환된다.

역시 리그난류는 여러 종류의 식물에 분포되어 있는데, 특히 아마인유에 많은 양의 리그난류를 함유하고 있다. 리그난류는 원래 식물에만 존재하는 화합물이었으나 이것이 사람에 섭취되어서 장내세균의 대사에 의해서 enterodiol과 enterolactone 및 enterofuran이 생성되어 진다.

파이토에스트로젠의 작용

식품 내에 존재하는 유사호르몬으로서 phytoestrogen과 phytosterol이 있는데, 이들 중 phytoestrogen이 폐경기 이후의 여성에게 에스트로젠 대체 작용을 할 수도 있다. 이 물질은 내분비계 장애물질에 의한 독성작용보다는 질병예방 차원에서 많은 연구가 수행되고 있다. 한편으로는 다량 섭취 경우 동물들에게 불임을 야기시킬 수도 있으며, 또한 발생 및 발육과정에 비정상적인 영향을 미칠 수도 있다.

여러 복합적인 이유에서 식물성 에스트로젠 등의 유무해의 결론은 확실히 내리지 못하고 있으나 일부 연구결과에 의하면 유효생리 활성물질이라고 말한다 일반적으로 구조가 유사한 화합물은 내분비계 장애작용을 나타내는 수용체에 결합한 경우 원래의 호르몬과 동일한 작용을 하는 때와 결합을 하지만 작용을 나타내지 않아 원래 물질이 결합하는 것을 방해하는 것에 의해 작용을 약하게 하여 결과적으로 완전히 반대의 작용을 할 때도 있다.

Genistein은 뛰어난 항암효과를 나타내며, 특히 유방암과 전립선암의 예방효과가 높

으며, 또한 genistein은 여성 호르몬인 에스트로젠과 유사한 작용을 나타내므로 폐경기 여성의 에스트로젠 결핍으로 인해 유발되는 골다공증의 예방과 진행에 억제 효과를 나타낼 수도 있다. 식용식물에서도 이들 내분비계 장애물질이 많이 함유되어 있는데 특히 콩이 함유된 음식이나 발효시킨 콩의 식품의 경우 많이 함유되어 있다. 이들 콩 함유 식품들은 한국을 비롯하여 전 세계의 지역마다 그 소비 형태나 양이 매우 다르다. 표 9-7에서 보는 바와 같이 일본의 경우 두부 100g 섭취시 1일 24mg정도의 식물성 에스트로젠이 섭취된다고 보고 있다. 일반적으로 동남아시아 지역 사람들의 이소후라본류의 소비량은 대략 24~45mg정도로 나타내고 있는데, 이는 육식을 많이 섭취하는 구미인의 하루 소비량에 비하면 상당히 많은 양이라 할 수 있다.

표 9-7. 대두식품중의 phytoestrogen류의 함량(단위 ㎍/g)

식 품	측정량	Phytoestrogen			
		Daidzein	Genistein	Coumestrol	Formononetin
두 부	15	76	166	ND*	ND
장 유	3	8	5	ND	ND
두 유	10	18	26	ND	ND
콩나물	3	138	230	7	ND
미 증	2	266	376	NA**	ND

* : not detected, ** : not analyzed

1일에 45mg의 이소후라본류를 섭취하는 경우 건강한 여자의 호르몬 균형에 영향을 미쳐 월경 주기를 변화시키는 반응이 일어나며, 반대로 현재 세계적으로 이소후라본류가 많은 대두를 많이 먹고 있는 일본을 비롯한 동남아시아 국가들을 육류를 많이 먹고 있는 구미에 비교하면 유방암 이환율이 높지 않다고 역학적 조사결과가 나타났다. 그러나 특히 태아 및 신생아에 대한 영향은 대단히 예민하여서 유아식은 대두만으로 만들어진 것을 피하는 것이 좋다.

4. 용기 및 포장지 중의 내분비계 장애물질

식품용 기구나 용기・포장지의 재질은 크게 합성수지제, 고무제, 종이제, 금속제, 목제, 유리・도자기・법랑등으로 대별되며 이중에서 많이 사용되는 재질은 플라스틱이라고 하는 합성수지제로서 주로 폴리염화비닐(PVC), 폴리에틸레(PE), 폴리프로필렌(PP), 폴리스티렌(PS), 폴리카보네이트(PC), 폴리에틸렌테레프탈레이트(PET), 아크릴로니트릴스티렌(AS) 수지등 식품의약품안전청에서 고시한 합성수지제만도 약 30여종이 있다. 이중 내분비계 장애물질을 함유하거나 용출 가능성이 있는 것으로 의심되는 물질 및 이들의 용도는 다음 표 9-8과 같다.

표 9-8. 용기 · 포장 관련 내분비계 장애 물질

내분비계장애 추정 물질	사용용도(식품관련)	제 품	국내사용량 (톤/96년)
· 스티렌 다이머 및 트리머	· PS용기 제조원료	· 컵라면 용기, 일회용 컵, 도시락 용기 · 요쿠르트 용기, 두부용기, 식육 포장용기, 만두 포장 용기 등	18,879
· 디에틸헥실 프탈레이트 · 부틸벤질프탈레이트 · 디부틸프탈레이트 · 디에틸헥실 아디페이트 등	· 플라스틱 가소제 (연화제)	· PVC 랩 · PVC 밀킹 호스 · 용기, 필름 등	92,986 1,832 4,495 1,372
· 비스페놀 A	· 금속관의 에폭시 코팅제 · 폴리카보네이트 용기제조 원료	· 음료수 캔, 통조림등 · 유아용 식기, 급식용 식판, 젖병, 생수통 등	61,287
· PCBs	· 복사용지 잉크 제조원료	· 종이포장제(재생용지)	
· 알킬페놀 류	· 계면활성제 및 분산제, 플라스틱 수지의 안정제	· 세제, 향수, 화장품 플라스틱 용기 등	

4-1. PVC 용기 · 포장재(랩 등)와 프탈레이트

PVC는 가격이 저렴하면서도 내약품성, 내후성, 난연성, 전기절연성 등이 우수하기 때문에 필름, 용기, 완구, 가전기구 등이 우리 생활에 광범위하게 사용되는 플라스틱 재질로서 국내 수요가 년 86만톤 정도로 매우 많은 양이 일상생활에서 사용되고 있다. 식품용도로는 주로 랩이나 용기 등에 사용된다. 그러나 PVC랩 등과 같은 제품들

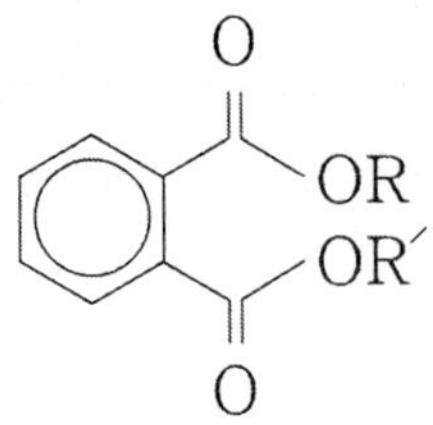

그림 9-3
Phthalate ester

을 만들 때 신축성과 접착성을 좋게 하기 위해 다량의 가소제를 혼합하는데, 주로 프탈레이트 화합물이 가소제로 사용되고 있으며 이 가소제들은 내분비계 장애물질로 추정되고 있으며 PVC 자체도 열분해시 다이옥신이 발생된다. 또한 프탈레이트 가소제 및 PVC의 광범위한 사용으로 인해 이들의 환경오염 실태는 비교적 넓게 분포되어 있다. 가소제 사용량은 일반적으로 파이프는 중량대비 10~20% 정도, 랩은 40~50% 정도이며 생산업체에 따라 품질, 가공성, 제조원가상, 한가지 혹은 다른 가소제와 혼합하여 사용하기도 한다.

가소제로 사용되는 프탈레이트계 에스테르 화합물 중 내분비계 장애물질로 의심되는 물질은 약 10여종으로 diethylhexyl phthalate(DEHP 또는 DOP), di-*n*-butyl phthalater (DBP), butylbenzyl phthalate(BBP), di-ethyl phathalate(DEP)와 그 외 adipate 계통인 di-ethyl hexyl adipate(DEHA)등이 있다.

4-2. 컵 라면과 스티렌 다이머 및 트리머

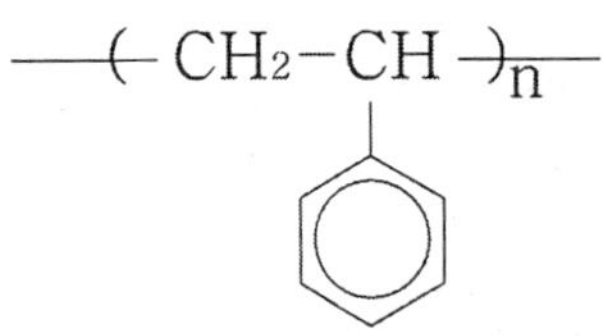

그림 9-4 Polystyren

스티렌 다이머(styrene dimer) 및 트리머(trimer)는 일본 의약품식품위생연구소와 미국 일리노이 환경보호청(EPA)등에서 내분비계 장애추정물질로 지정한 화합물로서 이는 스티렌 모노머(monomer)를 중합하여 폴리스티렌 수지(PS)를 제조하는 과정에서 생성되는 중간 물질로서 PS 수지 중에 포함되어 있으며, 컵 라면 등과 같이 고온에서 사용시 용출되어 인체에 흡수될 수 있다. 스티렌 수지는 요쿠르트 병과 같이 딱딱하게 굳힌 재질과 컵라면 용기와 같이 공기를 불어넣은 발포형 재질로 구분된다. 예를 들면, 발포스티렌 컵라면 용기는 소량의 발포가스와 스티렌모노머, 스티렌다이머, 스티렌트리머 및 많은 중합체(수천량체, 수만량체)로 구성되어있으며 이때 저분자 물질이 열탕할 때에 용출되어 이것을 다시 섭취함으로서 체내의 내분비를 교란하여 신체의 정상활동에 영향을 미친다. 현재 스티렌 다이머는 4종, 스티렌 트리머는 7종의 화합물이 알려져 있다.

표 9-9. 폴리스티렌 수지 재질 규격

국 가	분 류	규 격
한 국	스티렌수지 일 반 발포스티렌 (열 탕 용)	재질중 총휘발성 성분 5,000ppm 이하 재질중 총휘발성 성분 2,000ppm 이하 단, 스티렌, 에틸벤젠 각 1,000ppm 이하
일 본	〃	〃
미 국	비지방성 식품 유 성 식 품	재질중 스티렌, 10,000ppm 이하 재질중 스티렌, 5,000ppm 이하

* 총 휘발성 성분 : 스티렌, 톨루엔, 에틸벤젠, 이소프로필 벤젠 등

4-3. 비스페놀 A

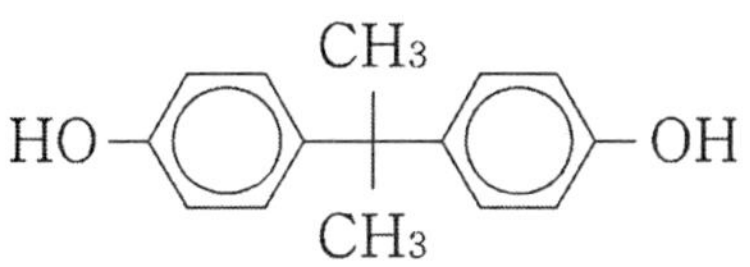

그림 9-5 Bisphenol A

비스페놀 A(bisphenol A)는 아세톤과 2분자의 페놀 축합에 의해 합성되며, 플라스틱을 부드럽게 하므로 에폭시 수지의 기본 원료로 사용되거나 폴리카보네이트(PC) 플라스틱의 합성시 사용되는 일종의 단량체이다. 또한 폴리아닐레이트등의 원료로서, 산화방지제, 염화비닐 안정제로서 사용된다. 특히, 식품용기중 비스페놀 A는 음료수 캔의 내부 코팅제(에폭시 수지), 플라스틱제 유아용 젖병 및 생수통(PC 수지)등의 소재로 사용되는데, PC수지 용기는 투명하면서도 100℃이상 사용 가능하고 방탄유리로 사용될 정도로 잘 깨지지 않기 때문에 용도가 다양하고 사용량이 매우 많다. 우리 나라에서 비스페놀 A는 주로 음료수캔의 내부코팅제, 커텐의 방염처리제 등으로 97년에 61,287톤이 사용되었다.

비스페놀 A는 미국 일리노이주 환경청이 분류한 내분비계 장애물질일 가능성이 있는 73종 중의 하나로서, 특히 비스페놀 A는 금속 캔 표면이나 젖병 등 용기중에 잔류물 또는 고온, 가공 중의 분해물로서 재질중에 일부 포함되어 있다가 용출될 수 있는 것 때문에 문제가 되고 있다.

4-4. 종이재에서의 PCBs

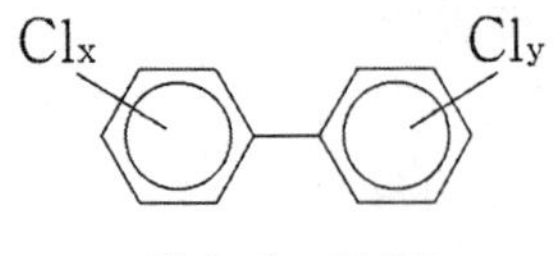

그림 9-6 PCBs

PCBs(polychlorinated biphenyls)는 1929년 처음으로 상업적인 목적으로 사용되었고 전도체, 화장품, 도료, 잉크, 비카본 복사 용지, 살충제, 내열성을 위한 코팅제로 사용되어 왔다. PCBs는 1966년부터 환경 오염물질로 주목되어 많은 나라에서는 사용이 금지되었다. PCBs는 미국 일리노이주 환경청이 분류한 내분비계 장애물질 중 하나로 인간의 면역기능 감소에 영향을 미칠 가능성이 있다. 식품용기, 포장재로서의 오염원은 종이포장재에 포함되어 있을 수 있고, 특히 재생지의 경우 폐지중 잉크로부터 유래될 수 있거나 포장기계나 설비로부터 유래될 수 있다. PCBs는 1990년까지는 러시아에서 생산이 계속되었지만, 많은 나라에서는 사용이 금지되었다. PCBs는 100가지 이상의 종류가 있다. 우리 나라에서는 종이재 또는 가공제제중 PCBs의 함유량을 10ppm 이하로 관리하고 있으며, 그러나 실제로 종이재에서 PCBs가 검출될 확률은 매우 적어 안전하다 할 수 있다.

4-5. 알킬 페놀

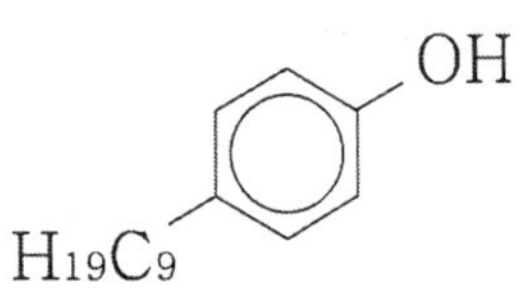

그림 9-7 Nonylphenol

알킬 페놀(alkylphenol)류 중 pentylphenol, octylphenol, nonylphenol 등은 주로 향수나 화장품 원료, 펄프, 제지공장의 계면활성제 또는 분산제로 사용하거나 살충제와 제초제의 분사제와 독성 강화제 등으로 사용되며, PVC, PVA, styrene/acrylonitrile ink, 합성고무 제조시 산화방지제나 안정제 등으로 사용된다.

알킬 페놀류는 alkyl phenol ethoxylates의 분해 생성물이고, 매우 유해하다. 1940년대에 처음으로 판매된 nonyl phenols는 현재 공업, 농업, 그밖에 공업용 또는 가정용 세제, 살충제나 제초제의 계면활성제나 담체, 섬유나 펄프, 종이 제조에 사용되는 계면활성제나 담체, 피임약의 성분(nonul-9), PVC, PX등을 포함하여 각종 플라스틱의 산화방지제 또는 안정제 등에 사용하였다. 1998년 국내 수요량은 nonylphenol이 4,972톤, octylphenol류가 41톤이다. 이는 유럽국가의 사용량(900톤~21,300톤)과 비교하면 많은 양이다.

5. 환경중의 내분비 장애물질

5-1. 다이옥신

(1) 발생과정

다이옥신은 이미 월남전에서 사용된 고엽제로 그 위험성이 잘 알려저 있으며, 화학공장 제련공장 제지공장 쓰레기 소각장에서 가장 많이 배출된다. 실례로 1톤의 쓰레기를 소각하면 10억pg(1pg은 1조분의 1g)의 다이옥신이 발생하는 것으로 추산된다. 인체와 직접 관련이 있는 것으로는 식품이다. 사실상 모든 동식물에 다이옥신이 오염되어 있다고 볼 수 있다.

(2) 오염경로

대기나 토양에 함유된 다이옥신은 대부분 식물→초식동물→육식동물→사람이라는 먹이사슬을 통해 인체에 들어온다. 미국의 경우 90년대 초반 조사결과에 따르면 약 98%의 다이옥신이 음식으로 섭취되고 있다. 인체로 들어오는 다이옥신의 약 37%는 쇠고기를 통해 들어온다. 버터 치즈 등 유제품(24.1%), 우유(17.6%), 닭고기(12.9%), 돼지고기(12.2%), 생선(7.8%), 달걀(4.1%) 등으로도 다이옥신을 섭취한다. 호흡으로 흡수되는 다이옥신은 전체의 2.2%에 불과하다. 미국 뉴욕주립대가 지난 97년 미국 전역의 슈퍼마켓에서 수거한 정상식품을 분석한 결과 식품 100g당 버터에는 39pg, 쇠고기 16pg, 치즈 14pg, 바다생선 13pg, 계란 12pg의 다이옥신이 함유되어 있었다. 또한 일본인의 경우 오염된 일본 근해산 생선을 많이 먹기 때문에 어패류로 섭취되는 다이옥신의 양이 전체 섭취량의 59.3%, 육류와 계란류가 19.0%, 우유 및 유제품이 9.6%를 차지했다.

구체적인 조사는 없지만 우리 나라 식품의 다이옥신 오염도는 미국의 70% 정도일 것이라고 식품의약품안전청은 추정하고 있다. 산업화의 역사나 환경오염 정도에 따라 다르지만 미국인은 하루에 체중 1kg당 3~6pg, 일본은 10pg의 다이옥신을 흡수하는 것으로 조사되고 있다. 이는 대부분 자국의 다이옥신 허용량 기준을 상회하는 것이다. 이미 오염되어 버린 환경에서 길러진 작물과 가축을 섭취함으로써 다이옥신이 체내에 축적되는 것을 피할 수 없음을 의미한다.

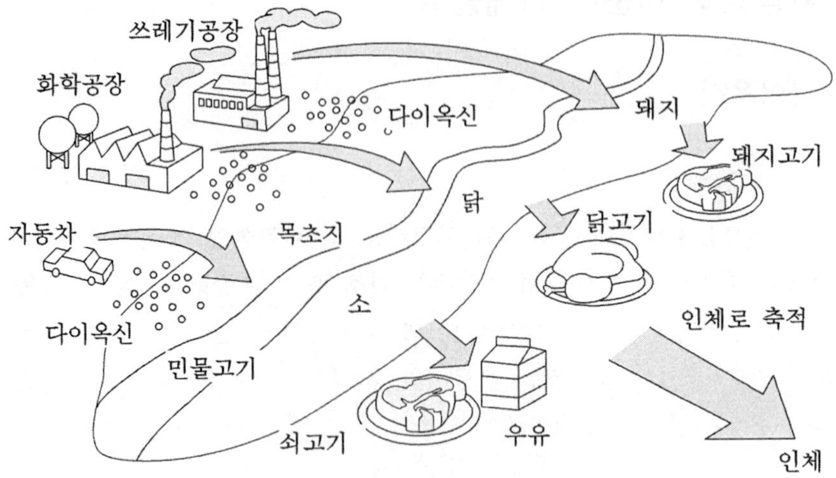

그림 9-8 다이옥신 오염경로

(3) 허용 기준치

체중 1kg당 1일 노출허용치는 이탈리아 1pg, 네덜란드 4pg, 북유럽 · 일본 5pg, 독일은 10pg으로 나라별로 다르다. 세계보건기구(WHO)는 다이옥신의 1일 허용섭취량을 kg당 1~4pg으로 잡고 있다. 미국의 경우 식품의약국(PDA)은 체중 1kg 1일 13pg이하, 미국환경청(EPA)은 0.006pg로 엄청난 차이를 보이고 있다.

EPA는 미국 일반인이 하루에 119pg의 다이옥신에 노출되는 것으로 보고 있다. 이는 EPA의 자체기준인 하루 0.42pg보다 높은 양이다. EPA는 하루 0.42pg씩 70년간 다이옥신에 노출되면 인구 백만명당 1명이 암에 걸릴수 있다고 분석하고 있다. 다이옥신의 대기오염 기준치를 1㎖당 500pg 이하로 잡고 있다. 식품에 대한 기준치는 아직 마련되어 있지 않다. 참고용으로 WHO 기준을 준용하고 있다.

(4) 인체 영향

다이옥신의 피해는 사람마다 다를 수 있다. 대부분 음식으로 섭취하지만 사람마다 다이옥신을 대사하고 배설시키는 정도의 차이가 크기 때문이다. 다만 육식을 많이 하고 지방이 많이 낀 사람이 다이옥신의 위험에 더 취약한 것은 사실이다. 육류의 경우 간 내장 삼결살 등 지방질이 많이 낀 곳에 다이옥신이 더 많이 침착되어 있다. 이런 음식을 적게 먹을수록 다이옥신의 피해를 적게 입는다고 볼 수 있다. 다이옥신은 인체에 과량으로 축적될 경우 암을 유발하고 생식기능이 저하되는 것으로 확인됐다. 또 당뇨병과 피부병, 신경불안 등도 일으키는 것으로 나타났다. 쥐를 대상으로 한 실험

결과 다이옥신은 독극물의 대명사인 청산칼륨(KCN)보다 독성이 항목에 따라 약 100~10,000배나 높은 것으로 분석되었다.

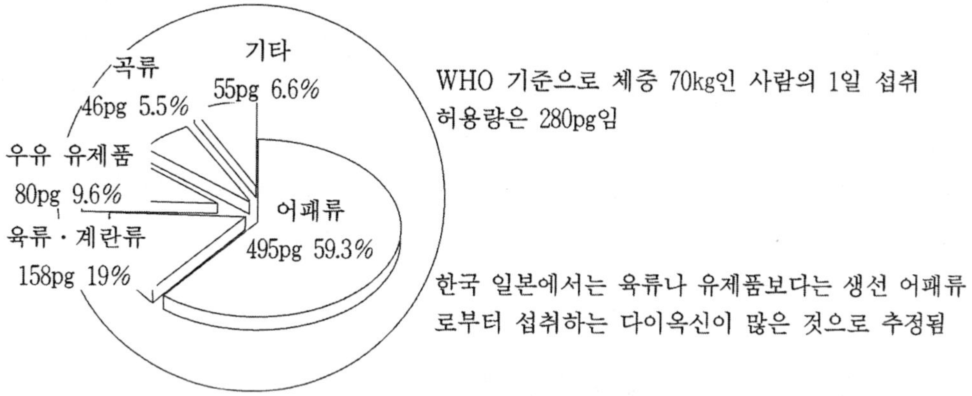

그림 9-9 일본인의 다이옥신 1일 추정섭취량

표 9-10. 정상적인 식품 100g당 다이옥신 농도

버터	쇠고기	치즈	바다생선	계란	아이스크림	돼지고기	닭고기	야채
39	16	14	13	12	11	10	7	3

(1997년, 미국 뉴욕주립대) 단위 : pg(피코그램 : 1조분의 1g)

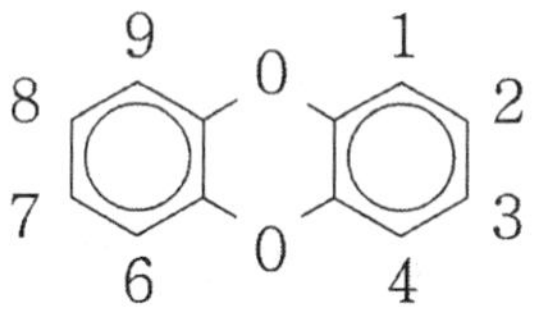

디벤조-*p*-다이옥신

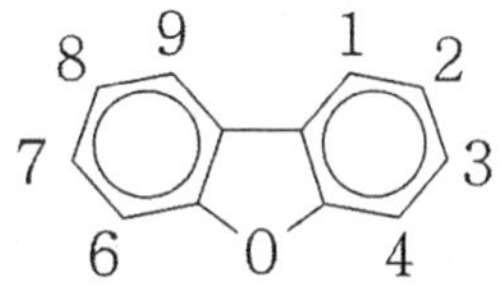

디벤조퓨란

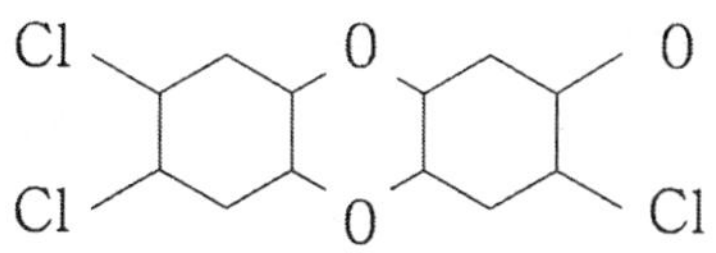

2,3,7,8-테트라크롤로디벤조-*p*-다이옥신(가장 독성이 강함)

그림 9-10 다이옥신의 화학구조

5-2. DDT

DDT(Dichloro-diphenyl-trichloroethane)는 유기합성 살충제의 원초로서 1874년에 최초로 합성되었다. 1960년대 유아 사망의 15%가 DDT 때문으로 밝혀지면서 한국에서는 DDT 사용을 금지했지만, 중국 등 25개국이 여전히 말라리아, 모기 퇴치 등을 위해 DDT를 사용하고 있다. DDT는 중국의 농산물 또는 바람과 황사를 통해 장거리 이동을 하므로 관심을 가져야 한다. 스웨덴은 1999년 지속 가능한 화학 정책을 채택하면서 모든 화학물질에 대해 안전성이 입증돼야 사용하기로 정책을 혁명적으로 전환하였다. 한국도 '녹색 화학' 체제 구축에 관심을 가져야 한다.

6. 내분비계 장애물질의 영향

6-1. 인체 영향

(1) 여성 생식기에의 영향

합성 에스트로젠인 DES(diethylstilbestrol)라는 유산방지제를 복용한 임신부의 2세들에게서 이상현상이 발견되면서 내분비계 장애물질의 차세대 영향에 대한 우려가 나타나기 시작하였다. 유산방지제를 복용한 임산부에게서는 인체 유해 영향이 나타나지 않았으나, 이들이 아들에게서 생식기능이 감소되었고, 딸의 경우에는 자궁기형, 불임 및 면역기능 이상이 증가하는 사례가 발생하였다.

표 9-11. 우리 나라 물질별 세부 규제 및 사용 현황(1997)

물질 종류	용 도	규제내용	사용(톤)
1. Dioxin	소각시설부산물	폐기물	
2. Furan	소각시설부산물	폐기물	
3. PCBs	변압기절연유	유해(금지96), 폐기물, 수질, 산안(특정)	
4. PBBs	방 염 제	hexa-,octa-:신규, deca-:기존	
5. Tributyltin oxide	선 박 도 료	유해(제한)	239
6. Pentachlorophenol	방부제, 제초제,	유해(금지91), 산업(특정), 농약(금지)	
7. 2,4,5-T	제 초 제	유해(유독물), 농약(금지)	
8. 2,4-D	제 초 제	유해(유독물), 농약(등록)	3

(계 속)

물질 종류	용 도	규제내용	사용(톤)
9. Alachlor	제 초 제	농약(등록)	392
10. Aldicarp	살 충 제	유해(금지91), 농약(금지91)	
11. Benomyl	살 균 제	농약(등록)	
12. bata-HCH	살 충 제	유해(금지91)	175
13. Carbaryl	살 충 제	유해(유독물), 농약(금지)	
14. Chlordane	살 충 제	유해(제한), 농약(금지69)	39
15. Cypemethrin	살 충 제	유해(유독물), 농약(등록)	304
16. DBCP	살 충 제	유해(금지91)	
17. DDT	살 충 제	유해(금지91), 농약(금지71)	
18. Dicoplo	살 충 제	유해(유독물), 농약(등록)	15
19. Dieldrin	살 충 제	유해(제한), 농약(금지70)	
20. Endosulfan	살 충 제	유해(제한), 농약(등재)	593
21. Esfenvalerater	살 충 제	농약(등재)	
22. Ethylparathion	살 충 제	유해(제한), 농약(등재)	135
23. Fenvalerate	살 충 제	유해(유독물), 농약(등재)	23
24. Lindane	살 충 제	유해(금지91), 농약(금지79)	
25. Heptachlor	살 충 제	유해(제한), 농약(금지79)	
26. Kelthane	살 충 제	유해(유독물), 농약(등재)	15
27. Malathion	살 충 제	유해(유독물), 농약(등재)	2
28. Mancozeb	살 균 제	농약(등재)	1.946
29. Maneb	살 균 제	농약(금지89)	
30. Methomyl	살 충 제	유해(유독물), 농약(등재)	200
31 Metribuzin	제 초 제	농약(등재)	
32. Nitrofen	제 초 제	유해(유독물), 농약(금지82)	
33. Toxaphene	살 충 제	유해(금지91),농약(금지82)	
34. Trifluralin	제 초 제	유해(제한), 농약(등재)	2
35. Vinclozolin	살 균 제	농약(등재)	
36. Zineb	살 균 제	농약(금지90)	
37. Ziram	살 균 제	유해(유독물)	
38. Ocachlorostyrene	유기염소계화합물의 부생성물		
39. DDTmetabolites	DDT의 대사물		
40. Heptachlor	헵타클로르대사물		
41. Oxychlordane	클로르단 대사물		

(계 속)

물질 종류	용 도	규제내용	사용(톤)
42. Hexachlorobenzene	살 균 제, 유기합성원료		
43. Amitrole	농약, 제초제, 분산염		
44. Atrazine	제 초 제		
45. Akemitrole	살 충 제		
46. Synthetic pyrethriods	살 충 제	제조·수입사례 없음	
47. Methoxychlor	살 충 제	제조·수입사례 없음	
48. Mirex	살 충 제	제조·수입사례 없음	
49. Permethrin	살충제(농약)	제조·수입사례 없음	
50. Transnonachlor	살 충 제	제조·수입사례 없음	
51. Penta-to Nony-Phenols	계면활성제원료	nonyl-	4.972
		octyl-	35
		tert-octyl-	6
52. Bisphenol A	합성수지원료		61,287
53. Diethylhexylphthalate	플라스틱가소제		92,986
54. Dihexylphthalate (DHP)	플라스틱가소제		
55. Butylbenzylphthalate(BBP)	플라스틱가소제		1,832
56. Dipropylphthalate (DprP)	플라스틱가소제		
57. Di-n-butylphthalate (DBP)	플라스틱가소제		4,495
58. Dicyclohexylphthalate (DCHP)	플라스틱가소제		1
59. Di-n-pentypthtalate (DPP)	플라스틱가소제		
60. Diethylphthalate (DEP)	플라스틱가소제		
61. Styrene dimers 62. Styrene trimers	스티렌수지의 미 반 응 물	Polystyrene	18,879
63. Benzo(a)pyrene	비의도적 생성물		
64. 2,4-Dichlorophenol	원 료 중 간 체		
65. Diethylhexyladipate	플라스틱가소제		1,372
66. Benzophenone	의약품합성원료, 보 착 제		
67. N-butylbenzene	합성중간체, 액정제조용		

* 용어설명 : 유해(유해화학물질관리법, 금지 : 금지물질, 제한: 취급제한물질), 폐기물(폐기물관리법), 수질(수질관리법), 산안(산업안전보건법, 특정 : 허가대상 또는 금지물질), 농약(농약관리법)

여성의 자궁내막증은 15세부터 45세의 미국 여성중 약 500만 명이 영향을 받고 있으며 종종 불임의 원인이 되고 있다. 동물실험에서 다이옥신과 자궁내막증이 연관성이 밝혀졌고 노출 수준이 높을수록 자궁내막증이 심하였으나, 사람을 대상으로 한 실험에서 혈청 중의 다이옥신 농도와 자궁내막증 발생과 유의성은 없었다. 이와 같이 외부물질들에 의해 호르몬의 균형이 파괴되면서 산모의 생식 건강과 2세들의 발달 및 생식 발달에 유해한 영향을 미칠 수 있으며, 살충제 및 다환 방향족탄화수소류(PAHs)에 노출되면 에스트로젠의 작용과 비슷한 기전으로 유방암이 발생될 수 있다.

(2) 남성 생식기에의 영향

설치류가 에스트로젠성 작용을 하고 안드로젠을 억제하는 화학물질에 노출되면 발생기의 안드로젠 작용이 교란되어 정자생산 능력이 떨어지고 생식기에 이상이 생긴다. 에스트로젠성 화학물질이 남성생식기 발달을 저해하는 기전은 에스트로젠 수용체의 활성화에 기인하기보다는 항안드로젠 영향에 의한 것이다.

(3) 시상하부 및 뇌하수체

외부 오염물질이 발달중이거나 성숙한 개체의 신경내분비 기능을 변화시키는 기전에는 여러 가지가 있다. 발달기의 노출은 내분비계의 피드백 기능이 거의 없기 때문에 더욱 문제가 된다. 발달기에 노출되면 성인에게는 문제가 되지 않는 수준의 노출에 의해서도 영구적인 변화가 초래될 수 있다. 또한 성인에서는 항에스트로젠성을 보이는 물질들(예, tamoxifen, dioxin)이 발생기에는 에스트로젠으로 작용할 수 있는 것이다. 마찬가지로 그런 물질에 성인이 노출되면 개인의 행동(성욕, 식욕, 공격성)뿐만 아니라 내분비 호르몬의 피드백까지도 변화시킬 수 있다. 내분비 기능을 조절하는 중추신경의 역할 때문에 뇌세포는 직접적인 스테로이드 호르몬 효과가 없으면서도 내분비기능을 교란시키는 환경물질의 잠재적인 작용점이 될 수 있다. 남성과 여성의 생식기 독성을 평가하는데 있어 뇌와 뇌하수체의 역할을 특성화하는 것이 실질적으로 필요하다.

(4) 갑상선

PCBs, 다이옥신과 같은 외부 오염물질들은 사람, 야생동물, 실험동물의 갑상선 호르몬의 양을 변화시킨다. 갑상선 호르몬은 정상적인 성장과 발달에 매우 중요하므로 발달기에 노출되면 그 결과가 평생동안 나타날 수 있다. DES와 같은 물질을 제외하면 특정 환경 오염물질이 내분비 교란작용을 통한 인체 건강영향 사이에 인과 관계에 있는지 직접적인 증거가 확립되어 있지 않다. 그러나 환경 오염물질들이 내분비 교란작용으로 사람의 생식, 발달, 발암 등에 영향을 미치는지에 대한 검증은 삶을 대상으로 한 역학적, 독성학적 연구가 축적되어야 가능해질 것이다.

(5) 지능저하

미국 5대호 지역에서는 엄마의 자궁에서 PCB등 저농도의 환경호르몬에 노출된 아이들은 성숙후 지능의 발달과 학습 능력, 집중력에 장애를 나타내고 스트레스에도 약한 것으로 밝혀졌다. 이런 증상은 수십년 뒤 성인이 되어야 나타나므로 발견하기가 어렵다.

표 9-12. 내분비 장애물질과 관련된 건강문제

암	연부조직 또는 결체조직, 간, 위
남자생식기계 독성(대사성 및 호르몬의 변화)	정자수 감소, 고환 위축 위험 증가, 성욕 감퇴, 남성호르몬 감소, 난포자극 호르몬 및 황체호르몬의 증가
중추, 말초신경계 손상	두통, 신경과민, 무기력 불면증
여성생식기계 독성	유산 및 임신유지 불능, 수정능력감소, 난소기능부전, 무배란성 월경, 자궁내막증, 간 팽대, 간염증 지수 증가
태아에 대한 영향	기형아 출산(언청이, 신부전), 정자수 감소, 성역할 변화, 생식기 변화, 면역계 손상, 감염성 질환 감수성 증가, 사춘기 지연, 저능아, 발달장애
피 부 이 상	여드름, 색소과다 침착, 눈꺼풀 낭종, 다모증, 광선 각화증·페이로니씨병 발병 위험 증가
소화기계질환	소화불량

6-2. 생태계 영향

생태계 특히 동물은 인간과 비슷한 내분비계를 가지고 있기 때문에 동물에서 나타나는 악영향은 장기적으로 인간에게 영향이 나타날 수 있으므로 생태계 영향은 중요하다. 즉, 생태계 영향은 인간 영향의 가능성을 파악할 수 있는 일종의 bioindicator라 할 수 있다. 인간에 대한 영향에 비하여 생태계에 대한 영향은 매우 잘 알려져 있는데, 연체동물을 포함한 무척추동물과, 어류, 양서류, 파충류, 조류, 및 포유류의 척추동물에서 다양하게 나타난다.

(1) 파충류 및 양서류

파충류 및 양서류의 수가 반감되거나, 알의 부화수가 감소되며 수컷의 암컷화 및 수컷 성기의 크기가 정상에 비해 1/2~1/3정도로 왜소화된다. 또한 기형증가가 현저히 증가되며 페니스 등의 웅성 생식기를 가진 자성 달팽이가 발생된다.

(2) 어 류

내분비계 장애물질의 어류에 대한 영향은 수컷 정소발달을 방해하며, 비정상적인 갑상선 비대현상과 수컷의 비율이 현저히 낮아진다. 그밖에 펄프공장 하류에 서식하는 농어류(*Perca fluviatilis*)에서 성숙지연, 생식기의 퇴축, 성징결여 등이 나타나며, 오염지역의 강이나 호수 등에 서식하는 물고기들의 수컷 생식능 저하, 혈장중의 성선자극 호르몬 또는 스테로이드의 저하, 2차 성장의 미숙 등이 나타난다.

(3) 조 류

조류에서의 영향은 갈매기, 가마우지, 왜가리, 물수리, 펠리칸, 매, 독수리 등에서 발견되었으며, 관찰된 특징은 오염지역에 서식하는 새들의 생식능력 및 성적습성의 변화, 면역능력의 감소, 부리의 기형 등이다. 특히, 이들 대부분의 새들은 물고기를 먹이로 하기 때문에 오염물질이 농축된 물고기를 잡아먹을 경우 먹이사슬에 따른 영향은 심각할 수 있다. 예로 PCBs 등이 오염된 지역의 물고기를 잡아먹는 갈매기와 같은 새들의 면역기능을 연구한 결과 비오염지역에 서식하는 새들에 비해 그 기능이 감소되었다. 한편, 알의 부화에 장애, 배란장애, 산란장애, 갑상선비대 및 수컷에서의 난관의 발달, "super normal"이라고 불리는 다산란현상 및 암컷끼리 둥지를 트는 현상이 관찰되었고 갈매기에서 갑상선비대 및 수컷에서의 난관이 발달된다. 살충제인 케폰에 의한 배란이나 산란장애도 일어난다. 닭과 일본 메추라기 알에 에스트로젠을 투여한 후 부화된 수탉의 경우 울지 않거나, 짝짓기를 위한 행동을 하지 않았다.

(4) 포유류

포유류에 영향을 나타내는 물질들은 인간에게 바로 영향을 줄 수 있다는 점에서 포유류에서의 영향 발견은 매우 중요하다. DDE나 PCBs에 오염된 사료를 섭취한 포유류의 혈액에서 테스테스테론보다 에스트로젠의 농도가 2배 높았으며, 암컷의 경우에는 테스트로스테론이 에스트로젠보다 높게 나타났다. PCBs 노출에 의해 바다표범의 경우 생식선의 스테로이드 합성 장애가 유발되었으며, 갑상선 기능 저하를 일으킨다.

PCB와 다이옥신에 오염된 물고기를 식용했던 바다표범들이 덜 오염된 물고기들을 먹고 살았던 바다표범들보다 유의성있게 낮은 killer cell 활성도를 나타내며, 원숭이를 대상으로 한 실험에서, 10mg/kg농도의 다이옥신에 노출될 때, 면역기능과 연관된 백혈구 수의 변화를 나타낸다. 10mg/kg 다이옥신에 노출된 마우스의 경우에는 바이러스에 의한 감염율이 증가됨을 관찰할 수 있으며, 이러한 현상은 면역기능의 손상으로 인한 것으로 추정하고 있다.

표 9-13. 생물종에 따른 화학 물질의 주요 영향

생 물 종 류	화학물질 종류	유해 영향
연어	PCBs, dioxins, organochlorine	비정상적인 갑상선 기능
재갈매기	PCBs, dioxins, organochlorine	비정상적인 갑상선 기능
Western gull(갈매기)	DDT와 DDE	여성화
바다 달팽이류	TBT	웅성화
물고기(mosquito fish)	펄프공장 유출수	웅성화
회색곰과 검은곰	알려지지 않음	웅성화
무지개송어	하수처리장 유출수	여성화
악어(alligator)	유기 염소계 살충제류	웅성약화
표범	수은, DDE, PCBs	웅성약화
유반류(어류의 일종)	펄프공장 유출수	여성약화 및 수정능력감소
Atlantic croaker (동갈민어의 일종)	납, 카드뮴, benzo(a)pyrene과 PCBs	여성약화
대머리독수리	DDT, DDE	부화능력 감소
제비갈매기	TCDD, PCDD, PCBs	부화능력 감소
wood duck	TCDD, TCDF	부화능력 감소
홍관조, 흉내지빠귀 개똥지바귀	어러 가지 살충제	부화능력 감소
북미산 거북	PCBs, dioxines, furans	부화능력 감소
양	식물 에스트로젠	수정능력 저하

III

질 환 · 식 품

10장. 감염성 질환 관리

11장. 전염성 질환 관리

12장. 기생충 관리

13장. 식품과 건강

14장. 영양과 건강

10장. 감염성 질환 관리

1. 질병 발생의 관련 요인

사람은 생태계의 일원으로서 각 생물체 상호간의 관계는 물론이고, 다른 모든 환경적 요인과 관계속에서 영향을 받으며 면역상태와 같은 숙주의 건강상태도 중요한 인자이다. 질병의 발생에 관하여 중요 인자에는 병인(agent)과 숙주요인(host factors) 환경요인(environmental factors)이 있으며 그 밖에도 환경조건을 들 수 있는데 접촉의 정도, 위생수준, 다른 생물체의 존재유무 등이 질병의 전파에 많은 영향을 미친다.

1-1. 병 인

어떤 질병이 발생하는데 없어서는 안 되는 요소를 말한다.
생물적 병인, 물리적 병인, 화학적 병인 및 정신적 병인 등이 있다.

1-2. 숙주요인

같은 숙주의 건강상태는 유전적 특성과 생활 환경요인의 상호작용에 의하여 결정된다.
유전적 특성, 신체적 특성, 성격, 사회계급과 밀접한 관계가 있으며 그 외에도 연령,

성별, 인종, 결혼상태, 영양상태 등이 있다.

1-3. 환경요인

(1) 생물적 환경

병원소, 식품, 약재, 항원으로서 동·식물

(2) 사회적 환경

사회조직과 경제상태, 사회적 관습, 생활태도, 사회적 이동 등

(3) 물리, 화학적 환경

빛, 공기, 물, 복사선, 중력, 대기압, 화학물질

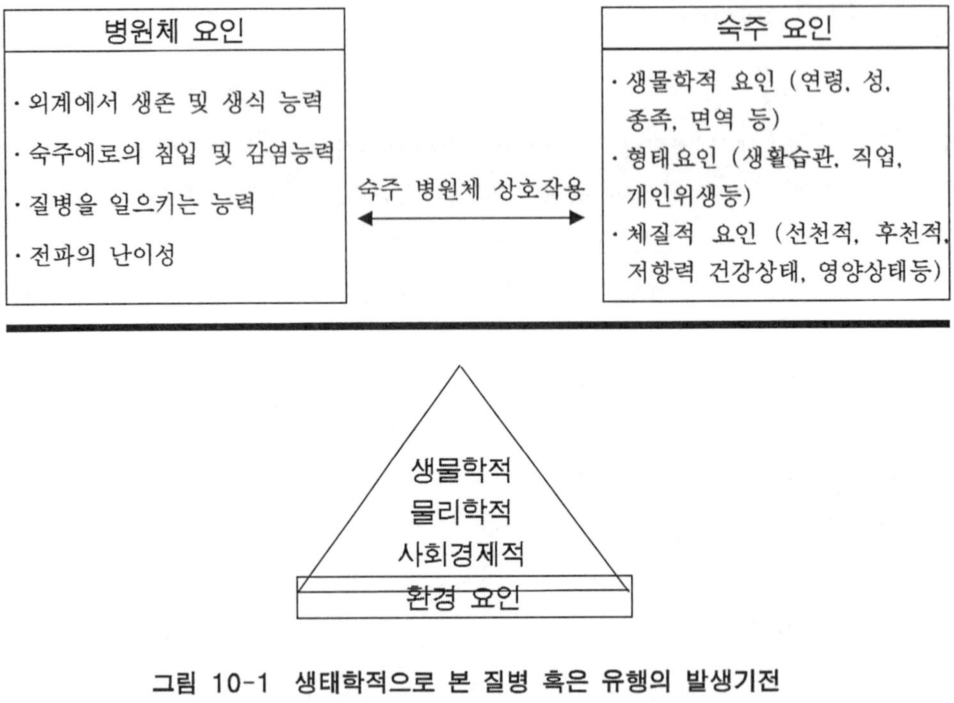

그림 10-1 생태학적으로 본 질병 혹은 유행의 발생기전

자료 : 김정순 저, 역학원론

2. 감염성 질병

감염된 사람 혹은 동물 등의 병원소로부터 감수성이 있는 새로운 숙주로 병원체 혹은 병원체의 산물이 전파되어 발생하는 병을 말한다. 감염증은 모든 종류의 미생물에 의하여 발생하는 것이 아니고, 특정한 종류의 병원미생물에 의하여 발생되는데 이를 병원체라 한다.

2-1. 감염성 질병의 발병

감염성 질병의 발증에 필요한 기본 요인을 예방 대책의 측면에서 보면 감염원, 감염 경로 및 숙주(감수성이 있는 사람)등의 3가지 요인이 갖추어져야 하며, 만약 이 3가지 요인 중 어느 하나라도 결여되면 감염증은 발생하지 않는다.

(1) 감염원(병원소 포함)

감염증이 발생하기 위해서는 그 원인이 되는 병원 미생물이 존재하며, 또 전파될 수 있는 상태로 저장되어 있는 곳이 필요한데, 이렇게 병원 미생물이 생육하고 있는 장소를 감염원이라고 한다. 환자, 인간보균자, 동물병원소 및 무생물 병원소 등 여러 가지가 있다.

(2) 전 파

감염성 질환의 전파경로는 크게 직접전파와 간접전파로 구분된다. 직접전파란 신체적 접촉 혹은 비말과 같이 병원소와 새로운 숙주 간이 매우 밀접한 상태에서 전파되는 것을 말하며, 간접전파는 공기를 통한 전파, 매개체를 통한 전파, 곤충과 같이 생명체가 있는 매개체를 통한 전파가 있다.

(3) 숙주로의 침입

침입경로는 병원소로부터 병원체 탈출의 경로와 같은 경우가 많다. 숙주에게 병원체가 침입했다고 해서 그 모든 사람들에게 반드시 감염증이 발생하는 것은 아니다. 인간은 환경의 자극으로부터 생존하기 위하여 다양한 방어체계를 가지고 있으므로 사람이 그 병원체에 대한 감수성을 가져야 한다. 감수성은 질병에 대한 선천적인 저항력이나 연령, 성별, 영양 상태 등에 따라서 달라질 뿐만 아니라 그 질병에 대한 면역 형성의 유무에 따라 각각 달라진다.

2-2. 감염성 질병의 발병과정

감염성 질병은 ① 병원체 → ② 병원소 → ③ 병원소로부터 병원체의 탈출 → ④ 전파 → ⑤ 새로운 숙주에의 침입 → ⑥ 숙주의 감수성의 연쇄적인 6단계를 거쳐 발생된다. 이상의 과정은 연쇄적이며 이 과정 중에 어느 하나라도 결여·차단되면 전염병은 발병되지 않는다.

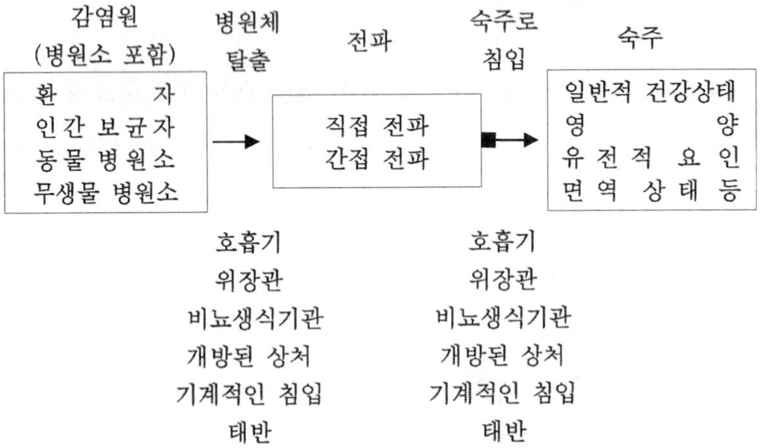

그림 10-2 감염성 질병의 발병과정

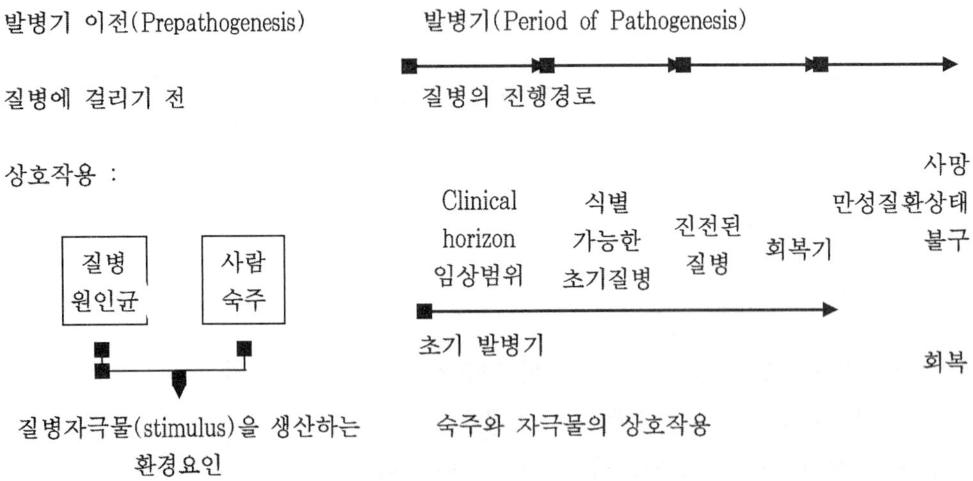

그림 10-3 질병과정의 자연사

자료 : Leavell HR and Clark EG, Preventive medicine for the doctor in his community, an epidemic approach

(1) 병원체

전염병을 일으키는 원인이 되는 미생물, 즉 병원 미생물을 말하며 전염병 발생과 관련되는 병원 미생물의 종류는 표 10-1과 같다.

표 10-1. 병원체의 종류에 따른 감염증

병원체	감 염 증
세 균	세균성 이질, 콜레라, 장티푸스, 디프테리아, 파라티푸스, 페스트, 성홍열, 결핵
바이러스	홍역, 간염, AIDS, 유행성 간염
곰팡이	칸디다, 버짐, 도장 부스럼
스피로헤타	렙토시피라, 매독
리케치아	발진티푸스, 발진열
기생충	말라리아, 회충, 구충, 선모충, 조충류 등

(2) 병원소

병원체가 생존과 함께 증식하면서 감수성 있는 숙주에 전파될 수 있는 장소를 제공하는 사람, 동물, 곤충, 식물 및 흙 등을 말한다.

- 환자 : 병원체에 감염되어 자가적, 타각적으로 임상 증상이 있는 모든 사람을 말한다.
- 보균자 : 자각적으로나 타각적으로 임상 증상이 없는 병원체의 보유자로서 전염원으로 작용하는 감염자를 말하며 보균의 기간에 따라 영구 보균자와 일시적 보균자로 분류하기도 한다. 보균자는 환자보다도 전염병 관리상 더 중요한 대상이 된다.
- 회복기 보균자 : 장티푸스, 세균성 이질, 디프테리아와 같이 그 임상 증상이 완전히 소실되었는 데도 병원체를 배출하는 사람
- 잠복기 보균자 : 많은 호흡기 감염병 질병 증상이 나타나기 전에 균을 보유하고 있어 잠복 기간 중에 병원체를 배출하는 감염자
- 건강 보균자: B형 바이러스 간염과 같이 감염된 후에도 임상 증상이 전혀 나타나지 않고, 건강한 사람과 같으나 병원체를 보유하고 있는 사람

· 만성보균자 : 장티푸스, B형 바이러스 간염과 같이 균을 오랫동안 지속적으로 보유하고 있는 사람

(3) 동물 병원소

인수 공통 전염병과 같이 동물(대부분 가축)이 병원체를 보유하고 있으며 인간 숙주에게 전파시키는 경우가 많다. 중요한 인축 공통 점염병은 표 10-2와 같다.

표 10-2. 중요한 인수 공통 전염병

전 염 병	관 련 동 물
브르셀라병	소, 돼지, 가금류
살모넬라	소, 돼지, 가금류, 파충류
결 핵	소, 돼지, 가금류
광견병	개, 고양이, 여우, 기타 야생동물
황 열	원숭이
일본뇌염	소, 염소, 양
listeria증	소, 양, 염소, 말, 닭, 오리
촌 충	소, 돼지

(4) 병원소로부터 병원체의 탈출

병원소로부터 병원체의 탈출하는 경로는 매우 다양하며 ① 호흡기관 ② 위장관 ③ 비뇨생식기관 ④ 개방된 상처 ⑤ 기계적인 탈출 경로 ⑥ 태반을 통한 경로 등으로 구분된다.

(5) 전 파

병원소로부터 탈출한 병원체가 새로운 숙주에게 운반되는 수단을 전파라 하며, 직접전파와 간접전파 및 공기전파로 구분된다.

① 직접 전파

성병, 나병이나 피부 질환과 같이 환자의 병원소로부터 탈출한 병원체가 전파체의 중간 역할 없이 새로운 숙주에게 직접 운반되는 경우이며, 홍역이나 인플루엔자와 같이 호흡기계로 배출된 병원체가 비말의 상태로 새로운 숙주에게 운반되는 경우도 이에 포함된다. 특히 성병과 같이 직접 피부 접촉에 의하여 전파되는 경우를 직접 접촉

감염이라 한다.

② 간접 전파

병원소로부터 탈출된 병원체가 여러 가지 매개체의 중간 역할로 새로운 숙주에게 운반되는 것이다.

- 공기 전파 : 먼지나 비말핵에 의해서 이루어지고 6㎛이상의 먼지나 비말은 모두 코에서 제거되나, 그 이하(0.6~6㎛)가 되면 직경이 작을수록 폐포까지 도달할 수 있는 가능성이 크다.
- 매개체를 통한 전파: 생명력이 없는 물질에 의한 전파를 말한다.
- 곤충과 같이 생명체가 있는 매개체를 통한 전파: 생명체가 있는 동물이 전파의 중간 역할을 하는 전파를 벡터(vector) 매개 전파라 한다.

중요한 전염병의 전파 양식은 표 10-3과 같다.

표 10-3. 감염성 질병과 vector

Vector	감염성 질병
모 기	말라리아, 사상충증, 일본뇌염, 황달
파 리	장티푸스, 이질
이	발진티푸스, 재귀열
쥐	렙토스피라증, 살모넬라증, 유행성 출혈열
민 물 고 기	간흡충증

(6) 새로운 숙주로 침입

일반적인 침입경로는 병원소로부터 병원체 탈출의 경로와 같은 경우가 많다. 주 침입경로는 호흡기관, 위장병, 비뇨생식기관, 경피, 경태반 등이 있다. 침입 부위별 전염병와 병원체의 종류는 표 10-4와 같다.

표 10-4. 침입 부위별 전염병과 병원체

구 분	전 염 병	병 원 체
경 구	콜레라, 장티푸스, 파라티푸스, 파상열, 이질	세균, 아메바
	폴리오, 유행성 간염	바이러스
호흡기	결핵, 나병, 성홍열, 디프테리아, 백일해, 구균성 수막염, 폐렴	세 균
	두창, 인프루엔자, 홍역, 유행성 이하선염	바이러스
경 피	파상풍, Weil's병, 야토병, 페스트, 탄저, 돈단독, 발진티푸스, 발진열	세균, 리케치아
	일본 뇌염, 트라코마, 광견병, AIDS	바이러스
성기점막	매독, 임질, 연성하감	세 균
	AIDS, 유행성 간염	바이러스

3. 숙주의 저항성

병원체가 정상적으로 침입했다고 해서 반드시 모든 숙주가 발병하는 것이 아니고, 그 병원체에 대항하여 발병을 저지할 수 없는 상태에 있는 숙주만이 발병을 하게 된다. 이렇게 병원체가 체내에 침입했을 때 저항성이 없이 발병하게 되는 상태를 감수성이라 한다. 병원체에 대한 숙주의 저항성은 선천적인 저항력이나 영양 상태, 기타 여러 가지 작용에 의하여 나타나지만 인체에는 다음과 같은 직접적인 저항력이 크게 작용하고 있다.

면역의 종류는 아래와 같다.

- 면역
  - 자연 면역(선천 면역)- 종특이성, 속특이성, 개체특이성
  - 인공 면역
    - 능동 면역
      - 자연 능동 면역 : 현성·불현성 감염, 빈번 접촉성
      - 인공 능동 면역 : 태반성, 초유성
    - 피동 면역
      - 자연 피동 면역 : 무독화 미생물백신 독소화
      - 인공 피동 면역 : 면역혈청 회복기 환자의 혈청

3-1. 선천면역(비특이적 면역)

이물질 혹은 잠재적으로 유래하는 미생물의 침입에 대하여 선천적으로 저항하는 것을 의미한다. 생체가 태어나면서 갖고 있는 저항성을 말하며, 생체에 대해서 유해한 물질에 대한 감수성, 비감수성, 상피장벽, 항균이나, 염증, 보체의 작용, 탐식작용, 위산의 pH, 인체에 정상적으로 상재하는 세균총 등이 선천면역(natural immunity)에 관계가 있다. 예를들면 피부의 점막은 병원미생물의 침입을 막아주는 생리적 장벽으로 작용하는데 피부는 건조, 상피 박리, pH 및 항균성을 가진 지방산을 분비함으로써 자기살균능력을 발휘하게 되고, 점막 표면은 분비형 IgA 항체와 항미생물인 리소자임 등에 의해서 저항성을 나타나게 된다.

(1) 종특이성 면역

동물의 종에 따라 동일병원체에 대한 감염성이 서로 다르다(species immunity). 예를 들면, 사람에 감염하는 장티푸스균과 이질균은 마우스(mouse)와 기니아 피그(guinea pig)에는 감염되지 않으며, 탄저균을 개구리에 주사하여도 발병되지 않으며, 닭콜레라균·돈콜레라균 등은 사람에게 주사하여도 발병되지 않는다.

(2) 씨족 면역

알제리아 양은 다른 양에 비해 탄저균에 대한 저항성이 강하며, 토끼나 마우스도 종에 따라 여러 병원체에 대한 저항성이 각각 다르다(racial immunity).

(3) 개체 멱역

개체에 대한 저항성은 연령·영양상태·호르몬의 균형 등 여러 가지 비특이적인 조건으로 크게 차이가 있다. 예를 들면, 백일해는 유아기에 잘 걸리지만 성인은 잘 걸리지 않는다. 영양상태가 불량한 개체는 병원미생물에 대한 저항력이 저하되며 호르몬의 균형에 변동이 심한 사춘기에 결핵의 이환율이 높다고 하며 또 영양실조 상태에서 결핵의 이환율이 높다는 점은 영양상태와 저항성(비특이적)에 대한 대표적인 예이다(individual immunity).

3-2. 능동획득면역

생체 자신이 감염이라는 경험과 예방접종(vaccination)을 통해서 얻어지는 면역을 능동획득면역(active aquired immunity)이라고 한다. 예를 들면 장티푸스균에 감염된 후에는 장티푸스균에 재감염(특이적 저항성)되지 않으나 다른 병원미생물에 대해서는 저항성을 갖지 못하므로 이 획득면역을 특이적 면역(specific immunity)이라고 한다. 병원미생물이 분비한 독소로 인한 질병은 체액 중의 항체(항독소)가 독소를 중화함으로써 그 질병에 대해서 저항하게 되는데, 이 경우는 체액성 면역의 대표적인 예이다.

3-3. 자연능동면역

자연능동면역(natural active immunity)은 자연 상태에서 일어나는 감염 즉, 현성감염, 불현성 감염 및 효과적인 빈번 접촉을 통해서 얻어지는 면역을 말한다.

(1) 현성 감염으로 획득되는 면역

어떤 병원미생물에 감염된 후 임상증상을 나타낸 후 감염증이 경과한 사람이 그 해당 병원미생물에 대한 특이면역이 성립되는 경우이며 이러한 면역과정을 병후 면역이라고 한다. 예를 들면 장티푸스, 소아마비(폴리오), 홍역, 천연두(두창), 일본뇌염, 발진티푸스 등은 한번의 현성 감염 후 일생동안 해당 병원미생물에 대해서 면역(영구면역)이 된다. 이와 반대로 감기, 인플루엔자, 폐염, 이질 등은 면역의 지속기간이 짧은 일시면역을 일으킨다.

(2) 불현성 감염으로 획득되는 면역

생체가 병원미생물의 침입을 받아 체내에서 증식이 되는데도 발병되지 않고 특이적인 면역만이 성립되는 경우 이런 감염을 불현성 감염이라고 한다. 일본뇌염 혹은 폴리오와 같은 바이러스성 질환의 유행후 유행된 지역의 주민들의 혈액에서 유행했던 병원체에 대한 면역체(항체)가 검출되는 예가 있다. 이와 같은 불현성 감염을 얻은 사람이 면역이 발전되어 있기 때문에 그 해당 병원미생물의 재감염에 대해서 특이적인 저항성을 나타내는 것이다.

(3) 빈번 접촉으로 획득되는 면역

병원미생물에 빈번하게 접촉하는 직업인, 의사, 간호사, 의료기사들이 병을 앓지 않고 자기도 모르는 사이에 면역이 되어 있는 경우이다.

3-4. 인공능동면역

인공면역은 인위적으로 특이적인 감염을 일으키게 하거나 또는 병원미생물의 대사산물 등을 주사함으로써 얻는 능동면역을 말하며, 예방접종이란 어떤 감염병을 예방할 목적으로 인공적인 면역을 실시하는 방법을 일컫는다. 인공면역의 목적으로 예방접종에 사용되는 병원미생물 제제를 면역원 또는 백신이라고 한다.

(1) 사균에 의한 면역

병원미생물을 열, 화학약품(석탄산 혹은 포르말린), 자외선 등으로 살균하여 만든 예방 재료이다.

(2) 약독화 생균(또는 바이러스)에 의한 면역

약독화 생백신이란 동물통과, 고온배양 혹은 계대배양 등으로 병원미생물의 면역원은 그대로 갖도록 하고 단지 균력만을 변화시킨 살아있는 상태로 약독화 또는 무독화된 미생물을 말한다.

결핵 예방을 위한 BCG(Bacille Calmette Guerin), 광견병 예방을 위한 Pasteur의 광견병 백신(Pasteur rabies vaccine), 고온배양으로 계대된 탄저병 백신(anthrax vaccine), 소아마비 예방을 위한 Sabin 백신(경구용) 그리고 황열 예방을 위한 17D 백신, 장티푸스 생백신 등이 있다.

(3) 변독소에 의한 면역

디프테리아와 파상풍균의 외독소는 독성이 매우 강하므로 면역접종에는 사용할 수 없다. 독소에서 독성만을 없애고 면역원만을 남도록 하기 위해 독소에 0.3 내지 0.4%의 최종 농도가 되도록 포르말린을 첨가하여 30~60일동안 4℃로 처리하여 무독화시킨 것을 변독소(toxoid)라고 한다. 균체가 분비하는 독소에 의하여 일어나는 디프테리아와 파상풍은 이 변독소로써 면역할 수 있다.

3-5. 수동면역

수동면역(passive immunity)이라 함은 어느 개체가 능동적으로 생성한 면역체(항체)를 다른 개체에게 옮겨 줌으로써 일시적으로 면역을 발휘하도록 하는 것을 뜻한다. 수동면역은 크게 나누어 자연수동면역과 인공수동면역이 있다.

자연수동면역(natural passive immunity)이란 태아가 태반을 통하여 어머니가 능동적으로 형성한 면역체(항체, IgG) 즉, 모성항체(maternal antibody)를 받음으로써 면역이 성립되는 경우와 어머니의 면역체를 다량 함유한 초유(colostrum)를 신생아가 먹음으로써 면역이 형성되는 것을 말한다. 이와 같은 수동면역은 지속기간이 약 6개월 정도로 짧다.

해당 변독소를 말에 10일 또는 30일 간격으로 반복적으로 면역접종하여 항독소가 최고역가를 나타낼 때 채혈하여 γ-글로블린(gamma globulin)을 정제한 것이 항독소이다 또한 홍역을 앓는 어린이에게 사람 혈청, γ-글로블린 또는 성인의 혈액을 주사함으로써 홍역을 경하게 앓든가, 조속한 시일 내에 회복하게 하는 것 역시 수동면역에 속한다.

표 10-5. 인공 능동 면역 형성의 항원과 전염병

항 원	전 염 병
생균 백신	두창, 탄저, 광견병, 결핵, 황열, 폴리오
사균 백신	장티푸스, 파라티푸스, 콜레라, 백일해, 일본 뇌염, 폴리오
순화 독소	디프테리아, 파상풍

4. 전염병의 예방 관리

전염병을 예방하기 위해서는 감염원, 감염 경로 및 숙주의 감수성에 대하여 각각 대책을 수립하여야 한다.

4-1. 감염원 대책

감염원(병원소)이 없어지면 전염병은 발생하지 않으므로 감염원의 발견과 제거가 우선적으로 이루어져야 한다. 만약 사람이 감염원인 경우에는 검역, 격리 및 치료를 행하여야 한다. 검역은 우리 나라에 상재하고 있지 않는 전염병(외래전염병)이 국내로 침입하지 않도록 하는 것을 목적으로 공항이나 항만에서 환자나 보균자들이 입국하지 않도록 관리하는 것이다. 격리와 치료는 국내에 상재하고 있는 전염병(또 검역으로 발견된 전염병도 포함)을 대상으로 하며, 환자나 보균자가 병원체를 확산시키는 감염원이 되지 않도록 하는 것을 목적으로 한다. 환자나 보균자가 발견된 경우에는 지정된 병원에 격리하고 치료를 하게 되는데 이 때에는 환자나 보균자와 접촉한 사람에 대하여도 검진을 행한다. 격리를 요하는 전염병은 전염병 예방법으로 그 종류와 격리 기간을 지정하고 있다.

2000년 1월에는 전염병 예방법을 개정하여 전염병의 분류체계를 재정비한 분류기준은 다음과 같다.

- 제1군 전염병 : 전염속도가 빠르고 국민보건에 미치는 위해의 정도가 너무 커서 발생 또는 유행 즉시 방역대책을 수립하여야 하는 전염병
- 제2군 전염병 : 예방접종을 통하여 예방 또는 관리가 가능하여 국가예방접종의 대상이 되는 전염병
- 제3군 전염병 : 간헐적으로 유행할 가능성이 있어 지속적으로 그 발생을 감시하고 방역대책의 수립이 필요한 전염병
- 제4군 전염병 : 국내에서 새로 발생한 신종 전염병 증후군, 출혈성 전염병 또는 국내 유입이 우려되는 해외유행 전염병으로서 법에 의한 방역대책의 긴급한 수립이 필요하다고 인정되는 전염병
- 지정전염병 : 유행 여부의 조사를 위하여 감시활동이 필요하다고 인정되는 경우 보건복지부 장관이 지정하는 전염병

법정 전염병은 표 10-6과 같다.

표 10-6. 법정 전염병

구 분	종 류
제 1 군 전염병	콜레라, 페스트, 장티푸스, 파라티푸스, 세균성 이질, 장출혈성 대장균감염증
제 2 군 전염병	디프테리아, 백일해, 파상풍, 홍역, 유행성 이하선염, 풍진, 폴리오, B형간염, 일본뇌염
제 3 군 전염병	말라리아, 결핵, 한센병, 성병, 성홍열, 수막구균성 수막염, 레지오넬라, 비브리오패혈증, 발진티푸스, 발진열, 쯔쯔가무시병, 렙토스피라증, 브루셀라증, 탄저, 공수병, 신증후군 출혈열(유행성 출혈열), 인플루엔자, 후천성 면역결핍증(AIDS)
제 4 군 전염병	황열, 뎅기열, 마버그열, 에볼라열, 라싸열, 리슈마니아증, 바베시아증, 아프리카수면병, 크립토스포리디움증, 주혈흡충증, 요우스, 핀타, 신종 전염병증후군(급성출혈열 증상, 급성 호흡기증상, 급성설사 증상, 급성황달 증상 또는 급성신경증상)

자료 : 전염병예방법 제2조(개정 2000. 1. 12)
전염병예방법 시행규칙 제1조의2(신설 2000. 10. 5)

4-2. 법정전염병의 예방접종

전염병 예방법은 디프테리아, 폴리오, 백일해, 홍역, 파상풍, 결핵, B형간염, 유행성 이하선염, 풍진에 대하여 정기적인 예방접종을 실시하도록 규정하고 있으며, 이 외에도 보건복지부 장관이 전염병예방을 위하여 필요하다고 인정하여 지정하는 전염병에 대하여 예방접종을 할 수 있도록 규정하고 있다. 또 예방 접종에 관하여 보건복지부 장관의 법령이 있거나 시장, 군수, 구청장이 전염병 예방상 필요하다고 인정하는 경우 임시로 예방접종을 시행하도록 규정하고 있다.(제18장 소아표준 예방접종표 참조)

11장. 전염성 질환 관리

1. 소화기계 전염병

오염된 식품을 매개로 하여 경구감염되어 이환되는 전염병으로써 수인성 전염병이라고도 한다.

1-1. 장티푸스

장티푸스(typhoid fever)는 장티푸스균(*Salmonella typhi*)에 의해 일어나는 급성 열성 소화기전염병으로서 인간만이 장티푸스균의 숙주가 된다. 장티푸스균의 보균자는 흔히 회복기 보균자와 만성 보균자(건강보균자)로 구분하는데, 보균자의 존재가 이 질환의 발생과 전파에 매우 중요하다. 40대 이상의 여성군에서 만성보균자가 많으며 약 90%는 담낭에 잠복하므로 완치될 때까지 치료하는 것이 중요하다. 모든 장티푸스의 감염경로는 간접전파형식에 의해서 발생되며 환자나 보균자의 배설물을 통해 오염된 식품 등에 의하여 전파된다. 가장 중요한 매개체는 식품이며, 질병을 일으킬 수 있는 균수는 10^6~10^9 정도이다.

증세로는 1~2주간의 잠복기 후에 몸이 나른하고 식욕이 없어지며, 두통・요통・관절통 등이 일어나고, 오한과 함께 발열한다. 열은 하루하루 높아져서 5~6일 정도면 40℃ 전후가 된다. 소장에 병변이 발생하며 설사를 일으키는 경우는 적고, 오히려 변비가 되는 경우가 많다. 발병 2주경에는 40℃ 전후 고열이 계속되고 지라나 간이 부어 다소 커진다. 가슴·배·등의 피부에 '장미진'이라고 하는 지름 2~4mm의 담홍색의 발진이 5~30개가 드문드문 나타난다. 혀는 황색 또는 갈색의 두꺼운 설태(舌苔)에 덮이고 식욕이 없어진다. 제1종 전염병으로 지정되어 있으며 현보건의료 및 환경위생면에서의 문제점으로써 관리에 큰 취약점을 안고 있는 질환의 하나이다.

치료제로는 클로람페니콜이 사용되고 있으나 만성보균 상태를 결코 감소시키지는 못하므로 치료가 종료되었다고 생각한 때에도 계속 균의 배출유무를 감시하여야 한다. 예방에는 환자나 보균자를 강제적으로 격리병원에 입원시키고, 환자가 있었던 곳이나 화장실, 사용한 의류·식기·물건 등을 소각하거나 철저하게 소독한다. 또 병이 유행하기 전에 예방주사를 맞는다.

1-2. 콜레라

콜레라(cholera)는 콜레라균(*Vibrio cholerea*)에 의해 일어나는 소장의 급성 전염병이다. 거의 모든 감염 경로는 간접 전파 양식을 취하며 오염된 식품이나 음료수를 섭취할 때에 전파된다. 최근 EI Tor 형의 유행은 거의 식품에 의해 전파되며 어패류 등의 해산물에 의해 감염된다. 증상으로는 갑작스런 구토와 설사로 시작되며, 복통은 별로 없다. 구토물이나 설사변의 성상이 쌀뜨물 모양인 것이 특징이다. 하루에 20~30회에 이르는 설사 때문에 체액의 탈수가 현저하며 대유행을 초래하는 대표적인 전염병의 하나이다. 열대지방에서는 주로 우기에, 온대지방에서는 주로 여름철에 발생한다. 감염이 이루어지기 위한 균수는 10^4~10^8 정도인 것으로 추정된다.

치료 항생물질이나 설파제도 유효하지만, 급속도로 상실되는 체액의 보급이 가장 중요하다. 근년에는 수액요법의 진보로 콜레라의 치명률은 격감하였다.

예방법으로는 항구나 공항에서 검역을 실시하여 침입을 예방하고, 만약 환자가 발생하면 특정 병원에 격리시켜 치료를 한다. 유행시에는 생수, 생식을 금해야 한다. 예방주사도 유효하나 30% 정도의 방어효과를 나타내며 6개월 이상 지속하지 못한다.

1-3. 세균성 이질

이질(bacillary dysentery)은 세균성 이질과 아메바성 이질로 구분되며, 그 대부분이 세균성이며 원인균은 *Shigella dysenteriae*(A군), *S. flexneri*(B군), *S. boydii*(C군) 및 *S. sonnei*(D군) 등 4종류의 Shigella속 장내세균에 의해 전염되는 제1군 법정전염

병으로 급성 전염병의 일종이다. 중세 이후 유럽에서 이질이 발생하여 대유행을 하였다는 기록이 있으며, 우리 나라에 있어서도 상당히 오래 전부터 있었던 것으로 알려져 있다.

이질은 여름철에 많이 발생하며, 겨울철에는 현저하게 감소한다. 많이 발생하는 연령은 10세 이하(50%)이다. 대부분의 감염은 환자와의 직접 접촉에 의한 것이 많고, 이 균으로 오염된 의류, 기구, 손 및 음식물에 의하여 전파되며 쥐나 파리가 변소나 하수구 등 불결한 장소에서 균을 운반하여 식품을 통하여 경구적으로 감염을 일으킨다. 보통 2~3일 정도의 잠복기가 지난 후 전신권태, 식욕부진, 두통 등의 전구 증상이 나타나고 이어서 오한, 발열, 복통, 설사 등의 증상을 보인다.

주증상은 잦은 설사이고 점차 수양변에 점액이나 혈액이 섞이게 된다. 소아의 감수성이 크므로 주의를 요하고 장티푸스에 준하여 예방할 수 있으나 면역 예방은 불가능하다. 감염 후에는 약간의 면역이 획득된다.

1-4. 폴리오

폴리오(poliomyelitis)는 폴리오 바이러스에 의한 제2군 법정전염병이며 면역학적으로 Ⅰ형, Ⅱ형, Ⅲ형이 있고 Ⅰ형이 마바형 소아마비와 가장 관계가 깊다. 오염된 식품을 통하여 경구감염되며 폴리오 바이러스에 감염된 사람의 대다수는 불현성감염의 양상을 띠고 무증세로 경과한다.

치료는 주로 대증요법에 의하며, 급성기에는 수면이 가장 중요하고, 지각과민, 사지통 등에는 온습포를 한다. 그 밖에 증세에 따라 약물요법, 이화학요법 등도 사용한다.

백신에는 약독화한 생바이러스백신(세이빈백신)과 사바이러스백신(소크백신)이 있는데, 전자는 후자보다 면역기간이 길고, 또 장관의 저항성도 얻을 수 있으므로 생백신의 사용이 권장된다. 백신은 치료보다 예방에 사용된다.

1-5. 파라티푸스

파라티푸스(paratyphoid fever)는 파라티푸스균(*Salmonella sp.*)에 의하여 일어나는 소화기계의 제1군 법정전염병으로 급성전염병이다. 파라티푸스 A균(*Salmonella paratyphi* A)와 파라티푸스 K균(*S. sendai*)이 일으키는 증세는 모두 고열의 지속과 전신쇠약이 주증세로 장티푸스와 흡사하며 경증이다. 파라티푸스 B균(*S. paratyphi* B)는 구토 · 복통 · 설사 등 급성위장염의 증세를 일으키는 경우가 많고 장티푸스와 같은 고열 및 쇠약을 주증세로 하는 일도 있다. 파라티푸스 C균(*S. paratyphi* C)는 장티푸스와 마찬가지 증세를 일으키는데, 근년에는 C·K균은 볼 수 없고, B균도 드물며 거의 대부분이 A균에 의한 것이다.

보통 위장이 약해지는 여름에서 가을에 걸쳐 유행한다. 청장년들이 걸리기 쉽다. 파라티푸스균은 장티푸스균과 마찬가지로 환자나 보균자의 변이나 오줌 속에 배출되며, 감염경로는 손가락이나 파리·바퀴 등의 곤충을 매개로 하여 음식이나 물에 의해 경구감염된다. 증세는 A, B, C, K의 4종에 따라 각각 다르다.

치료제로는 클로람페니콜이 많이 사용된다. 간호나 양생은 장티푸스와 같은데, 구토·복통·설사 등 급성위장염 증세가 강한 경우에는 식중독에 준하여 처치한다. 한 번 걸리면 평생면역이 된다고 하나 발병 초기부터 항생요법이 실시되면 면역의 성립은 불완전하며, 재이환의 가능성이 있다. 예방은 환자나 보균자는 격리병동에 입원시키고, 환자가 있던 곳이나 화장실, 사용한 물품 등은 소독한다. 예방주사도 유효하다.

2. 호흡기계 침입 전염병

구강 및 비강 분비물 등의 비말, 먼지 또는 비말핵 등에 의하여 호흡기나 피부의 상처 등으로 감염된다.

2-1. 디프테리아

디프테리아(diphtheria)는 디프테리아균(*Corynebactreia diphtheriae*)의 감염에 의하여 일어나는 제2군 법정전염병이다. 주로 호흡기의 점막이 침해를 받기 쉽고 어린이에게 많다. 유행기는 겨울이며, 도시에서는 연중 볼 수 있으나 근년에는 비교적 보기 어렵다. 증세 균에 침범당한 부위에 따라서 증세는 현저하게 다르며, 인두, 후두, 비디프테리아로 분류한다.

치료 독소를 중화하기 위하여 혈청주사를 하고, 균을 억제하기 위하여 항생제의 내복을 병행하는데, 이미 어떤 병으로 인해서 혈청주사를 받은 적이 있는 사람은 혈청병을 일으킬 위험이 있기 때문에 디프테리아라고 진단되면 반드시 의사의 지시를 받아야 한다.

예방주사가 효력이 있으므로 어린이는 정기적으로 예방접종을 하여야 한다.

2-2. 백일해

백일해(whooping cough)는 백일해(*Hemophilus pertusis*)에 의하여 감염되며 환자의 기침이나 재채기 등의 비말감염으로 일어나는 어린이의 호흡기 전염병이다. 전염력이 강하고 경련성의 기침이 특징이며, 4계절 동안 발병하나 특히 봄부터 여름 사이에 많이 발생한다.

증상 잠복기는 1~2주일이지만, 예방접종을 맞은 사람이 발병하면 잠복기는 대개 연장된다. 합병증으로는 중이염·기관지염·폐렴·폐기종·기관지확장 등이 있고, 특히 폐렴은 간질성폐렴으로서 잘 치료되지 않는다.

에테르제·코데인 등의 진정제를 쓰며, 클로람페니콜이나 테트라시클린, 스트렙토마이신 등의 항생물질의 내복 및 주사, 감마글로불린의 주사나 면역혈청주사 등이 효력이 있다. 신선한 공기, 심리적 안정, 적당한 실내온도, 영양섭취 등의 일반적인 주의도 중요하다.

한번 걸리면 평생 면역이 된다. 홍역, 디프테리아, 폴리오 등과 같이 모체로부터 면역체를 받고 있지 않기 때문에 백일해는 신생아에게도 감염한다. 감염력은 발병 초기에 강하고, 발병 후 8주간 정도는 감염의 가능성이 있다. 따라서 감염된 어린이는 가정에서 격리하며 특히 젖먹이에게 가까이 하지 않도록 한다. 예방 백신이 유효하며, 효과가 나타나기까지는 주사 후 2~4주간 걸린다.

2-3. 홍 역

병원체는 홍역 바이러스이며 급성 호흡기 전염병으로 높은 감염지수와 낮은 치명률을 나타낸다. 과거에는 거의 모든 인구가 홍역을 앓아 평생 면역을 가지고 있었으나, 약독화된 바이러스에 의한 인공면역이 널리 시행된 후부터는 발생율이 극히 낮다. 발열과 발진을 주증세로 하고 홍역은 도회지에서는 5~6월, 지방에서는 4~6월과 12월에서 이듬해 1월 사이에 많이 발병되는데, 유행은 매년 균일하지 않고, 대도시에서는 2~4년 주기로, 또 인구밀도가 낮은 지역에서는 보다 긴 간격으로 유행한다.

홍역 바이러스에 대한 인류의 감수성은 높고 미감염자가 감염기회를 만나면 연령에 불구하고 약 95%가 발병한다. 또 한번 걸리면 일생면역을 얻을 수 있다. 따라서 대다수가 어릴 때에 걸리며, 큰 아이나 성인이 걸리는 일은 드물다. 다만 홍역에 걸린 일이 있는 어머니에서 태어난 갓난아기는 생후 3개월까지는 걸리지 않으며, 생후 4~6개월 사이에는 발병되지 않거나, 발병되여도 경증으로 경과한다. 생후 9개월을 지나면 감염되었을 때 발병하는 일이 많아지고, 이후 4세까지는 이환율이 가장 높다. 대부분은 3~6세 사이에 걸린다.

2-4. 유행성 이하선염

이하선염(mumps)은 paramyxovirus에 의해 감염되며 제2군 법정전염병이다.

속칭 '볼거리'라고 한다. 유치원에서 초등학교에 다니는 어린이들이 걸리기 쉬운 전염병이다. 겨울에서 이른 봄에 많이 발생한다. 잠복기는 2~3주일이다. 처음에는 열이 나고 두통이 나면서 한쪽 또는 양쪽의 이하선 부위가 붓기 시작한다. 한쪽만 부어도 2~3일 지나면 반대쪽의 이하선도 붓기 시작하는 수가 많다. 이 무렵 열은 40℃ 전후로 올라가고 부은 부분은 탄력이 있어 누르거나 입을 움직이면 몹시 아프지만, 그 부분에 열이 있거나 피부색이 변하지는 않는다.

특효약은 없으나 안정을 취하고 냉찜질을 하고 부드러운 식사를 주며, 수시로 양치질을 하여 입안을 청결하게 하면 1주일쯤 지나서 열과 부기가 내리면서 아픔도 가시고 낫는다. 예방으로는 발열 초기부터 해열 후의 1주일까지는 전염의 위험이 있으므로 유치원이나 학교를 쉬게 해야 한다. 만 1세가 지나면 1회의 생균 백신접종으로 96%의 항체가 획득된다. 한 번 걸리면 평생면역을 획득한다.

2-5. 풍 진

풍진(german measles)은 Rubella virus에 의해 미말 감염되며 제2군 법정전염병으로 지정되어 있다. 보통 열과 발진이 발생하며 잠복기간은 2~3주이다.

2-6. 성홍열

성홍열(scarlet fever)의 병원체는 용혈성 연쇄구균(*Streptococcus pyogenes*)이며 환자나 보균자의 분비물이 호흡기 또는 상처부위에 감염한다. 발적독에 의해 통증과 함께 고열이 나고 전신에 발진이 생기는 전염병인데 발진시 피부의 홍색이 원숭이의 일종인 성성이의 체색과 유사한 열병이라 하여 성홍열이라 명명하였으며, 영어의 scarlet fever도 피부의 색의 변화에서 유래되는 명명이다. 어린이에게 유행하기 쉽지만 사망률은 낮다. 증세는 2~5일간의 잠복기 후에 오한과 함께 39℃ 전후의 발열이 있고, 처음에는 식욕부진이 심하고 구토하는 경우도 있다. 1~2일 후면 붉고 작은 발진이 전신에 나타나며 몹시 가려울 때도 있다. 얼굴은 입 주위에만 발진이 나타나지 않아서 희게 보이는 것이 특징이다. 혀는 발병 후 2~3일 지나면 딸기 모양과 유사한 딸기혀가 된다. 발진이 없어진 후에 피부는 잘게 벗겨지며 흉터는 남지 않는다. 서양에서는 소독이 불완전한 우유의 음용 등에 의한 경구감염 있다고 한다. 늦가을에서 봄에 이르러 많이 발생하지만 도시에서는 연중 발생한다. 목(특히 구개편도)에 병소를 만드는 경우가 약 99%이며, 간혹 피부의 상처가 병소가 되는 창상성홍열이 약 1%, 출산 때 자궁 및 질에 생긴 상처에 균이 번식하는 산욕성홍열이 약 0.1%이다.

치료는 페니실린과 같은 항생물질이 효과가 있으며, 증세는 2~3일에 없어지지만 용혈성 연쇄구균은 쉽게 전멸되지 않는다. 또한 충분한 기간 치료하지 않으면 재발하거나 보균자가 된다. 병후의 경과는 양호하다. 예방은 전염병 병동에 격리 입원시켜 치료하고, 환자가 있었던 곳, 사용했던 의복・물건 등을 소독한다. 오늘날 예방주사는 실시하고 있지 않다.

3. 절지동물 매개 전염병

절지동물에 의하여 매개되는 질병으로서 사람에게 전파되는 매개 전염병은 다음과 같다.

3-1. 페스트

페스트(pest, plaugue)는 *Pasteurella pestis*라는 세균이며 병원소는 야생의 설치류(다람쥐・쥐・비버 등)나 벼룩에 의하여 동물 간에 유행하는데, 사람에 대한 감염원이 되는 것은 보통 들다람쥐 등으로부터 벼룩이 감염된 시궁쥐(집쥐)나 곰쥐 등이다. 증세가 격심하고 사망률도 높으며, 전염력이 강하기 때문에 법정전염병인 동시에 검역전염병으로 분류되어 있다. 환자로부터의 비말감염 또는 환자의 분비물이나 배설물이 부착된 물품으로부터 기도감염도 있으나, 보통은 보균동물을 흡혈한 벼룩에 물려서 감염되는 경우가 많다. 이환하면 장기간의 면역을 얻는데 드물게 재이환하는 일도 있다. 일반증세는 갑자기 오한전율과 더불어 40℃ 전후의 고열을 내고 현기증・구토 등이 있으며 의식이 혼탁해진다. 잠복기는 2~5일이고, 순환기계가 강하게 침해받는다. 치료에는 주로 스트렙토마이신을 사용하는데, 설파디아진・항페스트 혈청도 사용된다.

3-2. 발진티푸스

발진티푸스(epidemic typhus)의 병원체는 *Reckettsia prowazekii*이며, 옷이에 기생 증식하여 옷이의 분변과 함께 배설되면서 옷이가 흡혈하기 위해 피부에 준 상처나 사람이 손으로 긁어 생긴 상처를 통하여 감염된다. 잠복기간은 10~14일이며 급작스런 오한과 함께 발열하여 3일 정도 경과되면 40℃ 전후의 고열이 나게 되고, 두통, 관절통 및 결막충혈 등과 지름 2mm 안팎의 붉고 작은 출혈성 발진이 온몸에 많이 생긴다. 증세는 장티푸스와 비슷하고, 바일-펠릭스반응(Weil-Felix test)이라 하는 혈청반응에 의해 감별된다.

고열과 발진이 주증세인 열성 및 급성의 법정전염병의 일종이다. WHO의 보건규칙에 의한 국제 감시 전염병의 하나이기도 하다. 또한, 이 병의 유행은 전쟁과 관계가 깊어 전쟁티푸스 또는 기근열·형무소열 등의 별명이 있다. 그것은 이 병의 매개곤충인 '옷이'가 의류나 몸이 더러울 때 발생하기 쉬우므로 군대나 형무소, 전쟁터 등 환경이 나쁜 곳에서 크게 유행하게 되었기 때문이었다.

치료제는 클로람페니콜이나 테트라사이클린계의 항생물질이며 예방으로는 살충제로 옷이를 구제하는 것이 가장 중요하며, 발진티푸스백신 접종도 유효하다.

3-3. 말라리아

말라리아(malaira)는 *Plasmodium vivax*를 비롯한 4종류의 원생동물인데 우리나라에는 *P. vivax*만이 유행하였다. 특히 모기의 존재는 말라리아의 유행에 제일 중요한 요인이며 우리 나라에서는 말라리아의 종숙주인 *Anopheles sp.* 중에서 *A. sineinsis*가 퍼져 있다. 말라리아가 인체에 침입할 수 있는 기회는 모기에 물렸을 때 분열체(sporozoite)의 침입과 수혈감염, 태반감염, 주사기 오염에 의한 감염(마약중독자)등이 있다. 말라리아 원충은 무성생식 과정에 의한 주기성이 있으며 메리조이트스에 의한 적혈구 파괴로 인하여 혈장 내에 메로조이트, 색소, 적혈구, 파괴물질 등의 이종단백질이 존재하게 되도 이로 인한 특유의 열발작과 많은 적혈구의 파괴로 인한 빈혈이 심하게 일어난다. 말라리아 원충 중에서는 적혈구내에서만 가능하다. 증상은 원충의 종류, 숙주의 영양, 면역, 종족 등에 따라서 다르며 일단 잠복기를 거치고 나면 적혈구내에 말라리아 원충이 나타나고 두통, 불쾌감, 미열 등이 나타나다가 특이한 열발작, 오한전율, 40℃의 고열 등으로 두통, 근육통, 구역, 구토, 복통, 호흡촉진 등이 나타나며 수 시간 후에는 열이 내리고 발한되며 상쾌하여지고 탈기상태가 된다. 열대열 원충에서는 고열, 경련, 혼수상태와 쇼크까지 나타나며 용혈소의 무제한 생산으로 빈혈, 황달과 요가 갈색, 흑색으로 되는 흑수열의 합병증도 발생할 수 있다.

3-4. 유행성 출혈열

유행성 출혈열[epidemic (Korea) hemorrhagic fever]은 한탄 바이러스속에 속하는 한탄 바이러스, 서울 바이러스, 푸우말라 바이러스 및 무에르토밸리 바이러스들의 호흡기 감염으로 시작된다. 1년 내내 전국에서 환자가 발생되며 농촌에서는 봄과 가을 농번기와 건조한 계절에 많이 유행한다. 이 병의 보균동물은 전국에 있는 등줄쥐와 집쥐인데 시골에서는 등줄쥐의 약 15%가 한탄 바이러스를 갖고 있으며 또 도시에 있는 집쥐의 약 12%가 서울 바이러스에 감염되어 있다. 이런 쥐의 소변과 타액 중에는 다량의 바이러스가 함유되어 있는데 배설물에 오염된 먼지가 사람의 호흡기를 통해 들어오면 전염된다.

초기증세는 독감과 비슷하며 전신쇠약과 식욕부진으로 시작하여 고열(40℃)과 심한 두통 및 복통 등이 있고 3~4일 후에는 눈, 코, 구강, 얼굴 및 가슴 등에 출혈반점이 생긴다. 또 복통과 심한 요통이 있으며 간혹 위장출혈로 맹장염으로 오진되는 수도 있다. 일주일 후에는 신장염을 동반하여 심한 단백뇨와 감뇨기가 오며 혼수상태에 빠지는 경우도 있으며 이뇨기를 거쳐 회복까지 약 1~2개월이 걸린다.

감염시 신속하게 입원이 필수적이며 출혈이 각종 장기에 일어나기 때문에 절대 안정이 필요하다. 환자 이송시 특별히 이 점을 유의해야 한다. 예방은 들쥐나 집쥐와의 접촉을 절대 금해야 하며 또 쥐의 서식처를 멀리해야 한다. 특히 농민·군인 및 토목공사 종사자가 위험군이며 또 야외에서의 캠핑, 낚시, 사냥 및 골퍼들도 조심하여야 한다. 집쥐를 정기적으로 잡는 것도 한 가지 방법이다. 가장 효과적인 예방법은 예방주사를 접종하는 것인데, 한국에는 세계 최초로 개발된 '한타박스'가 있다. 한 달 간격으로 백신을 2회 피하에 접종하면 약 1년간 면역효과가 있으며 1년 후에 재접종하면 한탄 바이러스와 서울 바이러스에 대한 면역이 유지된다.

4. 동물 매개 전염병

사람과 동물을 공동숙주로 하는 병원체에 의해서 발병되는 인수 공통전염병(zoonosis)이다.

4-1. 광견병

광견병(rabies)은 공수병이라고도 한다. 병원체는 rabies virus이며 이 균에 감염된 개, 늑대, 여우, 스컹크에 물림으로서 전염되는 제3군 법정전염병이다. 한국에서는 1907년 첫 발생보고가 있었고, 그 후 매년 200~800건 발생하였다. 그후 강력한 방역실시로 크게 감소하여 1984년에는 1회 발생 후 1992년까지 발생이 없다가 최근 휴전선 비무장지대의 야생동물에 의해 경기, 강원 북부 산간지방에 발생한 예가 있다. 매개동물의 예방접종을 매년 실시해야 하고 가축과 야생동물의 접촉을 피하며 개를 밖으로 내보내지 말아야 한다.

4-2. 탄저병

탄저병(anthrax)의 병원체는 *Bacillus anthracis*이며 이 균은 조건이 나쁘면 아포를 만들고 건조상태라도 10년 이상 생존하므로 수년간 토양에서 생존할 수 있다. 탄저균의 감염에 의하여 일어나는 패혈증형인 가축 법정전염병이며 제3군 법정전염병으로 지정되어 있다. 소, 말, 등의 초식동물에 주로 발병되며, 육식동물이나 사람에게는 비교적 적다. 급성이며 동물이 죽음으로써 발증을 확인하는 경우가 많다. 주요 증세는 발열, 치아노제, 호흡곤란 및 피하의 부종 등이 발생한다. 사람의 탄저는 감염경로에 따라서 병형이 다르고, 피부의 손상부로부터 침입하면 고열과 피부의 농양을 볼 수 있고, 균을 흡입하면 기침, 가래, 호흡곤란 등의 폐탄저를 일으키며, 감염동물의 고기를 먹으면 구토나 설사 등의 장탄저를 일으키는데, 어느 것이나 치명률이 높고, 치료에는 스트렙토마이신이나 페니실린을 사용한다.

4-3. 렙토스피라증

렙토스피라증(leptospirosis)의 병원체는 *Leptospira icterahaemorrhagiae*이며 개·돼지·설치류로부터 사람에게 전파되기도 하고, 늪, 수도, 연못 등의 오염된 물을 접촉함으로써 피부의 상처를 통하여 감염되는 제3군 법정전염병이다. *L. pomona*)에 의한 가축의 발열, 황달 및 빈혈이 특징인 가축렙토스피라증, 황달출혈성 렙토스피라(*L. icterohaemorrhagiae*)와 개 렙토스피라(*L. canicola*)에 의한 사람의 렙토스피라 황달과 개페스트 등이 있다. 논과 밭에서 작업시 피부의 노출을 삼가고 작업종료 후에는 깨끗이 세척한다. 특히 상처부위의 노출은 절대 삼가한다.

4-4. 브루셀라

브루셀라(brucellosis)의 병원체는 소 브루셀라균(*Brucella abortus*), 산양 브루셀라균(*B. melitensis*), 돼지 브루셀라균(*B. suis*) 및 개 브루셀라균(*Bacillus canis*) 등이다. 이 질병은 제3군 법정전염병으로 규정되고 있으며 주로 소, 산양 및 돼지의 생식기관과 태막에 염증을 수반하여 유산과 불임증을 나타낸다. 사람에게 이 균이 감염되면 3주 정도의 잠복기를 거쳐 부정형의 발열, 피로, 권태감, 두통 등의 전신 증세가 나타나는데, 이 때의 발열을 일명 말타열(malta fever) 또는 지중해열(mediterranean fever)이라고 한다. 한국에서도 이 병이 발생한 바 있으며 주로 경구 및 접촉감염으로 전파된다. 이 병의 효과적인 치료법은 없으며 가축에서는 백신 접종으로 예방이 가능하나 일단 감염된 가축이 발견되면 법에 따라 도살 처분해야 한다. 사람의 경우 그 치료에는 테트라사이클린, 스트렙토마이신 및 클로람페니콜 등이 사용되며, 약제 투여를 중지하면 재발하는 일이 많고 내균성이 나타나므로 치료가 쉽지 않다.

12장. 기생충 관리

1. 기생충의 정의와 분류

서로 종류가 다른 생물체의 관계에서 한 생물체가 다른 생물체의 내부나 외부에 붙어살면서 영양물을 취하며 살아가는 생활상태를 기생생활이라고 하며, 전자의 생물체를 기생충, 후자의 생물체를 숙주라고 한다. 두 생물체 사이에 서로 이익을 주고 받으며 살아가는 공생생활(symbiosis, mutualism) 숙주에게는 이익이나 해를 주지 않고 기거의 편의만 제공받는 기거생활(commensalism)등이 있다. 기생충은 기생 원충류, 연충류 및 기생 곤충류등으로 대분류 한다.

표 12-1. 기생충의 분류

구 분	종 류
원충류 (Protozoa)	근족충류: 이질 아메바, 대장아메바. 편모충류: 람불편모충, 장트리코모나스, 질트리코모나스 섬모충류: 대장바란티디움 포자충류: 삼일열원충, 톡소플라스마 곤디
윤충류 (Helminthes)	선충류-회충, 요충, 편충, 구충, 동양모양선충, 유극악구충 흡충류-간흡충, 폐흡충 조충류-유구조충, 무구조충, 광절열두조충

2. 기생충의 체내 침입 경로

기생충이 숙주에 침입하기 위해서는 ① 흙, ② 물, ③ 식품, ④ 동물등을 매개체로 하여 침입하는 간접전파 방법과 매개체를 이용하지 않고 한 숙주에서 다른 숙주에게로 직접 전파하는 직접전파 방법이 있는데 숙주체내로의 감염경로는 아래와 같다.

(1) 경 구

인체 기생충의 대부분이 입을 통하여 감염되는데 인체 감염성이 있는 회충, 요충, 편충 등의 충란은 인체의 입을 통하여 감염되며, 구강트리모나스 및 치은 아베마는 키스에 의해 감염되기도 한다.

(2) 경 피

십이지장충의 유충이나 일본 주혈흡충의 유미유충(cercaria)등은 경피적으로 인체에 침입하여 성충으로 자란다.

(3) 혈 액

말라리아, 사상충, 트리파노조마 등의 기생충은 모기나, 흡혈성 파리등의 매개 곤충에 의하여 인체의 피부를 통하여 혈관 또는 임파관으로 옮겨진다.

(4) 모체감염

말라리니아나 톡소플라스마 같은 기생충은 태아를 가지고 있는 모체에 감염될 경우에는 태아에게 이행하여 감염되기도 한다.

(5) 기 타

그 밖의 호흡이나 비뇨생식기 그리고 결막등을 통하여 인체에 감염될 수도 있다.

여기서는 주로 음식물과 같이 경구적으로 감염되는 기생충에 대하여 살펴본다.
경구적으로 감염되는 기생충 중에서 중요한 것은 표 12-2와 같다.

표 12-2. 감염원별 중요 기생충

감 염 원	중 간 숙 주		기 생 충
	제 1	제 2	
충란이 부착된 식품, 오염된 물	없 음		이질 아메바, 대장 아메바, 톡소플라스마, 회충, 편충, 구충, 요충, 동양모양선충
수 육 류	쇠 고 기		무구조충
	돼 지 고 기		유구조충, 선모충
어 패 류	왜우렁이	붕어, 잉어, 피라미	간디스토마
	다슬기	참게, 민물가재	폐디스토마
	다슬기	민물생선 (은어)	요코가와흡충
	물벼룩	송어, 농어, 연어	광절열두조충
	물벼룩	가물치, 메기	유극악구충
	해산갑각류	오징어, 대구등, 해산어류	

3. 채소류 등을 통하여 감염되는 기생충

중간 숙주가 없으며 다만 감염성이 있는 자충포장란 등이 부착된 식품이나 오염된 물의 섭취 또는 오염된 손을 통하여 경구적으로 감염되는 기생충으로서 회충(*Ascaris lumbricoides*), 구충(*Ancylostoma duodenale*), 편충(*Trichocephalus trichiurus*), 요충(*Enterobius vermicularis*), 동양모양선충(*Trichostrongylus orientalis*) 등이 중요하다.

3-1. 회 충

(1) 생활사

기생부위는 소장이며 수정란은 대변과 같이 배출되어 22~28℃에서 약 20일 정도면 감염력이 있는 자충포장란으로 된다. 이 성숙란을 식품등을 통하여 경구적으로 감염되면 유충으로 발육하여 소장에서 탈각·부화하여 유충이 나온다. 이러한 유충은 소장벽을 뚫고 들어가서 장간막정맥이나 임파관을 통하여 우심을 거친다. 이 유충은 폐로 들어가 어느 정도 성장한 후 기관지, 식도, 위장을 거쳐 소장에서 정착하여 성충이 된다. 감염 후 약 70일 정도면 성충이 되며 성충의 수명은 10~12개월 정도이다. 대표적인 선충류의 일종으로서 성충의 몸길이는 숫놈은 15~31㎝×2~3㎜, 암놈은 20~35㎝, 굵기가 3~6㎜이며 주로 소장에 기생하나 이행성이 있어 위, 식도, 구강, 비강을 통하거나 대장, 항문을 통하여 체외로 빠져 나오기도 하고 수담관, 췌장, 또는 충수돌기에서 발견되기도 한다.

(2) 감염증상

충체 자신이 분비하는 효소때문에 숙주의 소화작용을 방해한다. 때문에 소화불량, 식용항진 또는 감퇴, 설사, 복통, 두통, 구역, 구토, 두드러기와 같은 알레르기 증상, 기침 및 천식발작등을 일으키는 경우도 있고 어린이의 경우에는 이미증이 나타난다. 또한 많은 충체가 밀집하여 장폐색증을 일으키거나 또는 장벽을 뚫어 복막염 등을 일으키는 경우가 있다.

(3) 예방법

분변의 위생적 처리로 충란의 확산을 방지하고 청정 채소의 섭취가 필요하다.

3-2. 구 충

(1) 생활사

구충은 한 농부의 십이지장에서 발견하여 십이지장이라고도 명명한다. 기생부위는 소장상부이며 감염경로는 경구적 감염과 경피감염이 있다. 분변에 섞여 배출된 충란은 30℃ 전후의 온도와 적당한 습도에서 24~48시간에 부화하여 제1기 간상유충이 된다. 1주일 후에는 2회의 탈피를 하여 인체에 감염원이 강한 사상유충이 되는데 다시 2회 탈피과정을 거친 제3기 유충이 된다. 이 사상유충은 자연계에서 2주 이상 생존이 가능하며 이 기간중에 노출된 인체의 피부와 접촉하면 뚫고 들어와서 소정맥이나 임파관을 통하여 심장으로 가고 다시 폐동맥을 거쳐 4회 탈피를 한 후 다음 기도와 인두, 식도, 위를 거쳐서 소장에 도달하여 4회 탈피를 마친 다음 성충으로 발육된다.

성충의 몸길이는 수컷이 7~8㎜, 암컷이 10~13㎜이고 굵기는 0.5㎜이며 십이지장 조금 아랫부분인 공장에 기생하며 1마리의 1일 10,000~20,000개 충란을 산란한다.

(2) 감염증상

피부염과 소양증을 동반한 홍반, 구진, 수포, 괴양 등을 형성한다. 유충이 폐포 등을 파괴하여 폐염증상이 나타날 수도 있다. 흡열시 항응고물질을 분비하여 계속적인 출혈과 이차적인 세균감염을 일으킨다. 철분의 부족으로 심한 빈혈이 나타나며 장의 흡수장애, 복통, 설사, 궤양과 같은 소화장애와 심한 부종, 심장의 비대, 저혈압, 이상감각(이미증) 등이 나타나며, 많은 사상유충이 경구적으로 침입할 대에 채독증이 발생하기도 한다.

(3) 예방법

분변의 위생적 처리, 오염 지역에서의 피부 노출을 금한다. 채소류의 충분한 세척 및 개인 위생에 철저를 기한다.

3-3. 동양모양선충

(1) 생활사

아주 작고 가느다란 선충으로 소장 상부에 기생한다. 충란은 25~30℃의 온도와 70%의 습도에서 부화한 다음 1~2일 내에 2회 탈피를 하여 감염형인 사상유충(filariform larva)이 된다. 이 사상유충은 경구감염되며 피부를 뚫는 힘이 미약하여 경피감염은 일으키지 않는다. 경구적으로 침입되면 위장을 지난 다음 소장에서 기생한다. 특히 유충은 식염에 대한 저항성이 크므로 절인 채소도 주의해야 한다.

(2) 감염증상

보통 소수의 감염으로는 별 증상을 나타내지 않는다. 그러나 다수 감염시에는 소화장애와 빈혈 등 구충증과 비슷한 증상이 나타난다.

3-4. 편 충

(1) 생활사

전세계적으로 널리 분포하는 채찍 모양의 선충류로서 길이는 40~50㎜정도이다. 감염 형식은 회충과 같아서 성숙란이 경구적으로 섭취되면 소장 상부에서 부화하고 유충은 점막을 따라 맹장 근처로 내려가서 맹장과 대장 상부에 기생한다.

(2) 감염증상

일반적으로 자각 증세가 없는 경우가 많으나 다수 기생시에는 복통, 구토, 설사, 빈혈, 발열, 신경 증상, 체중 감소 등을 나타내기도 한다.

(3) 예방법

감염 후에는 구충하기가 어려우므로 예방에 힘써야 하며 회충에 준하여 예방한다.

3-5. 요 충

(1) 생활사

기생부위는 맹장, 충수돌기, 결장등이며, 밖으로 배출된 충란은 자충(larve)을 포함하고 있기 때문에 감염력을 갖는다. 충란이 경구적으로 인체에 침입되면 소장에서 부화하고 맹장, 결장 등에 이르러 성충으로 성장 기생한다. 암컷의 성충은 약 11,000개의 충란을 가지고 있다. 암컷은 산란기가 되면, 서서히 항문 주위로 나와 산란하며 부화하여 직접 상행 미입하여 역감염(retrofection)도 가능하다. 또한 항문 주변에 성충이 기어다니므로 가려워 긁게 되고 긁으면 손에 오염되어 직접 경구 감염된다. 또 충란이 오염된 음식물이나 식기를 통해서 감염되기도 하고 가족간에 감염이 일어나기도 한다. 감염 후 40일 정도면 성충으로 성숙하며 수명은 11~35일 정도이다.

(2) 감염증상

항문 주변의 암컷이 항문주위, 회음부 등에 기어나오므로 소양감, 발적, 종창을 일으킨다. 소아에게는 수면장애, 식욕감퇴, 불쾌감, 신경과민과 발작까지도 초래한다. 복통, 구역, 구토, 설사와 직장부에 괴양이나 만성충수돌기염의 원인도 될 수 있다.

(3) 예방법

가족원 모두가 동시에 구충약을 복용하고 속옷 등을 소독하고 손을 항상 깨끗하게 유지한다.

4. 수육류를 통하여 감염되는 기생충

소, 돼지 등의 가축이 중간 숙주가 되는 경우이며 수육류를 충분히 가열하지 않고 섭취하거나 육회 등을 섭취함으로써 감염된다.

무구조충(민촌충 : *Taenia saginata*), 유구조충(갈고리 촌충 : *Taenia solium*), 톡

소플라스마 곤디(*Toxoplasma gondii*) 등이 있다.

4-1. 무구조충

(1) 생활사

변과 함께 편절이 외부로 배출되면 편절이 파열되고 충란이 유리된다. 사료에 오염된 충란을 중간숙주인 소에 섭취되며, 소의 장에서 육구유충으로 부화한다. 이러한 유충은 장벽을 관통하고 혈류, 임파를 통하여 근육이나 기타 조직에 이행하며 약 2개월 후면 낭미충(cysticercus bovis)이 된다. 종숙주인 사람이 낭미충을 섭취하면 인체의 소장 점막부위에 부착하여 2~3개월이면 성충으로 발육한다. 낭충이 기생하는 쇠고기를 불충분하게 가열 조리하여 섭취하거나 육회로 섭취하면 감염된다. 성충은 자웅동체이며 1,000~2,000개의 편절로 이루어진 4~10m의 체장을 가지며 관절은 끝에서부터 차례로 분변 속으로 떨어져 나간다. 머리 부분은 구형이고 4개의 흡반을 가지고 갈고리가 없는 것이 특징이다.

(2) 감염증상

소기능에 장애를 주고 장점막에 기계적인 장애를 준다. 장관을 막는 경우도 있으며 편절이 충수돌기에 침입하여 염증을 일으킬 수도 있다. 설사, 복통, 식용증진, 소화장애, 구역, 구토, 불안, 체중감소, 빈혈등이 나타난다. 또한 편절이 대변과 같이 배출될 때 항문에서 움직이므로 불쾌감을 준다.

(3) 예방법

중간숙주인 소고기 생식을 금한다.

4-2. 유구조충

(1) 생활사

자웅동체이며 소장에서 기생한다. 편절이 변과 함께 외부로 배설되면 충란이 유리되어 중간숙주인 돼지에 섭취된다. 돼지의 소장에서 충란이 부화되면 유구절충이 까나오고 다시 장벽을 뚫고 근육으로 이행하여 유구낭충이 된다. 유구낭충은 장벽, 혈류를 통하여 각 조직에 침입하여 8~10주 후에는 성숙한 유구낭미충(*Cysticercus cellulosa*)이 된다. 특히 돼지의 근육, 목덜미, 혀, 심장, 간, 비, 횡격막 등에 잘 침입한다. 유구낭미충이 감염된 돼지고기를 사람이 섭취하면 인체의 소장에서 8~10주 후에 성충으로 성숙되어 수태편절이 변과 함께 배출된다. 본 성충은 체내에서 10~20여년간 생존할 수 있다. 유구낭미충의 두절에는 흡반과 갈고리를 가지고 있다. 성충의 두절에는 액취가 있으며 그 주위에는 갈고리(hooklet)가 26~30개 정도 두열로 있고 4개의 흡반(sucker)이 있다.

(2) 감염증상

복부 불쾌감, 설사, 구역, 구토, 식욕항진, 공복통 등이 나타나고 빈혈과 체중감소도 나타난다. 낭미충이 뇌에 침입하면 뇌낭충증(cerebral cysticercosis)이 발생하며 안부에 침입하면 안부낭충증(ocular cysticercosis)이 발생하여 안구통, 변시, 실명 등이 나타난다.

(3) 예방법

돼지고기를 불완전하게 가열 조리하여 섭취하지 않는다. 쥐가 병원체를 보유하므로 죽은 쥐를 돼지가 먹지 못하도록 처리하고 돼지고기의 검사를 철저히 한다.

4-3. 톡소플라스마 곤디

(1) 생활사

기생원충은 영양형과 포낭형이 있으며 영양형은 1~4㎛의 크기이며 피낭은 없고 핵주변에는 아메바상 세포질이 둘러싸여 있다. 이 원충은 개, 고양이, 쥐, 돼지 및 토끼 등의 폐에서 낭자를 내포하고 있는 돼지고기의 섭취나 애완 동물의 배설물로 오염된 음식물에 의하여 경구 감염되며. 또한 충체를 함유한 생달걀에 의하여 감염되기도 한다.

(2) 감염증상

허약한 환자의 경우 면역력이 떨어지고 호흡곤란, 마른기침, 청색증(cyanosis) 등을 볼 수 있다. 폐렴 증상을 나타내기도 한다.

(3) 예방법

돼지고기를 충분히 가열하여 섭취하고 고양이 등의 배설물에 의한 식품의 오염을 차단한다. 특히 임신부는 애완 동물의 사육을 금해야 한다.

5. 어패류를 통하여 감염되는 기생충

어패류가 중간 숙주인 기생충은 2단계의 중간 숙주를 거쳐 인체에 감염되는 특징을 가진다. 이 기생충들은 특히 민물 어패류의 생식이 주된 감염 경로가 되는 경우가 많으나 반담수어 또는 해산 어류의 생식이 감염 경로인 경우도 있다. 어패류가 중간 숙주인 기생충 중 중요한 것은 간디스토마(*Clonorchis sinensis*), 폐디스토마(*Paragonimua westermanii*), 요코가와흡충(*Metagonimus yokogawai*), 광절열두조충(긴촌충; *Diphllobothrium latum*), 유극악구충(*Gnathostoma spinigerm*), 아나사키스(*Anasakis*) 등이 있다.

5-1. 간디스토마

(1) 생활사

간에서 기생하며, 성충을 충란하면 간 담도를 통하여 장관을 거쳐서 외계로 배출한다. 분변에 섞여 배출된 충란은 물속에서 제1 중간 숙주인 왜우렁이에 먹힌 후 그 식도에서 부화하고 주위 조직으로 들어가 유모 유충(miracidium) → 포자낭 유충(sporocyst) → 레디 유충(redia) → 유미 유충(cercaria)으로 된다. 이 유미유충은 왜우렁이를 탈출하여 제2 중간 숙주인 담수어게 먹힌 후 그 피하 조직이나 근육 조직 내에 침입하여 피낭 유충(metacercaria)이 된다. 사람이 이 담수어를 생식하면 인체의 위에서 피낭유충이 분리된 후 십이지장에서 트립신 등의 소화액의 작용으로 탈낭하게 되며 담도로 이행하여 기생하면서 성충으로 된다. 성충은 긴 주걱 모양인 10~25×3~5mm 정도이며, 버드나무잎처럼 길죽하고 납작하다.

(2) 감염증상

담관에 병변이 발생되고 간경변의 원인이 되며, 악성종양이나 원발성간암의 원인이 될 수도 있다. 만성으로 진행되면 소화불량, 복부팽만, 간비대, 황달 등이 발생한다.

(3) 예방법

제1 중간 숙주인 왜우렁이를 구제하고, 담수어의 생식을 금한다.

5-2. 폐디스토마

(1) 생활사

인체 기생부위는 폐이다. 충란은 객담과 함께 기관지와 기도를 통하여 외부로 배출된다. 충란은 수중에서 유모유충(miracidium)으로 발육하고 제1 중간 숙주인 다슬기에 침입하고 다슬기내에서 포자낭 유충 → 레디 유충 → 유미 유충으로 발육한 후 빠져 나와 제2 중간 숙주인 민물 게나 가재에 들어가서 내장이나 아가미 또는 근육 속에서 피낭유충(metacercaria)으로 된다. 게나 가재를 생식하면 유충이 인체의 십이지장에서 탈낭한 후 장점막을 뚫고 들어가 횡격막, 흉강을 거쳐 폐에 들어가 기생한다. 또한 유충이 이동하는 과정에서 폐가 아닌 뇌, 복강, 장벽, 흉강, 음낭 등의 조직에 기생하는 경우도 있다. 성충은 7~13×4~8mm 정도의 편평한 나뭇잎 모양의 흡충으로 숙주의 폐에 기생한다.

(2) 감염증상

기침, 객담, 객혈, 흉통, 두통, 위장 증상 등을 일으킨다.

(3) 예방법

민물 게나 가재의 생식을 금하고 조리용 기구 등을 통하여 피낭 유충이 오염되지 않도록 세심한 주의를 하여야 한다.

5-3. 요코가와흡충

(1) 생활사

인체의 기생부위는 소장이며 사람 외에 개, 고양이, 돼지 이 종숙주이다. 산출된 충란이 외부로 배출되면 수중에서 제1 중간 숙주인 다슬기(*Semisulcospira sp.*)에 침입하여 포자낭 유충 → 레디 유충 → 유미 유충의 발육과정을 거친 후 다시 물 속으로 나와 제 2 중간 숙주인 담수어(특히 은어)에 침입하여 피낭 유충으로 된다. 사람이 이 담수어를 생식하면 감염이 되고 이 흡충은 공장상부에 기생한다. 우리 나라에서는 섬진강, 보성강 유역과 동해안 및 제주도 서귀포 지역에 만연하고 있다. 성충은 1.0~1.5×0.5~0.7mm의 작은 흡충류로서 사람 이외에 포유 동물에도 기생한다.

(2) 감염증상

다수 기생시에는 설사나 복통, 혈변, 탈력감 등을 일으키며 호산구가 증가된다.

(3) 예방법

담수어 특히 은어의 생식을 금한다.

5-4. 광절열두조충

(1) 생활사

기생부위는 소장 상부이며 종숙주는 사람, 개, 고양이, 여우 등이다. 숙주의 분변과 함께 외부로 배출된 충란은 수중에서 부화하여 유충인 coracidium이 나온다.

Coracidium은 수중에 유영하다가, 제1 중간 숙주인 물벼룩(*Cyclops sp.*, *Diaptomus sp.*)에 들어가 그 체내에서 전의충미충(procercoid)으로 된다. 이것이 제2 중간 숙주인 어류(담수어 또는 반담수어 : 연어, 송어, 농어, 숭어 등)에 섭취되면 어류의 근육조직에 가서 의충미충(plerocercoid)으로 되고 이런 어육을 사람이 생식하면 1개월 후에 소장에서 성충으로 성숙된다. 우리 나라에서는 북한의 동해안에 분포하는 조충으로서 성충은 충체가 3~10m 정도로 3,000~4,000개의 편절로 되어 있다.

(2) 감염증상

소화장애, 오심, 구토, 복통, 설사, 등이 온다. 빈혈은 vitamin B_{12}의 결핍에 의한 악성 빈혈이 된다.

(3) 예방법

반담수어나 담수어(연어, 송어, 농어, 숭어 등)의 생식을 금한다.

5-5. 유극악구충

(1) 생활사

분변과 같이 총란이 수중에 배출되면 부화하여 제1기 유충이 되고 이것이 제1 중간 숙주인 물벼룩(*Cyclops*)에 침입하여 그 체내에서 제2기 유충으로 성장한다. 이 물벼룩을 제2 중간 숙주인 담수어(가물치, 메기, 뱀장어 등), 양서류, 파충류 등에 침입하여 성장 후 종숙주의 근육으로 이행하고 제3기 유충으로 되며 이 때 종말 숙주가 이러한 제2 중간 숙주를 생식하면 그 숙주의 위벽에 기생한다. 따라서 사람에게는 유충의 상태로 기생하며 성충으로 발육하지는 못한다.

(2) 감염증상

유충이 근육이나 피하 조직에 기생하여 피부 유종을 일으킨다. 호산구의 증가와 내장에 이행할 때에는 구역질, 구토, 복통, 발열 등의 장애가 나타난다.

(3) 예방법

가물치, 메기, 뱀장어, 양서류 및 파충류의 생식을 금한다.

5-6. 아나사키스

(1) 생활사

종숙주인 해산포유류(고래, 돌고래, 물범 등)의 소화관내에 기생하며 성충이 충란을 산란하여 바닷물에 배출하면 충란은 제1 중간 숙주인 해산 갑각류에 섭취된다. 이 갑각류는 제2 중간 숙주인 해산어류(고등어, 아지, 갈치, 도미, 대구, 오징어, 청어 등)에 의하여 잡아먹히면 그 내장이나 근육내에서 제3기 유충으로 되며 이러한 어류를 사람이 생식하면 감염되어 위벽에 기생한다.

(2) 감염증상

소화관에 괴양, 종양 특히 호산구성육아종을 일으킨다.

(3) 예방법

해산 어류의 생식에 주의하며 유충은 70℃로 가열하거나 -20℃로 냉동할 경우 5~6시간이면 사멸하므로 이에 주의하여 섭취한다.

5-7. 경구 감염 기생충의 종합적인 예방 방법

① 분변을 위생적으로 처리하여 충란의 확산을 방지한다.
② 정기적인 검변을 실시하여 조기 구충에 힘쓴다.
③ 조리용 기구의 청결과 소독을 철저히 이동한다.
④ 수육류나 어패류는 충분히 가열하여 섭취한다.
⑤ 채소류는 충분히 세척하고 특히 생식을 할 경우에는 청정 채소를 섭취한다.
⑥ 식사 전에는 항상 손을 깨끗이 씻는 습관을 가진다.

13장. 식품과 건강

1. 식품위생의 개념

1-1. 식품위생의 개념

현대인들의 다양한 환경 속에서도 건강을 추구하려는 욕망은 인간의 본능이다. 대사에 필요한 에너지를 식품에서 얻으므로 식품은 항상 적당한 영양소를 함유하여야 하나 더욱더 중요한 요인은 어떠한 위해요소가 포함되어서는 안된다는 점이다.

식품을 통해서 얻어지는 건강장애는 영양학적 측면과 식품위생학적 면으로 구분되는데, 전자는 영양소 섭취의 불균형에 의한 비만증, 영양실조증 등이며, 후자는 유해미생물, 유독유해물질 등을 말한다. 우리 나라 사망원인 제1위인 악성 신생물을 유발시키는 발암인자나 환경호르몬의 오염의 차단은 올바른 식품위생을 위해 매우 중요하고도 시급한 일이다.

1955년 제네바에서 열린 WHO의 환경위생전문위원회에서는 식품위생을 아래와 같이 정의하였다.

"식품위생이란 식품의 생육·생산 또는 제조로부터 최종적으로 사람이 섭취할 때까지에 이르는 모든 단계에서 식품의 안전성·건전성 및 악화방지를 확보하기 위한 모든 필요한 수단을 말한다(Food hygiene means all measures necessary for ensuring the safety, wholesomeness and soundness of food at all stages from its growth, production or manufacture until its final consumption.).”’

따라서 식품위생이란 그 식품의 생육, 생산, 제조, 유통 및 소비에 이르기까지 일관해서 안전성을 확보하여 음식물에 의해서 발생하는 병해 즉, 식성병해를 방지하기 위한 지식과 기술이다. 특히 산업이 발전하고 수출입의 양이 급속히 증가됨에 따라 식품의 안전에 관한 연구는 대단히 중요한 과제라 할 수 있다.

1-2. 식중독 발생 현황

1976년부터 1997년까지의 우리 나라에서 발생한 식중독의 연도별 발생건수 및 환자수는 표 13-1과 같다. 환자 발생수가 많았던 해는 1977년 7,190건, 또 가장 적었던 해는 1984년 364명이었으나, 1980년 이후부터는 계속 증가하는 추세를 나타내었다. 또한 1사건 당 환자수가 지속적으로 증가하여 사건의 규모가 확대하는 경향을 보이고 있다. 이것은 상하수도 등의 위생 설비의 보급, 개선에 의해 세균성 이질이나 장티푸스 등의 경구 전염병이 환자수가 격감하는 것과 대조적으로 세균성 식중독의 방지가 어렵다는 것을 의미한다. 그러나 식중독 사망자수는 최근 급격히 감소하고 있는데, 이것은 환자에 대한 조치가 적절히 이루어지고 있기 때문이다.

원인 물질별 식중독 발생 양상은 93년도 식중독 발생건수중 원인 물질이 판명된 것은 전체의 86%로 이중 40.8%가 살모넬라에 의한 것으로 보고되어 있다. 장염 비브리오 36.6%, 황색 포도상구균은 13.9%로 이들 3종의 세균성 식중독이 원인이 규명된 식중독의 91.3%를 차지하고 있다. 한편 버섯독이나 복어독 같은 자연독에 의한 식중독은 원인이 규명된 식중독의 2.6%로 낮으나, 사망률이 높은 것이 특징이다. 94년에는 살모넬라 42.2%, 포도상구균 25.7%, 장염비브리오 17%로 전체의 85%를 차지하고 있다. 95년에는 살모넬라 56.9% 포도상구균 28%이었으며, 96년에는 살모넬라 53.3%, 포도상구균 15.4%, 장염비브리오 12.3%가 주류를 이루고 있다. 기타 세균성 식중독 발생률로 17.2%나 되었다. 그러나 식중독 원인 물질에 대한 국내의 원인 자료는 다양한 원인 물질이 식중독 원인균으로 파악되는 외국에 비하여 너무 단순하지만 외국에서 식중독 원인 균으로 밝혀진 세균들이 과연 국내에서도 발생하는지는 의문이다. 따라서 원인균 파악을 좀 더 철저히 함으로써 국민 보건에 이바지하여야 할 것이다.

한편 식중독을 원인균별 원인식품별 분포에서 1981년~1989년까지 발생한 281건의 식중독 중 비브리오 식중독의 원인식품은 해산물이 29건으로 가장 많았고 이 중 17건이 생선류로 덜 조리된 생선이나 생선회의 섭취에 기인하였다. 비브리오 식중독은 대부분 해산물에 의해 발생되지만, 다른 식품에 의한 발생도 보고되고 있어 해산물 취급시의 교차 오염으로 오염된 다른 식품에 의해서도 실제로 발생한 것으로 생각된다.

살모넬라 식중독은 돼지고기 섭취에 기인되고 있음을 알 수 있다. 22건의 돼지고기 섭취 중 농촌지역에서 발생한 것이 18건이었다. 관혼상제시 거의 빠지지 않고 제공되는 것 돼지고기 편육은 주원인 식품으로서, 가정에서 많은 음식을 준비하는 과정에서 비위생적인 조리와 적절치 못한 식품보존에 기인된 것임을 알 수 있다.

대장균과 포도상구균은 특정 식품에 편중되지 않고 여러 식품에서 골고루 검출되고 있다.

표 13-1. 원인 물질별 식중독 환자 발생 현황(1996년)

원인 물질	발생건수	환자수	원인 물질	발생건수	환자수
살모넬라	23	1180	병원성 대장균	1	35
포도상구균	10	342	기타 세균성	12	382
장염 비브리오	10	273	식물성 독성물질	1	3
세균성 이질			동물성 독성물질	-	-
장티푸스			불명	21	461
			계	78	2676

2. 식중독의 분류

식중독(food poisoning)은 음식물을 섭취함으로써 일어나는 질환으로 미생물, 미생물의 대사산물인 독소, 유독 화학물질, 식품재료 중의 유해성분 등이 원인이 되어 발생하는 급성 건강장해를 말한다. 그러나 병원 미생물에 의해서 발생되는 경구전염병, 영양장애, 외상 및 이물에 의한 장해는 포함시키지 않는다. 식중독에는 증상이 경미한 것에서부터 치명률이 높은 보튤리누스 식중독, 복어 식중독 등이 포함된다. 최근에는 학교나 공장이나 사회집단에서 단체급식의 규모가 커짐에 따라 위생상 주의를 요하게 되었다. 식중독은 크게 세균성 식중독, 바이러스성 식중독, 화학성 식중독, 자연독 식중독으로 구분된다.

표 13-2. 식중독의 분류

종 류	구 분	원 인
세균성 식중독	감염형(세균 그 자체에 의한 것)	Salmonella균, Vibrio균, 병원성 대장균 등
	독소형(세균의 독소에 의한 것)	포도상구균, Botulinus균
	생체내 독소형 (감염형과 독소형의 중간형)	Welchii균, Aeromonas균, Cereus균
	알레르기상 식중독 (부패 아민에 의한 것)	Proteus균 등에 의한 부패 생성물
바이러스성 식중독	바이러스 감염에 의한 것	Rotavius, Hepatitis E virus, Hepatitis A virus
화학성 식중독	유독, 유해화학물질에 의한 것	메탄올, 농약, PCB, 수은, 비소 등의 유해금속류
자연독 식중독	식물성 독소	독버섯, 감자 등
	동물성 독소	복어, 조개 등
	Mycotoxin 중독	*Fusarium*속 독, aflatoxin, citrinin 등

① 감형형 식중독

음식물과 같이 섭취된 병원성 미생물이 체내에서 증식하거나 음식물 내에서 현저하게 증식된 병원성 미생물이 소화관에 작용하여 일어나는 식중독이다. 살모넬라 식중독, 프로테우스 식중독, 장염비브리오 식중독 등에서 많이 볼 수 있다.

② 독소형 식중독

어느 종의 병원성 미생물이 중식하면서 생산한 독소를 함유한 음식물을 섭취하여 발생하는 식중독이다. 보툴리누스 식중독 등에서 볼 수 있다.

③ 기타 세균성 식중독

감염형과 독소형의 어느 것에 속하는지 판명되지 않은 웰치균, 장구균 등에서 볼 수 있다.

④ 바이러스성 식중독

급성 바이러스에 의한 소화장애 식중독을 말한다.

⑤ 화학성 식중독

식품 외의 화학물질에 의한 중독과 식품자체에 함유된 자연독에 의한 중독으로 구분되는데, 화학물질은 농약독소, 메탄올, 중금속, 청산, PCB 등에 의하여 일어난다.

⑥ 자연독 식중독

독버섯, 독초류 등 식물 고유의 독에 의한 식물성 자연독과 복어 등 동물 고유의 독에 의한 동물성 자연독이 있다.

2-1. 세균성 식중독

완전히 멸균한 식품을 제외하고는 대다수의 식품에 미생물이 존재하고 있다. 식품은 병원성 미생물뿐만 아니라 여러 종류의 미생물균에 오염될 수 있기 때문에 식품의 종류에 따라 위생상 일정한 기준을 설정하여 미생물의 오염을 규제하고 있다.

세균성 식중독을 일으키는 세균으로는 일반적으로 Salmonella, 장염 Vibrio, 병원성 대장균, Welchii(*Clostridium perfrigens*), 포도상구균(*Staphylococcus aureus*), Botulinus 균이다. 그 밖에도 Cereus, Campylobacter, Yersinia균 등이 있다.

미생물에 의한 질병은 병원체의 균력과 숙주의 감수성 등의 상호관계에 따라 발생 여부가 변화되지만, 식중독의 경우에는 균력이 약한 세균이 식품 중에서 증식하여 그 생균을 대량으로 한꺼번에 섭취하거나 또는 현저히 증식할 때 생성되는 독소에 의해 발생한다.

세균성 식중독과 경구 전염병에서 발생방식의 차이는 균력의 차에 의한다. 콜레라균이나 장티푸스균 등은 균력이 강하여 미량의 세균에 의해서도 발병하지만, 식중독 세균은 균력이 약하여 대량의 생균을 동시에 섭취할 때 비로소 발병한다.

세균성 식중독 중에서 독소형은 식품 중에서 세균이 증식하여 그 독소에 의해 중독을 일으키는 것이다. 그러나 식품 중에 생균이 없어도 어떤 독소가 존재하면 식중독을 일으킨다. 또한 그 독소는 위의 산성에 의해서도 독성이 약해지지 않고 장에 도달하게 된다.

세균성 식중독은 일반적으로 잠복기가 비교적 짧다. 한편 감염형 식중독균도 독소를 생성하지만, 그 독소는 위의 산성 또는 펩신에 의해 쉽게 분해되거나 변성된다. 또 생균이 장내에까지 침입·증식하여 독소를 생성할 때에 발병한다.

(1) 감염형 식중독

① 장염 비브리오 식중독

비브리오(Vibrio)는 한 개 또는 여러 개의 극성 편모를 가지고 운동하며 균체가 곧거나 굽은 그람음성 통성 혐기성 간균이다. 이 균이 증식되어 있는 식품을 섭취함으로써 일어나는 감염형 식중독은 주로 생선 어패류와 그 가공품이 원인식품이 된다. 최적 발육온도는 30~37℃, 최적 pH는 7.5~8.0으로 발육속도가 빨라서 10~20분에 한 번씩 분열하므로 신선한 식품중에서도 적당한 농도의 염분이 있으면 2~3시간만에 발병균량에도 도달할 수 있다.

비브리오는 Vibrionaceae과에 속하며 28균종이 보고되고 있고, 이중 12종은 사람에게서 분리되었다. 그 밖의 것은 "marine vibrio"라는 이름으로 불리어지는 것으로 연안해수나 어패류 검체에서 분리되기 때문에 동정이 쉽지 않다. 따라서 사람에서 분리되는 비브리오 12균종은 동정하고 그밖의 것은 "marine vibrio"라고 보고하도록 권장하고 있다.

장염비브리오 식중독은 호염균인 *Vivrio parahaemolytirus*에 오염된 식품을 섭취하여 발생한다. 해수세균으로 3~5%의 식염농도에서 잘 발육하고 10%이상의 식염농도에서는 성장하지 못한다. 이균의 혈청형은 현재 12개의 O(somatic)항원과 60여개의 K(capsule) 항원형으로 분류되어 있으며 역학조사시 이용된다.

장염비브리오균은 해수, 해저 및 플랑크톤 등에 분포하는 호냉균으로, 해수온도가 19℃가 될 무렵부터 식중독이 발생하기 시작한다. 이 균에 의한 식중독은 여름철에 집중적으로 나타나며, 근해산의 어패류가 원인식품이다. 장염비브리오 식중독의 원인식품은 꼬막, 생선, 미역 같은 날 해산물이고 생선을 조리할 때 사용하는 도마, 칼, 행주를 매개로 하여 감염되며 환자의 분변, 구토물로부터 2차 감염된다. 오이절임에 의해 일어나는 식중독은 식염농도가 오염된 장염비브리오균의 생육의 조건인 3% 전후였기 때문에 발생한다. 장염비브리오균은 열에 약하고 증류수에도 약하기 때문에 잘 가열하거나 생식할 경우에는 물에 충분히 씻어 10℃ 이하에 보존하면 예방할 수 있다.

감염된 지 2~48시간 후에 복부의 통증, 설사, 구토, 발열, 두통 등을 일으킨다. 복통, 설사, 구토를 일으키며 전형적인 급성위장염을 일으킨다. 열발생이 없으나 발열이 나는 경우가 있으며 보통 2~3일 후에는 자동 회복된다. 잠복기는 평균 12시간이다.

② 살모넬라 식중독

살모넬라균(*Salmonella*)은 장내세균과에 속하는 그람음성의 간균으로 동식물계에 널리 분포하고 있다. 통성혐기성으로서 보통 한천배지에서 잘 발육하며 대장균과 비슷한 집락을 형성한다.

살모넬라균 식중독의 발생 상황은 대략 소화기계 전염병의 경우와 비슷해서 5~10월에 많다. 원인식품으로는 어패류와 그 가공품을 비롯하여 튀김류, 도시락, 어육연제품 등이다. 오염된 음식이나 물, 기구 등 다양한 전염원에 의해 사람이나 동물에 질병을 일으키며 위장관염, 장염, 균혈증, 만성보균상태 그리고 국소감염 등 다양한 증상을 보이고 있다. 위장관계 감염 세균성 병원체 가운데 장티푸스 및 살모넬라 병원체는 우리 나라에서 토착화되어 있고 국가 감시질환 대상 병원체로 가장 발생빈도가 높은 식중독 세균이다.

살모넬라증은 전세계적으로 가장 흔하게 보고되는 감염증의 하나이다. 살모넬라균 속에서는 이외에도 장티푸스균, 파라티푸스균 등 70여 종 이상의 균이 검출되고 있다. 살모넬라균은 자연계에 넓게 분포되어 있고 하수나 하천, 인가 부근에서 쉽게 검출되어, 특히 동물에서는 정상 장내균의 하나라고 생각된다.

식중독의 50%정도는 살모넬라균에 의해 발생한다. 이 균은 특히 육류에 많으며, 도시락이나 튀김류, 어육제품, 샐러드 등의 식품을 매개로 사람에게 침투한다. 살모넬라균이 번식하는 최적온도는 37℃ 정도이다. 따라서 우리 나라에서는 5~10월 사이에 살모넬라 식중독이 많이 일어난다.

살모넬라균의 잠복기간은 12~48시간 정도이며, 발병률은 75% 정도로 매우 높다. 하지만 이 균은 열에 매우 약하기 때문에 음식을 60℃에서 20분 또는 75℃에서 3분 이상 끓여 먹고 음식을 실온에서 2시간 이상 보관하지 않으며 유통기간이 지난 식품 등을 폐기하여야 한다.

지난 20년 동안 살모넬라증 발생이 2배가 된 것은 중앙 집중 생산과 대규모 공급의 현대 식품 산업의 출현과 관계가 있는 것 같다. 가장 많이 발생하는 혈청형은 *S. enteritidis*, *S. heidelberg*이며, 인체 살모넬라증의 대부분을 차지한다.

S. enteritidis 출현은 오염된 달걀을 통해 산란용 닭의 난소에 침입하는 병원균의 병원성과 관계가 있다. *S. enteritidis*는 번식용에서 산란용 닭에 수직적으로 전파될 수 있다. 바꿔 말하면, 오염된 계란을 생산하게 된다. 무리에 존재하면, 감염 전파가 설치류, 사료, 기타 다른 닭들을 포함한 환경원을 통해 유지되기 때문에 제거하기 어렵다.

1992년 미 농무성의 보고에 따르면 미국은 살모넬라 식중독에 의해 발생하는 생산 손실 및 의료비 지출이 연간 약 12억~16억 달러에 달하는 손실을 입고 있으며, 살모넬라 식중독의 주원인은 오염된 가금류로서 1992년 1년간 미국에서 발생한 1,920,000건의 살모넬라 식중독 중 약 50%가 육류와 가금류로부터 발생하였다.

③ 병원성 대장균 식중독

대장균은 사람이나 동물의 장내에 항상 존재하며, 토양과 하수등에 널리 분포하지만, 대부분 병원성이 없다. 그래서 건강한 사람이 감염되면 별 증상 없이 지나가기도 한다. 일반대장균은 건강한 사람의 장관내에서 발견되는 매우 흔한 미생물이다. 이 균종에 속하는 대부분의 수천종류의 세균은 사람에 해를 주지 않으나 일부의 병원성 대장균이 식중독을 일으키는 것으로 알려져 있다. 유아의 설사의 원인이 되는 대장균이 알려져 일반 대장균과 구별하기 위해 병원성 대장균이라 명명되었다. 병원성 대장균은 독소, 부착인자의 생산능력, 임상증상 등을 기초로 하여 장관병원성 대장균(Enteropathogenic *E. coli*; EPEC), 장관독소원성 대장균(Enterotoxigenic *E. coli*; ETEC), 장관침입성 대장균(Enteroinvasive *E. coli*; EIEC), 장관출혈성 대장균(Enterohaemorrhagic *E. coli*; EHEC)등 4가지 주요균으로 분류된다(표 13-3).

표 13-3. 식중독을 일으키는 병원성대장균의 종류와 특성

특 성	병원성 대장균			
	장관독소원성 대장균(ETEC)	장관병원성 대장균(EPEC)	장관침입성 대장균(EIEC)	장관출혈성 대장균(EHEC)
독 소	이열성 및 내열성 독소(LT/ST)	베로독소 (Verocytotoxin)	-	베로독소 (Verocytotoxin)
장관침입성	-	-	+	-
설 사	수양성	수양성 및 혈액성	점액 및 혈핵성	수양성 및 심한 혈액성
열	낮 음	+	+	-
주요감염장관	소 장	소 장	대 장	대 장
주요 혈청형	O6:H16, O8,H9 등	O26:H11, O55:H6 등	O124:H7, O143:NM 등	O157:H7, O26:H1 등
감염량	많은 량	많은 량	적은 량	적은 량

E. coli O-157:H7는 이중 장관출혈성 대장균(EHEC)에 속하며, Vero 독소를 생성한다 하여 Vero 독소생성 대장균(VTEC)이라고 불리기도 한다. 혈청형 O-157:H7은 장관출혈성 대장균 중 가장 널리 퍼져있으며 전세계적으로 아주 흔하게 사람의 감염과 관련있는 병원균이다. 보통 장관에 존재하는 대장균은 균체항원(O항원)과 편모항원(H항원)으로 분류되고 있으며 O항원에는 160종류 이상, H항원에는 60종류 이상이 있다. 독소생성 O157의 2/3~3/4이 H7형이고 나머지는 운동성을 가지지 않은 H-라는 형이고 나머지는 운동성을 가지지 않은 H-라는 부분이 독성을 가지고 H7이 아닌 운동성이 있는 O157은 반대로 거의 베로톡신(verotoxin)를 생성하지 않는다.

베로 독소생성 대장균(VTEC)은 장기에 걸친 신장장해를 일으키기 때문에 매우 중요한 병원성을 가진 그룹이다. 이들 세균에는 적어도 두 개의 병원성 인자가 있어 하나는 장관의 점막에 접착하는 것, 또 하나는 베로 독소를 생성하는 것이 있다. 베로 독소는 조직세포인 베로 세포에 대해 세포독성을 가지기 때문에 이렇게 불리고 있으며 VT1과 VT2 두 개의 주요한 종류가 있다.

이를 예방하기 위해서 대부분의 다른 식중독균처럼 *E. coli* O-157:H7도 정상적인 조리과정에 의해 사멸되므로 가열조리한다. 그럼에도 불구하고 전세계적으로 이 균으로 인한 많은 환자와 사망자가 발생하였다. 미국에서 1993년 햄버거를 먹은 후 475명 이상의 환자가 발생하고 뒤이어 3명이 사망한 사건이 발생하였다. 이러한 일련의 사건들은 덜 조리된 햄버거가 *E. coli* O-157:H7에 오염되었던 것으로 밝혀졌다. *E. coli* O-157:H7은 일반적으로 젖소와 관련된 제품 즉 우유와 쇠고기와 관련되어 발생되며 물과 애플 사이다와 관련되어 발생될 수 있다. 갈은 쇠고기는 발생한 사건 중 가장 흔한 *E. coli* O-157:H7 전염원으로 보고되고 있다.

이 균의 최적 생육온도는 37℃이나 7~10℃에서 50℃에 이르는 폭넓은 온도에서 성장할 수 있으며 내 산성이 강해 pH 4.4의 산성식품에서도 자랄 수 있다. 최소 수분활성도(Aw) 0.95에서도 자랄 수 있으며 70℃ 혹은 그 이상의 온도로 가열시 사멸된다. 이 세균은 냉장과 냉동 저장에서 살아남을 수 있다.

④ 캄필로박터 식중독

캄필로박터(*Campylobacter*)는 주로 동물의 병원균으로만 연구되어 왔으며 1975년에 이르러 사람의 세균성 설사증을 유발시키는 원인균으로 밝혀졌다. Campylobacteraceae 과의 캄필로박터 속은 16개의 종 및 아종으로 분류되며, 이 중 *C. jejuni*는 세균성 설사증 및 급성 염증 다발성신경병인 Guillain-Barre syndrome의 원인균으로 알려지고 있다.

주된 증상은 설사가 가장 보편적이며 열, 메스꺼움, 복통, 구토 및 아주 심한 경우 사망에까지 이를 수 있다. *C. jejuni* 감염에 의한 설사 증상은 콜레라와 유사한 묽은 설사변에서부터 이질과 유사한 백혈구 및 점액질이 포함된 혈변 등으로 다양하다. 캄필로박터 감염증은 주로 *C. jejuni* 혹은 *C. coli*가 원인이 되어 발생되는 장염이며, 식중독을 일으키는 감염량은 매우 소량으로 약 500~800개 정도이다.

*C. jejuni*에 의한 감염성 장염의 발생빈도는, 미국의 경우 *Salmonella* 속균과 병원성 대장균에 의한 발생빈도와 유사하거나 더 높으며, *Shigella* 속균에 의한 것보다는 높아 현재 미국과 서구 각 지역에서 발생하는 식중독의 가장 보편적 원인으로 보고 있으며 미국 인구의 1%가량이 매년 이 균에 감염되고 있다. 국내의 경우도 한 대학병

원에서 79년~93년 사이에 외래진료를 받거나 입원한 환자 중 286명이 캄필로박터 균에 감염된 환자였으며 전체 장염 환자의 약 1%가 이 균에 의한 것으로 보고되고 있다.

캄필로박터의 특성 및 예방법은 아래와 같다.

작은 크기의 그람음성 비포자형성 세균으로서 형태는 만곡형의 S자 혹은 나선형이며, 세포의 크기는 길이 0.5~8㎛, 넓이 0.2~0.5㎛으로 다양하며 산소에 민감하여 종에 따라 미호기 혹은 혐기에 가까운 조건에서 증식할 수 있다. 산소 5~10%를 포함한 공기 중에서 가장 잘 자라기 때문에 미호기성으로 간주되며, 모든 캄필로박터들은 37℃에서 자라지만, *C. jejuni*는 42~45℃에서 가장 잘 자란다.

캄필로박터는 열에 매우 민감하여 67℃에서 6초간 가열시 1/10로 감소된다. 또한, 건조에도 매우 민감하며, 다른 병원균과 마찬가지로 실온보다 냉장조건에서 더욱 생존율이 높다. Ascorbic acid, trisodium phosphate 및 방사선조사는 캄필로박터를 쉽게 파괴시키므로 조육류에서의 발생율을 매우 낮출 수 있어 향후 통제 수단으로의 가능성을 갖고 있다. 또한, 소금에 민감하여, 염농도 2%로 저지시킬 수 있다. 캄필로박터는 열에 의해 쉽게 파괴되며, 식품가공 공장에서 주로 많이 사용하는 염소 용액에 매우 민감하다. 또한, *Salmonella*와 달리 상온에서는 다른 세균들과 경쟁하여 잘 자라지 못한다. 성장을 위해서는 고온이 요구되며, 냉장 온도에서는 성장은 못하나 생존할 수 있다. 그러므로 오염된 식품에서 캄필로박터의 수준은 초기 오염 정도에 의해서만 영향을 받고, 상온에서의 방치 등에 의해서는 큰 영향을 받지 않는다.

캄필로박터에 대한 안전성 확보가 필요한 시점이며, 일본 후생성은 1982년에 세균성 식중독의 원인균으로 *C. jejuni* 및 *C. coli*를 추가로 지정하여, 식조육의 해체, 포장, 유통, 판매에서 식품 위생법을 적용한다. 또한 국제식품미생물규격위원회(ICMSF)의 안에 기초를 두고, 식조육을 생식용과 조리·제조용으로 나누어 캄필로박터에 대한 규격안을 제시하고 있다. 국내에서는 현행 식품공전상 식품은 병원성 세균에 감염돼서는 안된다는 포괄적 규정이 있을 뿐 이에 대한 대책은 미비한 실정이다.

닭, 칠면조 및 원유등이 캄필로박터의 주요원인이며, 소, 개, 고양이 및 야생조류 또한 원인이될 수 있다. 샘물, 강물 등의 표면수도 오염될 수 있으며, 소독이 불완전한 식수도 원인이 된다. 또한 식품가공 환경에서는 잘 생존하지 않지만 냉동 분쇄 수조육류에서는 수개월 동안 생존하기도 한다. 이밖에도 버섯, 날생선 혹은 덜 익힌 생선, 조개 및 굴류 등도 전파의 매개가 되는 식품으로 알려지므로 이에 대한 주의가 요망된다 할 수 있다.

⑤ 리스테리아균 식중독

농·축·수산식품 등 다양한 경로를 통해 식중독을 일으키는 *L. monocytogenes*는 1980년대 중반 이후 발생빈도가 높아진 신세대 식중독균으로 식품산업과 공중위생분야에서 중요하게 인식되고 있다. 특히 이 균은 열에 비교적 저항력이 강하며 또한 냉장고의 온도에서도 성장할 수 있어 안전하다고 생각되는 냉장 저장식품을 통해 식중독을 발생시킨다. 건강한 사람에게는 치사율이 30%, 노약자와 면역력이 약해진 사람에게는 70%로 상당히 독성이 강한 균주로서 알려져 왔다. 이 균은 인수 공통질병균(zoonosis)으로 주로 동물성 식품과 토양에서 생산되는 식품에 오염된다.

WHO와 FDA, USDA(United States Department of Agriculture)를 비롯한 여러 선진국들이 육제품을 포함하여 더 이상 열처리를 하지 않고 먹을 수 있는 식품 속에 한 마리의 *L. monocytogenes*도 허용하지 않겠다는 무균수준(Zero tolerance level)의 강제조항을 설정하고 있다.

인간의 경우 1~10% 정도가 *Listeria monocytogenes*를 보유하고 있으며 어류 및 패류에서도 이균이 발견되는데, 포자를 형성하지 않는 세균이지만 저온, 고온, 건조 등에 강하다. 최근 식품을 통한 리스테리아의 감염에 의한 식중독이 문제화되고 있으며 이 균에 의한 중독은 흔한 일이 아니지만 치사율이 높다. 이 균은 우유 및 유제품 정육, 가금육 및 그 가공품 야채 그리고 해산물 등 광범위한 신선 및 가공식품에 존재한다고 볼 수 있다.

균의 특성은 생존 능력이 뛰어나서 열, 소금, 질산염 및 산 등에 보통의 세균보다 더 강하다. 이 세균은 저온에서도 생존 능력이 가능할 뿐 아니라 -4.4℃에서도 증식이 가능하며, 45~50℃에서도 생육이 가능하다. 생육이 가능하다. 그러나 7℃에서 16초 또는 이와 동등한 열처리에서는 사멸한다. 가공식품에서 이 균의 오염은 살균 공정이 잘못된 경우보다는 가공 후 재오염되었을 가능성이 크다.

건강한 사람들에게서 발병하는 경우가 적지만 가장 발병되기 쉬운 집단은 60세 이상의 노인과 신생아들이다. 또한 임산부에게서 발병되면 즉각적인 유산 또는 출산할 아이에게 심각한 질병을 유발할 수 있다. 한편, 암, AIDS 또는 스테로이드와 같이 면역체제에 영향을 미치는 약물을 복용하는 환자 등에 발병할 수 있는 가능성이 높다.

이 병의 증상은 매우 다양하며, 환자의 감수성에 따라 다르다. 열, 피로, 두통, 메스꺼움, 구토 및 설사에 한할 수도 있으나, 이 증상이 더욱 더 심각한 질병으로 진행될 수 있다. 이 중 가장 심각한 증상은 뇌막염 및 패혈증이다.

예방법으로는 살균하지 않은 우유의 섭취를 금하고 조리된 식품과 조리되지 않은 식품을 구매, 조리준비, 조리 및 저장시 각기 따로 분리하여 섞이지 않게 한다. 조리되지 않은 식품을 취급한 후에 손, 칼 및 도마와 생야채를 섭취할 경우에 철저히 세척한다. 육류 및 달걀을 섭취하는 경우 철저히 익혀서 먹고 조리시 육류 및 어류의 경우 내부 온도가 71℃, 가금류의 경우 82℃까지 되어야 한다. 표시사항 중 보존기간을 유심히 살핀다. 가열된 식품(60℃)을 상온에서 2시간 이상 방치하지 않도록 한다. 이때 리스테리아가 생존할 수 있다. -4℃ 또는 그 이하에서 보관된 식품을 상온에서 섭취하기 전에 2시간 이상 방치하지 않도록 하고 냉동·냉장시 부피를 나누어 정리하면 빠르고 고르게 냉각시키고 냉장고를 위생적으로 관리하며, 균일한 온도가 유지되도록 한다.

(2) 독소형 식중독

식품에 오염된 식중독균이 그 식품 속에서 증식하는 동안 생산한 독소를 식품과 함께 섭취함으로서 발생하는 식중독을 독소형 식중독이라고 한다.

포도상구균이 생산하는 장독소(enterotoxin)에 의한 중독, Botulinus균이 생산하는 신경독에 있는 Botulinus독소에 의한 식중독을 대표적으로 들 수 있다.

① 포도상구균에 의한 식중독

살모넬라(Salmonella)와 같이 계절에 관계없이 발생하는 식중독의 원인균인 포도상구균은 황색포도상구균(*Staphylococcus aureus*)이며 식중독의 원인물질은 균이 생성하는 장독소(enterotoxin)이다. 장독소는 A, B, C, D, E 등 5형이 알려졌으며, 내열성이 강해서 120℃에서 20분간 처리해도 파괴되지 않으므로 보통의 조리법으로는 독소를 파괴시킬 수 없다. 이 균은 자연환경에 대한 저항성이 강하므로 공기, 물, 흙 등은 물론 각종식품이나 일상 사용하는 물품으로부터 검출되고 사람이나 동물의 피부 및 비인강 등에 널리 존재하여 식품을 오염시키는 기회가 대단히 많다. 자연계에 널리 분포하는 포도상구균은 병원성이 없는 것과 병원성이 있는 것으로 구별된다.

포도상구균(*Staphylococcus aureus*)은 그람 양성 구균으로 통성혐기성이며, 배열이 포도 모양이고 발육 최적 온도는 35~38℃이다. 젖당(glucose), 포도당(lactose) 및 그 외 많은 당류를 분해하며 우유를 응고시키고 젤라틴을 액화한다.

사람과 동물의 피부 및 구강 등에 존재하며 식품을 오염시키기도 하며 우유, 유제품 및 곡류제품 등이 주요 원인 식품이다.

오염식품 섭취 후 잠복기는 1~6(평균 3)시간 정도로 짧다. 주요 증상은 급성 위장염으로 타액분비, 구토, 복통, 설사를 일으키는데 구기, 구토의 증상은 반드시 나타나지만 발열은 38℃ 이하이다.

예방책으로는 포도상 구균에 의해 생성된 독소는 내열성이 크므로 식품의 섭취 전에 가열하여도 예방효과가 없다. 따라서 식품의 오염원을 배제하여야 하는데 그러기 위해서는 식품의 섭취자나 조리종사자는 손을 항상 깨끗이 하고 특히 화농성 질환이나 인후염 등이 있는 경우에는 절대로 식품의 가공, 조리에 종사하지 않도록 한다.

② 보툴리누스균 식중독(Botulism)

*Clostridium botulinum*이 원인균으로 옛날부터 알려졌으나, 1900년 독일의 Kerner가 Botulism(소시지의 중독)이라는 용어를 처음 사용하였다. 이 균은 토양 및 자연계에 널리 분포되어 있으며 통조림, 소시지 등 식품의 혐기성 상태에서 발육하여 신경독소(neurotoxin)를 분비하는데 독소는 A, B, C, D, E형이 있다. 보툴리누스균은 4℃ 이하에서도 증식되어 독소를 산출하는데, A형의 포자는 100℃에서 수 시간 가열해도 파괴되므로 먹기 전에 가열하는 것이 좋다. 잠복기는 12~36시간이며 처음에는 위장염을 일으키며 곧 특유의 신경마비 증상이 나타난다. 즉, 시력의 저하, 동공확대, 광선자극에 대한 무반응이 나타나며 두통, 현기증, 권태감, 갈증을 동반하며 호흡곤란으로 사망하는 경우도 있다. 감염경로는 치사율이 높은 식중독으로 원인식품은 통조림, 소시지 등과 야채, 과일, 식육 어육, 유제품 등이 혐기성 상태에 놓이게 되는 경우 문제가 된다.

예방대책은 Botulinus균은 토양세균이므로 흙 등에 의해 식품이 오염되지 않도록 한다. 통, 병조림을 제조할 때는 멸균을 철저히 하여야 한다. 그리고 독소는 열에 약하므로 100℃에서 3분 이상, 80℃에서 30분이상 가열하면 파괴된다. 음식물의 가열처리, 통조림 및 소시지 등의 위생적 보관과 위생적 가공을 하는 것이 중요하다.

(3) 알레르기성 식중독

세균이나 배출된 독소에 의한 것이 아니고 단백질 분해성이 강한 세균의 증식에 의한 효소작용으로 유독물질이 생성되어 발생하는 식중독으로 대표적인 것이 히스타민 중독이다. 히스타민 중독은 고등어, 꽁치, 정어리 등 적색어류의 건어물, 가공품에 많은 양의 히스타딘이 존재하는데, 이 히스타딘이 "*Proteus morganii*"의 증식으로 발생한 탈탄산효소에 의해 유독물질인 히스타민으로 전환하여 발생하는 것이다. 일반적인 알레르기 증상과 비슷하며 잠복기간은 약 30분 정도이며 보통 6~10시간, 최대 24시간이 지나면 회복된다. 안면홍조, 작열통, 전신홍조를 보이며 두드러기가 생긴다. 복통, 구토, 설사 등의 위장증세는 나타나지 않는다.

2-2. 바이러스성 식중독

인체 장내 바이러스는 식중독의 중요한 원인체로서 점점 크게 인식되고 있다. 최근에는 인체 장내바이러스가 미국에서 식중독으로 확정된 원인체로 밝혀졌다. 1979년 미국 전국 감시 자료의 조사에서 공공시설에서 발생한 32건의 식중독 중 14건(44%)이 역학적으로 전형적인 바이러스성 위장염이었다. 바이러스성 위장염은 1984년~1991년 미네소타주에서 가장 흔한 식중독으로 보고되어 있다. 주로 감염된 식품취급자의 불결한 개인 위생과 관련이 있다. 더욱이 최근 자료는 1973년~1987년에 보고된 확인되지 않은 원인으로 발생한 식중독 4,617건의 10%는 급성 바이러스성 위장염의 식중독발생 임상기준 중 최소한 2가지와 일치하였다. 식중독을 일으킬 수 있는 바이러스 종류를 살펴보면 다음과 같다.

① 간염 A 바이러스

HAV(Hepatitis A virus)는 Picornaviridae family의 enterovirus 그룹에 속하며, 직경 27nm의 단백질 캡시드로 둘러싸인 RNA 바이러스이다. Poliovirus, coxsackievius, echovirus 및 rhinovirus를 포함한 다른 picornavirus도 사람에게 질병을 일으킨다. Hepatitis A 바이러스 갑작스러운 발열, 권태감, 욕지기, 식욕 감퇴, 복부 불쾌감에 이어 수일 후에 황달이 발생한다. ID_{50}는 명확하지는 않으나 10~100virus로 추정된다.

HAV는 감염된 사람의 분변을 통해 배설되며, 감수성 있는 사람이 오염된 물이나 음식을 먹었을 때 발생한다. 샌드위치, 과일과 과일 주스, 우유 및 유제품, 야채, 샐러드, 어패류 및 얼음이 든 음료수도 흔히 식중독 발생에 관련되어 있다. 식품가공 공장과 레스토랑에서 감염도 빈번하다.

미국에서 매년 간염환자의 38%가 HAV인 것으로 밝혀졌으며, 이중 7.3%가 식중독 또는 수인성인 것으로 추정되고 있다. HAV는 1954, 1961 및 1971년에 전세계적으로 유행하였다. 1980년대에는 주요 유행이 없었지만, 미국에서 HAV의 발생은 1983년부터 1989년에 58% 증가하였다. 최근의 유행과 오염식품은 표 13-4와 같다.

표 13-4. Hepatitis A virus에 의한 식중독 발생과 원인 식품(미국)

년 도	발생지역	원인 식품
1987	Louisvoille, Kentucky	수입 상추
1988	Alaska	지역시장에서 판매한 ice-slush beverage
1989	Carolina	레스토랑에서 제조한 아이스 티
1990	North Georigia	레스토랑 체인점에서 확인되지 않은 식품
	Montana	냉동 딸기
	Baltimore	어패류
	Missouri	샐러드
1991	Wisconsin	샌드위치 상점에서 만든 식품
1992	Alaska	레스토랑에서 확인되지 않은 식품

② 간염 E 바이러스

Hepatits E virus는 fecal-oral route를 통해 전파되며, 수인성 및 person-to-person 전파도 기록되어 있다. 감염 집단은 대부분 15~40세에서 발생하며 임산부에서는 중증으로 발생하며 사망률도 높은 것으로 보고되어 있다.

주요 수인성 유행 지역은 인도(1955년 및 1975~1976년), 소련(1955~1956년), 네팔(1973년), 미얀마(1976~1977), 알제리아(1980~1981년), 아이보리 코스트(1983~1984년), 동부 수단과 소말리아 난민촌(1985~1986년), 멕시코(1986년), 보르네오(1987년) 등이다.

③ 로타바이러스

로타바이러스(Rotavirus)는 fecal-oral route로 전파되며, 오염된 손을 통해 person-to-person 전파도 소아병동, 노인병동, 탁아소, 가정에서 이루어질 수 있다. 감염된 식품 취급자는 샐러드, 과일 등의 식품을 오염시켜 유행을 일으킬 수 있다.

로타바이러스는 전세계적이며, 유아와 어린이에게는 심한 설사를 일으키며, 환자의 절반 이상은 병원에 입원하여야 한다. 미국에서 해마다 300만명 이상의 로타바이러스 위장염 환자가 발생하고 있으나, 식품오염에 의한 환자 발생수는 모른다. 환자 발생은 주로 6개월에서 2세 미만의 어린이 노인 및 면역부전 환자에게 특히 많이 발생한다.

④ 소형 원형구조 바이러스

오염된 물과 식품을 통한 fecal-oral route에 의해 전파되며, 사람에서 사람으로 2차 전파도 기록되어 있다. 유행의 가장 흔한 근원은 물이며, 상수도, 우물, 수영장, 레저용 호수, 해외를 항해는 선박이 정박하는 부두의 물도 원인이 된다. 어패류와 샐러드는 Norwalk 위장염 발생의 주요 원인이며, 생굴이나 생조개를 먹거나 불완전하게 열처리한 어패류를 먹을 때 많이 발생한다. 어패류 이외의 음식은 감염된 식품 조리자에 의해 오염된다. Norwalk virus에 의한 식중독 위장염 발생은 날 어패류의 소비와 자주 관계가 있다. 생조개와 굴에 의한 식중독 발생은 1978년 호주와 1982년 뉴욕주에서 발생하였다. 1983년부터 1987년 사이에 미국에서 Norwalk virus에 의한 식중독 발생이 10건이나 보고되었는데, 관련 식품으로는 과일, 샐러드, 계란, 달걀 및 제과였다.

2-3. 미생물 식중독의 예방법

(1) 적극적인 식중독 감시 활동

식중독 감시는 식중독을 예방하는데 중요하다. 실험실, 의사 및 공중 보건 기관 사이의 협력은 진단보고, 균분리 및 감염원을 조사하는데 중요하다.

대부분의 식중독 감시는 수동적이다. 우리 나라에서는 사회적으로 문제가 발생한 대규모 식중독에 대해 역학 조사를 하고 있다. 지방자치단체의 보건 담당자는 역학 조사 결과를 중앙 정부에 보고하며 시도 보건환경연구원에서는 분균리에 대한 정보를 보고하고 있다. 이 감시 정보의 통계분석이 신속하게 이루어진다면, 시간 또는 지역적으로 다른 감염 집단을 탐지할 수 있으며, 발병을 초기에 감지할 수 있을 것이다. 의사 보고에 대한 정보는 아직 자체 정보 수준에 머무르고 있지만 앞으로 함께 이용될 수 있다면, 실험실에 의한 감시와 같이 식중독 병원균에 의한 감염에서 장시간 추세를 모니터링하는데 이용될 수 있다. 그러나 이러한 감지 시스템은 단지 일부 환자만이 병원을 찾기 때문에 많은 의사들은 설사환자에서 분변 배양물을 상시 얻을 수 없고, 식중독 병원균 배양을 모든 실험실에서 할 수 없으며, 모든 실험실이 보건 공무원에게 분리균을 보고하지 않기 때문에 상당수가 보고되지 않기 쉽다. 미국에서도 CDC에 보고된 살모넬라증의 모든 사례중 약 20~100건은 보고되지 않은 것으로 추정되고 있다.

(2) 안전한 식품 생산과 취급

식중독 예방은 원료 식품과 최종 식품의 조심스러운 취급에 의존한다. 위험은 농장에서 식탁까지 어디에서든 일어날 수 있다. 다행스럽게 발전된 기술은 일부 식중독을 예방하는데 이용된다. 식품위생에서 20세기의 혁명은 냉장, 물의 염소 소독, 하수처리, 우유의 살균 및 어패류 모니터링을 포함한 환경 보전기술의 응용을 통해 가능하게 되었다. 이러한 기술들은 많은 식품과 관련된 산발성 질환과 집단 발병을 성공적으로 감소시켰다.

새로운 세기의 접근법으로서 신기술과 산업 엔지니어링은 식품 안전성을 개선할 전망을 가지고 있다. 원료와 최종 성분의 열처리, 항균성 세척 및 살균은 가장 확실한 기술이다.

3. 화학적 식중독

인체에 유해한 화학물질을 오용 또는 고의적으로 식품에 혼용하거나, 자연적으로 식품에 혼입되어 식품 중에 함유되어 있는 유해물질(잔류농약, 유해중금속, 수은, 비소 등)에 의한 식중독을 화학적 식중독(poisoning by chemicals)이라 한다.

화학적 식중독의 특성은, 첫째 발생빈도(건수)는 세균성에 비해 상당히 낮지만 발생강도(사망자수)는 크다. 둘째, 원인물질, 발생시기, 오염경로, 발병형태가 일정하지 않아 역학조사의 어려움이 크다. 셋째, 장기적으로 중독을 일으키며, 넷째 예방적 차원에서 소비자에 대한 교육이 세균성 식중독보다 어렵다. 지금까지 국내에서 발생했던 화학적 식중독의 주요 발생사건으로는 사용금지 색소 및 방부제 사용, 건포류, 무우말랭이, 채소류, 과일류에서의 아황산염류 검출, 콩나물, 수입 과일류, 수입 밀 등에서 잔류농약 검출, 홍합에서 마비성 패독 검출, 우유에서 항생물질 등 검출, 치즈, 어패류, 생선 통조림에서 PCB 등 발암물질 검출, 포장지에서 유해 톨루엔 검출 등이 보고되었다.

3-1. 식품 첨가물에 의한 중독

식품 첨가물이라 함은 식품의 제조, 가공에 사용되는 모든 화학적 합성품을 말하는 것으로서 근래 판매 식품의 수요가 증가함에 따라 첨가물의 종류도 증가하고 있다. 식품 첨가물의 종류는 착색제, 방향제, 산화방지제, 표백제, 소맥분 개량제, 접착제, 유화제, 발색제, 팽창제, 양조제, 결착제, 피막제, 추잉껌 기초제, 용제, 소포제 등이 있다. 중요한 첨가물의 독성에 대하여 설명하면 다음과 같다.

(1) 유해성 착색료

① Auramine

단무지, 과자, 카레의 착색에 사용되는 유해황색제로 다량 섭취시 간, 비장 및 조혈기관 등에 장애를 일으키며, 두통, 구토, 사지마비, 피부에 흑자색 반점 등이 생긴다. 마우스 경구에 대한 LD_{50}은 480mg/kg으로 발암성이 있는 것으로 추정되고 있다. 장기간의 섭취는 암을 유발하기도 한다.

② Rhodamin B

핑크색 색소로 주로 과자, 어묵, 토마토케첩 등의 착색에 이용될 수 있다. 중독증상으로는 오심, 구토 설사, 색소뇨 등이 나타나며 마우스에 대한 LD_{50}은 0.1~0.2 mg/kg이다.

③ p-Nitroaniline

무미, 무취의 황색색소로 과자 등에 사용될 수 있으며, 중독증상으로는 섭취 후 10~30분 후에 안면홍조, 구토, 두통, 황색뇨 배출 등의 증상이 나타난다.

④ 기 타

팥앙금에 methyl violet, 마가린에 butter yellow, spirit yellow, 고춧가루에 sudan Ⅲ, 기타 공업용 색소 등이 사용될 수 있다.

(2) 유해성 보존료

① 붕산(H_3BO_3)

햄, 베이컨, 어묵 등에 사용될 수 있으며, 주요한 첨가 목적은 방부 효과보다 윤기, 촉감을 얻기 위해 사용되기도 한다. 1~3g 섭취시 구토, 설사, 위통 등의 증세가 나타나며, 치사량은 성인의 경우 8~17g 정도로 장기간에 걸쳐 축적시 뇌와 간에 이상을 일으킨다.

② Formaldehyde(HCHO)

방부력이 강한 것으로 주류, 간장, 육제품 등에 사용될 수 있으며, 중독증상으로는 소화작용 저해, 두통, 현기증, 구토, 호흡곤란 등이 나타난다.

③ 기 타

불소화합물, 곰팡이 억제 효과가 있어 간장에 사용될 수 있는 β-naphtol, 승홍($HgCl_2$) 등이 있다.

(3) 유해성 표백제

① Rongalit

물엿, 연근의 표백제로 사용될 수 있으며, 아황산과 포름알데히드(formaldehyde)의 잔류를 일으킬 수 있다.

② 기 타

밀가루 표백에 이용될 수 있는 nitrogen trichloride, 어묵, 국수 표백에 이용될 수 있는 과산화수소 등이 있다.

(4) 유해감미료

① Dulcin

설탕의 40~50배의 단맛이 있으나 그 독성이 인정되어 1970년에 사용이 금지되었다.

② Cyclamate

감미도는 설탕의 40~50배로 1970년경 발암성이 있는 것으로 밝혀져 사용이 금지되었다.

③ *p*-Nitro-*o*-toluidine

감미도는 설탕의 200배 정도이지만 독성이 강해 한때 살인당으로 불릴 정도로 많은 화학적 식중독의 원인이 되었다.

(5) 산화제

① Potassium bromate

매우 강력한 산화제이므로 제분 과정 동안 밀가루의 유기물질과 반응하면 폭발하여 화재의 위험이 있다. 실제로 수년간 제분 공장에서 potassium bromate 사용으로 인한 사고가 발생되었으므로 사용 과정에 주의하여야 한다. 이러한 폭발성은 농도를 희석함으로써 안전하게 사용할 수 있지만 이러한 취급 과정의 위험보다는 섭취된 bromate의 독성이 실제로 식품 첨가물로서 안전성에 더욱 중요한 문제점이다. 순수한 potassium bromate는 상당한 독성을 나타내는 물질(LD_{50} : 320mg/kg)로서 구토, 위장 장애, 중추신경 장애 및 신장기능 장애 등을 일으킨다. 그러나 더욱 심각한 문제점은 potassium bromate가 발암성 물질이라는 점이다. 최근 미국의 EPA(Environmental Protection Agency)에서는 bromate를 함유한 모든 것들에 Material Safety Oata Shect을 붙여서 사용하는 사람들에게 발암성 물질이 함유되었음을 알리도록 규정하고 있다.

다행스럽게 potassium bromate는 제빵 과정중 환원형의 potassium bromide로 전환되기 때문에 빵을 소비하는 소비자에게는 독성이 없거나 적어도 줄어든다. 그러나 실제로 bromate가 모두 bromide로 전환되어 빵에 전혀 남지 않거나 또는 잔존량이 독성을 나타내지 않을 만큼의 미량이라는 확실한 결론에 도달하지 못하고 있다. Bromate가 제빵 후에 남지 않는다는 과거에 발표되어진 자료들은 대부분 1ppm 농도가 측정의 한계이었기 때문이다.

최근 국내에서는 제분 과정에서 potassium bromate의 첨가가 금지되었으나 아직까지 제빵 과정에서는 사용이 허가되고 있다. 식품첨가물 공전은 브롬산 칼륨 및 이를 함유하는 제제는 빵 이외의 식품에 사용하여서는 아니되며, 제빵용 소맥분 1kg에 대하여 0.03g(30ppm) 이하를 첨가해야 한다고 규정하고 있다.

3-2. 유해 금속물의 오염에 의한 중독

비소, 카드뮴, 수은, 납, 아연, 구리, 안티몬 등은 전부 식중독의 원인이 될 수 있다. 비소, 수은, 납 등은 농약의 오용으로, 구리, 안티몬, 납, 아연 등은 불량 식기류의 사용으로, 카드뮴은 오염된 음료수나 식기류를 통해서 식중독을 일으킨다.

① 수 은

종류로는 수은 원소, 무기 수은, 유기 수은으로 구분되며, 이 중 유기수은인 methyl mecury가 대표적이다. 독성은 뇌, 신장, 태아의 발육을 저해하며, 대표적인 중독 사건으로는 일본의 산업폐수에 의한 어패류 오염(미나마타병)과 이라크의 살균수은제 농약에 의한 밀 오염이 있다.

② 납

식품오염의 원인은 자기류의 유약성분, 납이 함유된 합금 또는 파이프의 사용, 납땜을 한 금속 캔의 사용이며, 독성은 중추신경계, 신장, 면역체계에 이상을 일으키며, 대표적인 오염사건으로는 우리 나라에서 발생한 통조림 납 오염 사건이 있다.

③ 카드뮴

이 화합물은 매우 불안정하여 쉽게 식물에 흡수, 분포되어 식품오염을 일으킬 수 있으며, 따라서 주요한 식품오염의 원인은 카드뮴에 오염된 토양에 재배된 농산물 및 축산물이다. 독성은 다른 중금속과 달리 폐암을 유발하는 발암물질이다.

3-3. 식기류, 용기 및 포장에 의한 중독

불결한 포장지의 사용, 공업용 색소를 이용한 합성수지의 사용, 아연, 납, 놋그릇의 염기성 탄산구리 등에 의한 중독이다.

3-4. 농약에 의한 중독

일반적으로 농약은 불소 화합물, 유기인제제, 유기염소제, 유기수은제, 카바메이트제 등이 사용되었는데 곡류, 과실, 야채 등의 표면에 부착하여 있거나 내부조직에 흡수되어 분해되지 않고 잔류된 것을 잘 씻지 않고 먹기 때문에 중독을 일으킨다. 이러한 농약은 농업용 살충제, 제초제 및 살서제로서, 점차 증대되는 내성에 대비해서 더욱 독성과 침투성, 잔류성이 강한 농약의 개발로 인해 매년 인축의 피해가 늘어가고 있다.

3-5. 곰팡이독

곰팡이독(mycotoxin)은 특정한 곰팡이가 생산하는 유독성 대사생성물로서 사람을 비롯한 고등동물에게 특수한 질병이나 생리작용을 일으키는 물질이며 현재까지 100여 종류가 알려져 있다. 이 물질들의 장애는 다양하여 동물에게 간경변이나 간종양을 일으키는 간장독, 급만성의 신장장애를 일으키는 신장독, 뇌나 중추신경계에 장애를 일으키는 신경독, 피부염 특히 안면습진을 일으키는 광과민성 피부염 물질을 비롯하여 심장독, 위장독, 조혈조직 장애물질, 발정 유발물질 등 여러 가지의 증상을 나타낸다.

(1) aflatoxin

① 생산요인

*Aspergillus flavus*와 *Asp. parasiticus*가 생산하는 곰팡이독(mycotoxin)으로서 지금까지 알려진 천연물질중에서 가장 강력하게 간암을 유발시키는 발암물질이다. *Asp. flavus* 및 *paraciticus*의 생육조건은 상대습도 80% 이상, 수분활성 0.8 이상, 온도 20~25℃ 이상에서 잘 생육되며 다른 미생물이 존재하면 아플라톡신을 소량 생산하거나 생산되지 않는 경우가 있다. 이러한 *Aspergillus*속 곰팡이는 세계 각지에 널리 존재하나, 아플라톡신을 생산할 수 있는 균의 분포는 일반적으로 아열대지방에 많고 온대지

방에는 적다.

② 종류 및 특성

아플라톡신의 종류는 B_1, B_2, G_1, G_2 및 M_1, M_2 등 간장독으로서 17종의 동족체가 알려져 있으며 B_1은 B_2, G_1, G_2보다 독성이 강하고 옥수수, 땅콩, 면실을 포함한 각종 농산물(주로 곡류, 두류)에서 자주 검출되며 보통의 식품가공이나 살균처리로 파괴되지 않는다. 아플라톡신B_1은 동물체내에서 대사에 의해 아플라톡신 M_1과 M_2로 전이되어 우유에 유래되므로 milk toxin이라고도 하며. 아플라톡신 M_1은 아플라톡신 B_1에 버금가는 진균독소로 간장의 산화효소에 의해서 아플라톡신 B_1에서 아플라톡신 M_1으로 전환된다.

아플라톡신은 건조한 상태에서는 용융점까지의 가열에도 열에 안정적이나, 수분존재, 강산 및 강알카리, 산화제, UV와 X-ray 조사 등에 불안정하다.

아플라톡신은 분해온도가 B_1 270℃, M_1 300℃정도로 내열성이 크며, 통상의 가열조리 방법으로서는 완전분해되지 않는다.

③ 아플라톡신의 농산물 오염

농산물의 개화기에서 수확기까지의 사이에 이상 기후 또는 조직의 손상에 의하여 오염된다. 가장 오염될 가능성이 높은 것은 옥수수와 땅콩이며, 수수, 조 등의 잡곡, 쌀, 보리 등이며 된장 발효에 주로 관여하는 *Asp. oryzae*는 아플라톡신 생산균주와 비슷한 색깔 및 형태를 가지고 있으나, 이 균은 아플라톡신을 생산하지 않는다. 재래식 된장 및 청국장등 총 44제품중 4제품에서 검출된 아플라톡신 B_1의 검출 현황은 표 13-5와 같다.

표 13-5. 된장 및 청국장등 총 44제품중 3제품에서 아플라톡신 B_1의 검출 현황

검 체 명	성분배합	의뢰기관	검출량(ppb)
초정된장	메주, 소금, 정수	대전청	8.1
A사 전통된장	대두, 식염, 주정, 메주가루, 찹쌀	대전청	2.9
B사 전통된장	메주, 천염	광주청	26.1

자료 : 식품의약안전청(1997)

④ 아플라톡신의 독성

아플라톡신의 동물에 대한 급성독성은 아플라톡신 B_1이 가장 강하고 M_1, G_1, B_2,

G_2 및 M_2 순이며, 아플라톡신 B_1의 rat 및 다른 실험동물을 이용한 실험에서 매우 강력한 간암 유발물질이라고 알려져 있다.

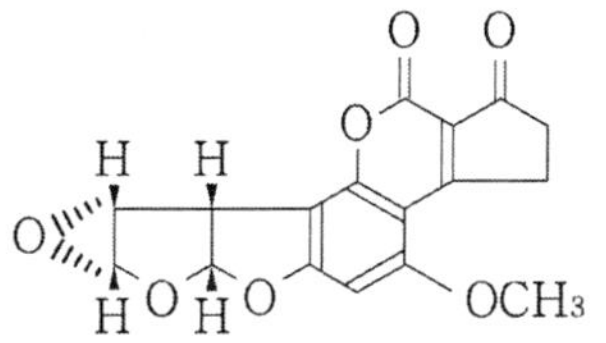

AFB1-CH8,9-*exo*-epoxide(AFBO)

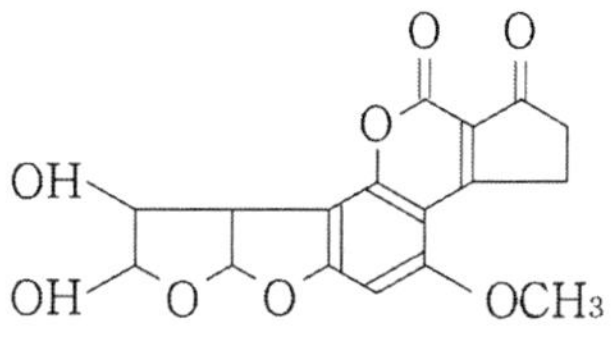

AFB1-8,9-dihydrodiol

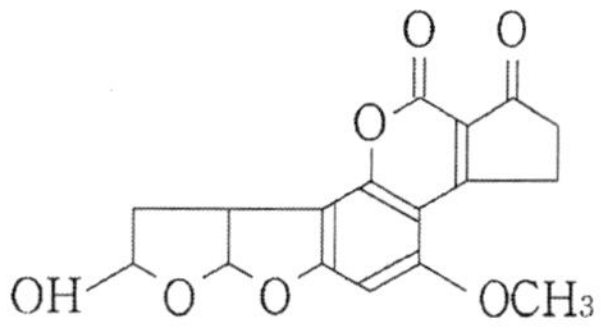

AFB2a

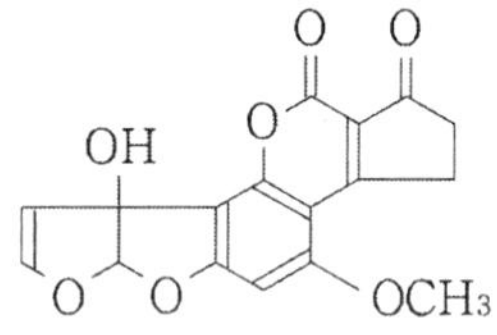

AFM1

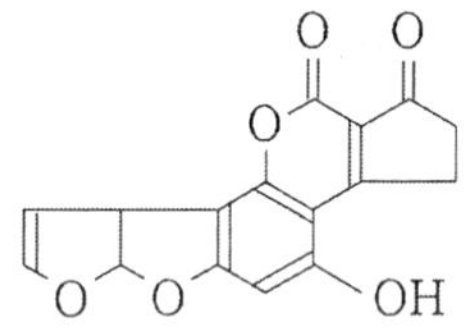

AFP1

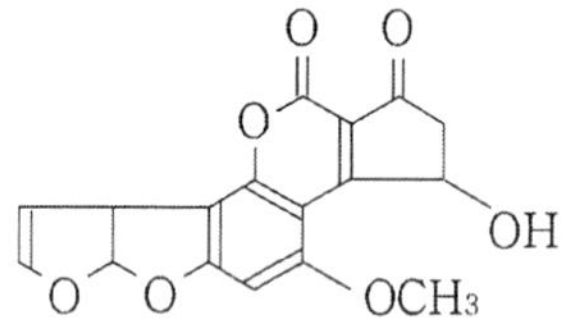

AFQ1

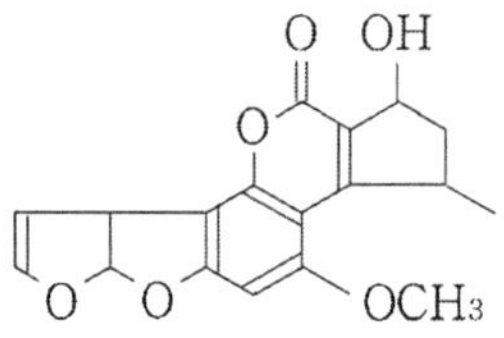

Aflatoxicol

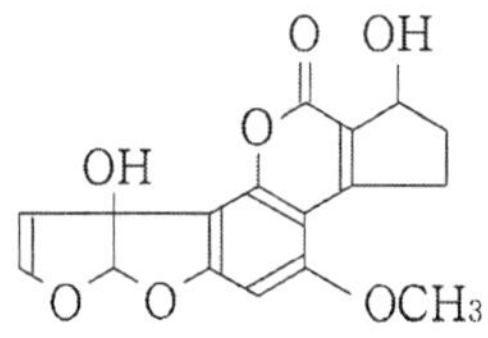

Aflatoxicol M1

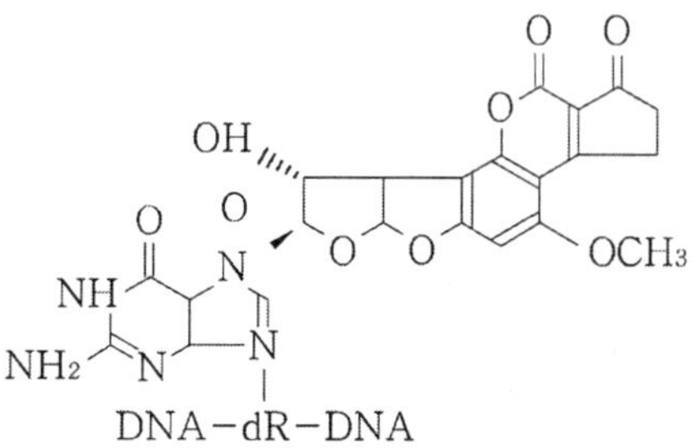

trans-8,9-Dihydro-8-[N7-guanyl]-9-hydroxyaflatoxin B1 Adduct

그림 13-1 Aflatoxin 종류와 Aflatoxin B_1의 대사체

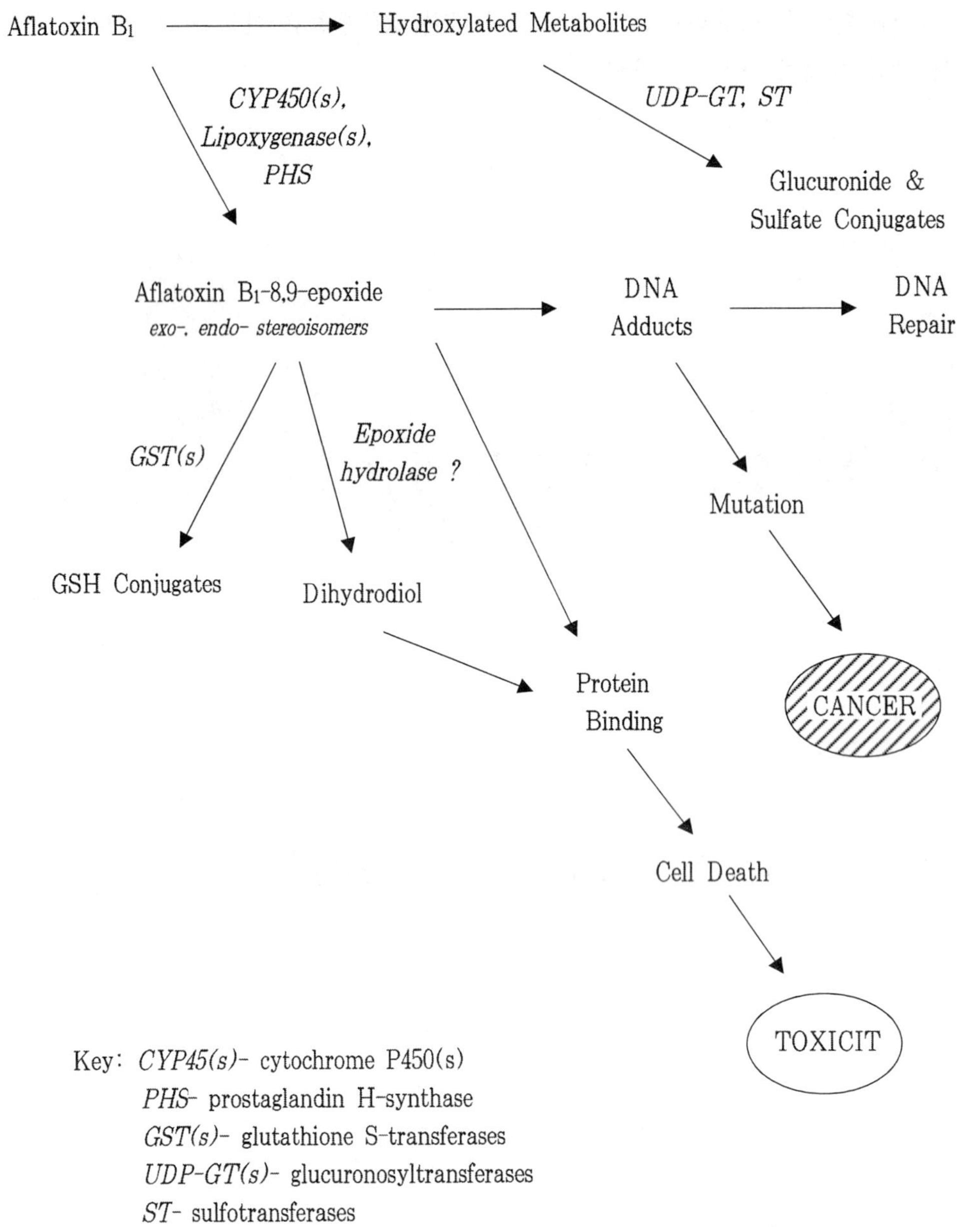

그림 13-2 간효소에 의한 aflatoxin B_1의 활성도

⑤ 각국의 허용기준

우리 나라에서는 식품중에서 곡류, 두류, 땅콩 및 그 가공품에 대해서만 아플라톡신 M_1을 10ppb 이하로 규제하고 있을 뿐, 유제품에 대한 아플라톡신 M_1의 규제치는 아직 설정되어 있지 않다. 아플라톡신의 위해를 방지하기 위하여 각국에서는 식품위생상 잔류허용 기준을 설정 규제하고 있으며 FAO/WHO에서는 세계식량사정을 감안하여 국제적 허용기준으로 30ppb를 설정하고 이 기준을 넘는 것은 바람직하지 못하다고 결론을 내린 바 있다. 현재 식품과 사료중 아플라톡신에 대한 잔류허용 기준은 약 50여 개국에서 규제하고 있으며, 미국에서는 아플라톡신을 20ppb까지 내려 운영하고 있다.

표 13-6. 각국의 아플라톡신에 대한 규제 (단위 : ppb)

국 가	대 상 식 품	잔류허용기준
FAO/WHO	모 든 식 품	30 (T)
미 국	모 든 식 품 우 유	20 (T) 0.5 (T)
일 본	땅콩 및 그 가공품, 견과류,	10 (B_1)
한 국	곡류, 두류, 견과류 및 그 단순 가공품(분쇄, 절단등) 메주, 땅콩 및 견과류 제품	10 (B_1)
영 국	땅콩 및 그 가공품	10 (T)
카 나 다	땅콩 및 그 가공품	15 (T)
호 주	땅콩 및 그 가공품 그 외 식품	15 (T) 5 (T)
멕 시 코	모 든 식 품	20 (T)
프 랑 스	땅 콩, 곡 류	5 (B_1)
태 국	모 든 식 품	20 (T)

※ T : Total aflatoxin(B_1, B_2, G_1, G_2)

(2) 황변미 중독

추수 후 건조가 불충분한 때에 특히 *Penicillium*속의 곰팡이가 발육하여 황변미가 생성되며 발육하는 균은 3가지(*P. citrimum, P. islandicum, P. toxicarium*)가 알려져 있다.

4. 자연독 식중독

동식물체 중에는 생존 중에 자연적으로 생산되는 독성성분을 함유하고 있는 경우가 있으며, 이런 독성성분 중에는 사람에게 발암성, 돌연변이 유발성, 기형 유발성, 알레르기성, 영양장애 등을 일으키는 것이 있다. 유독성분의 생산량은 동·식물 자체가 생육하는 계절과 환경등에 따라 영향을 받으며, 독성작용은 개인차에 따라 차이가 있는 경우가 많다. 자연독의 주축을 이루고 있는 것은 식물성 자연독과 동물성 자연독으로 구분할 수 있는데 식물성 자연독은 육상식물에서, 동물성 자연독은 해산동물에서 많이 차지하고 있다.

4-1. 식물성 식중독

(1) 버섯 중독

버섯의 종류는 수백 종이며 식용과 유독 버섯의 구별은 어려우며, 버섯의 발생장소, 발생시기, 기후, 버섯의 신구에 따라 중독증상은 달라지게 된다. 독버섯의 간이 판별법은 다음과 같다.

살이 대체로 세로로 쪼개지는 것은 무독하며, 그렇지 않은 것은 유독하다. 또한 악취가 나는 것은 유독하다. 쓴맛, 신맛, 매운맛이 나는 것은 유독하다. 점성의 액 또는 유즙을 분비하거나 공기중에 변색되는 것은 유독하다. 버섯을 끓였을 때 은수저를 넣어 흑변하는 것은 유독하다. 독버섯의 유독 성분으로는 muscarine(붉은 광대벗에 다량 함유), muscaridine, agaricicacid choline(많은 독버섯의 성분), neurine(choline의 분해 산물), phaline, amanitatoxin(일광대버섯의 독성분) 등이 있고, 그 밖에도 많은 종류의 독버섯 중에 균독소(pilztoxin)가 포함되어 있다.

버섯 중독의 예방을 위해서는 유독 벗의 의심이 있는 버섯은 먹지 말아야 하며, 중독되었을 때에는 위세척을 하고 시일이 경과했을 때에는 강심제, 포도당을 주사하는 것이 좋다. 일반적으로 후유증이 있으며 근육변성, 장기의 지방변성이 남는다. 치명률은 10~100%로서 독버섯의 종류에 따라 다르다.

(2) 감자 중독

통상 감자에는 미량(0.005~0.01%)의 솔라닌($C_{45}H_{73}NO_{15}$)이라는 독성물질이 함유되어 있으나 이 정도에서는 무해하다. 그러나 발아 부분이나 녹색 부분에는 0.01% 이상의 솔라닌이 함유되어 독성을 나타낸다. 솔라닌은 solanidine이라는 스테로이드계

알카로이드에 글루코스, 갈락토스 등이 결합한 배당체로서 용혈 작용 및 운동중추마비 작용을 나타낸다. 집토끼에 대한 LD는 경구로 0.45g/kg이다.

증상은 섭취후 수 시간에 복통, 위장 장애, 허탈, 현기증, 경도의 의식장애 등이 있다.

(3) 맥각 중독

계절적으로 우기에 맥류에 기생하는 *Claviceps purpurea*(맥각균)에 의하여 생성되는 ergotoxin에 의하여 중독이 일어나며, 곡물 중에 맥각을 0.5% 혼입하면 독성이 나타나고 7%에서 치명적이다.

주증상은 위장증상과 신경증상이며, 임신부의 경우 조산 또는 유산을 초래하기도 한다.

(4) 청매 중독

설익은 매실은 amygdaline($C_6H_5CH(CN) \cdot O \cdot C_{12}H_{21}O_{13}$)이라는 청매 배당체가 함유되어 있으며, 이것이 β-glucosidase 또는 emulsin이라는 효소에 의해 생성되는 청산에 의한 중독이다.

4-2. 동물성 식중독

(1) 어류독

현재 알려져 있는 어류독에 의한 식중독은 복어독, 독꼬치중독, Ciguatera독, 돗돔중독 등이 있으며 표 13-7과 같다.

표 13-7. 어류독의 종류

종 류	원인 식품	독소 성분	LD50(μg/kg)	독소생성원
복어독	복어, 권패류, 게, 불가사리, 도마뱀	tetrodotoxin	7	해양세균
독꼬치중독	열대혹은 아열대 어류	지용성의 마비성 신경독		
Ciguatera	열대성 어류	ciguatoxin, maitotoxinpalytoxin	0.45	와편모조류
돗돔중독	돗 돔	vitamin A		vitamin A

① 복어독

식중독 원인독으로 옛날부터 잘 알려진 독으로 복어는 우리 나라를 비롯하여 일본이나 중국에서 식품으로 사용하여 왔기 때문에 중독사고도 많았지만 여전히 인기 있는 상품이다. 복어는 난해성 어종으로 세계 각지에 널리 분포하고 있으며, 약 100여종으로 분류되고 있다. 우리 나라에서는 약 20여종이 분포하고 있는 것으로 알려져 있다.

· 독 성

복어의 독성은 종류, 부위(장기), 계절, 개체, 지역 등에 따라 달라진다. 종류별로는 맹독 복어, 강독 복어, 무독 복어 등이 있고, 매리복, 복섬, 검복 등이 독력이 강하며 밀복 등은 무독 복어이다. 부위별로 볼 때 육질부는 다소 독이 있는 종류도 있지만 정상적인 섭취량이면 중독되는 일은 거의 없고 정소와 혈액도 무독한 경우가 많다. 그러나 난소와 간장은 대부분의 종류가 맹독 또는 강독으로 복어중독의 주원인이 된다. 계절별로는 산란기 직전인 4~6월에 독력이 강하다고 알려져 있다.

복어독은 복어의 난소에서 분리하였고 복어의 과명에 근거하여 tetrodotoxin으로 명명하였다. 1964년에는 X선 회절법으로 화학구조를 밝혔으며, 1972년에는 생합성에 성공하였다. 독력은 마우스 경구 반치사량(LD_{50})이 180㎍/㎏이며 복강 반치사량은 약 7㎍/㎏이다.

Tetrodotoxin은 복어 이외에도 캘리포니아 도롱뇽, 개구리, 표범무늬의 낙지, 권패류, 불가사리, 납작벌레, 게 등에서도 검출되고 있다. 이들 중 도롱뇽, 납작벌레류는 알에서도 상당량의 독소가 검출되고 있다. 살짝 건드려도 배를 부풀리어 독소를 방출하는 복어처럼 이들 동물도 일종의 방어수단으로 독소를 보유하는 것으로 추정된다.

복어 등에 있어서 tetrodotoxin의 유래에 대해서는 외인설과 내인설이 있으나 권패류, 게 등 복어 이외의 동물에서도 독소가 검출된 이후 복어독은 먹이생물에 의한 것으로 밝혀졌다. 대표적인 독소생성원으로 *Vibrio alginolyticus, Alteromonas* 등의 해양세균이다.

그러나 최근 복어알 중에서 독소가 생성되는 것으로도 밝혀져 복어 체내에서 자체적으로 독소를 생성한다는 사실도 확인되고 있다.

· 중독증상

중독의 주증상은 마비인데, 식후 20분 내지 3시간 사이에 나타나며 치사시간은 가장 짧은 예로는 1시간 반이며 길어도 8시간이고 4~6시간이 가장 많다. 먼저, 입술, 혀끝, 손발이 마비되기 시작하여 운동불능 상태로 되고 두통, 복통을 일으키며 심한 구토가 되기도 하며 구토가 없는 경우도 있다. 이어서 지각마비, 언어장해, 호흡곤란을 일으키며 혈압강하가 현저하게 되며 의식이 흐려지고 호흡이 정지되어 사망하게 되는데 효과적인 치료법이 없기 때문에 치사율이 높다. 복어독은 흥분전도시에 sodium channel에 작용해서 Na^+의 세포막내로의 투과를 특이적으로 막기 때문에 호흡마비를 일으킨다고 알려져 있으며, K^+의 투과성에는 영향을 미치지 않음이 밝혀져 이 독이 생리학이나 생화학 등 관련분야에 좋은 과제로 남아있다.

· 예방법

예방대책으로는 복어요리 전문가가 요리한 음식을 섭취하며, 독성부위를 섭취하지 않는 방법 이외에는 특별한 예방법이 없다. 또한 해독제도 없으므로 구토나 위세척 등 대중요법과 혈압상승제, 호흡촉진제나 인공호흡 등을 실시한다.

표 13-8. 복어독의 일반적인 특징

독성부위	독소성분	중독증상	예방 및 치료	분 포	독화기구
난소 및 간장은 강독	Tetrodotoxin	입술, 혀끝, 손발 마비	복어요리 전문가 독성부위의 폐기	복 어 도룡뇽	먹이에 의한 외인성
정소 및 근육은 무독	($C_{11}H_{17}N_3O_8$)	운동 불능		개구리 낙 지	해 양 세균 *V. alginolyticus*
산란기 직전 (4~6월)	LD_{50} (마우스복강)	골격근의 완전 마비	해 독 제	권 패	Ateromonas
종류 및 지역에 따른 개체차	11μg/kg	호흡 정지	위 세 척 혈압상승제 인 공 호 흡	납작벌레	불 가 사 리 자체적 독생산

② Ciguatera독

· 분 포

Ciguatera는 본래 카리브해산 권패 Turbo pica의 쿠바어로 Cigua를 어원으로 한 Cigua에 의한 중독을 의미하는 말이다. 그러나 태평양의 열대나 아열대해역, 카리브해, 인도양 등의 산호초 주변에서 서식하는 고기에서도 동종의 중독이 자주 발생하고 있다.

· 중독증상

중독되면 소화기계, 신경계 등에 이상이 생기며 통상 dry ice sensation이라고 하는 온도감각 이상이 수반되나 치사율은 1% 전후로 낮고 후유증이 있는 경우도 있다.

· 독 성

Ciguatera 중독과 관계되는 독으로서 ciguatoxin, maitotoxin, scarititixin, palytoxin 등이 있으며, 이 중에서 어떤 독은 Na^{+}의 세포내 유입을 현저히 증가시킴으로서 복어독과 길항작용을 가지며, 또 어떤 독은 혈관, 소화관 등 평활근의 용량의존적인 수축을 일으키고, Ca^{2+}의 투과성을 증가시켜 특히 평활근 세포내의 Ca^{2+}농도를 증가시키는 작용이 있는 것으로 추정되고 있다.

표 13-9. Ciguatera 독의 일반적인 특징

유독종	독소성분	독력(μg/kg) (마우스복강주사)	주요증상	우리나라 발생현황
곰치, 부사리, 상어	ciguatoxin (지용성)	LD_{50}, 0.45	설사, 구토, 관절통, 온도감각 이상	드물다
*C. striatus*와 그 근연의 초식성	maitotoxin (수용성)	최소 치사량 0.17	심한 구토	드물다
대다수의 잡식성, 산호초서식처	palytoxin (수용성)	LD_{50}, 0.5	눈물, 사지마비, 운동실조	드물다

(2) 패류독

수산식품에서 문제가 되고 있는 패류독에는 마비성 패류독(paraltic shellfish poison), 설사성 패류독(diarrhetic shellfish poison), 신경성 패류독(neurotoxic shellfish poison), 기억상실성 패류독(amnesic shellfish poison), benerpin 및 tetramine 등이 이다. 이중 우리 나라에서는 수산업과 공중위생상 문제가 되는 패류독은 주로 마비성 패류독과 설사성 패류독이며, 최근 수입수산물에서는 이 외에도 신경성 패류독과 기억상실성 패류독에 의한 오염이 새로운 문제로 대두되고 있다.

우리 나라에서 패류의 생산량은 매년 증가되어 생산량이 약 100만 톤에 달하고 있어 이제 패류는 국민의 단백질 공급은 물론 수출 수산물로서도 각광을 받고 있다. 그러나 각종 공장 및 인구의 증가로 인하여 연안해수의 오염도는 증가일로에 있으며 최근에는 남해안뿐만 아니라 동해안까지도 적조현상이 일어나 패류독화에도 많은 영향을 미칠 것으로 추정된다.

① 마비성 패류독(paralytic shellfish poison, PSP)

· 독 성

마비성 패류독은 그 독력이 *Clostridium botulinum* type A의 독력에는 미치지 못하나, 저분자독 중에서는 복어독에 필적하며 청산가리(KCN)의 1,000배에 달하는 강력한 독소로 알려져 있다. 마비성 패류독은 외편모조류의 일종인 *Alexandrium sp., Pyrodinium sp.* 등의 해양식물성 플랑크톤이 생산하는 신경마비독으로 이 독에 중독되었을 때는 마비 증세를 나타내므로 마비성 패류독이라 하였으며, 이 플랑크톤을 섭취하는 패류에 마비성 패류독이 축적되고 그 패류에는 별다른 해가 없으나 사람이 이 패류를 섭취하는 경우에는 중독되고 심하면 사망하기도 한다.

· 분 포

PSP에 의한 중독 사고는 1790년 일류션 열도의 사냥꾼들이 Alaska의 Sitka 부근에서 홍합을 먹은 100명이 2시간 이내에 죽은 것이 최초의 보고였고 그 후, 미국, 캐나다의 대서양과 태평양 연안 그리고 일본 각지에서 발생하였다. 미국의 경우 1930년부터 1945년 사이에 캘리포니아주에서만 373명이 중독되어 30명이 사망하였으며, 일본에서도 1948년부터 1979년 사이에 93명이 중독되어 3명이 사망한 바 있다. 우리 나라에서는 1986년 부산 김천만에서 폐선 밑바닥에서 붙어있는 진주담치를 먹고 11명이 중독되어 2명이 사망하였고 1996년에는 거제도 외포리에서 방파제에 붙어 있는 진주담치를 끓여 먹고 2명이 사망하고 1명이 의식불명에 이른 사고가 발생한 바 있다.

· 예방법

미국에서는 PSP에 의한 중독사고를 방지하기 위하여 가식부 100g당 PSP 함량이 80㎍이상 되는 해역을 패류 채취 금지구역으로 정하는 등 24시간 감시체계를 운영하고 있으며 일본에서도 PSP 함량이 g당 4 mouse unite(MU)이상이면 출하를 규제하고 있다.

우리 나라에서 패류의 생산량은 매년 증가하여 그 생산량이 약 100만 톤에 달하고 있어 이제 패류는 국민의 단백질 공급은 물론 수출 수산물로서도 각광받고 있다. 그러나 각종 공장 및 인구의 증가로 인하여 연안 해수의 오염도는 증가일로에 있어 패류독화에도 많은 영향을 미칠 것으로 추정된다.

② 설사성 패류독 (Diarrhetic shellfish poison)

1976년 여름 일본의 미야키현에서 진주담치를 먹은 후 설사를 주증상으로 하는 집단 식중독이 발생하였다. 이때, 이 패류의 중장선으로부터 마우스를 죽이는 지용성의 독이 검출되었다. 마비성 패류독이 수용성 독이기 때문에, 이와 대비되는 의미로 원래는 지용성 패독으로 가칭하였지만, 그 후 설사성 패류독으로 개칭하였다. 표 13-10에 DSP의 일반적인 특성을 나타내었다.

표 13-10. 설사성 패류독의 일반적인 특성

구 분		일반적인 특성
독소성분		okadaic acid, dinophysistoxin-1～3, pectenotoxin-1～6, yessotoxin
중독증상		소화기계 장애가 주증상. 설사(100%), 메스꺼움(80%), 복통(60%)
원인플랑크톤		*Dinophysis fortii, D. acuminata, D. cudata, D. acuta, Prorocentrum baltticum*
규제치		0.05MU/g(일본) 최소 중독량은 12MU(1MU는 마우스 3마리 중 2마리 이상은 죽는 독소량)
한국에서의 분포	패류	진주담치, 굴, 피조개, 가리비, 주축적부분: 패류의 중장선
	지역	여수, 한산, 거제만, 통영, 진해만, 마산만
	시기	3월～8월

· 분 포

일본에서는 1976년부터 1983년 사이에 1,300명 이상의 환자가 발생하였으나 현재에는 정기적으로 독력조사가 실시되고 있어 대규모의 식중독 발생은 없어졌다. 유럽의 경우, 네덜란드와 칠레에서 산발적인 중독발생이 보고되고 있지만, 1981년에는 스페인에서 5,000명, 1983년에는 프랑스에서 3,394명의 중독환자가 발생한 바 있다. 우리나라의 경우, 설사성 패류독에 의한 대규모 중독사고는 보고된 바 없으나, 패류양식지가 밀집한 남해안 지역에서 진주담치와 굴, 피조개에서 설사성 패류독이 검출되었다는 보고가 있으며 동해안에서도 여름철에 가리비를 먹고 식중독을 일으킨 현상이 종종 발생하고 있다. 남해안 지역에서 설사성 패류독이 검출되는 시기는 3～8월로 보고된 바 있다. 일본의 경우, 2매패가 독화하는 계절 및 지역은 매년 조금씩 차이가 있지만, 주로 초여름에 집중되고 있다. 동북지방에서는 옛날부터 "동백꽃이 필 즈음에는 홍합을 먹지 말라"라고 하는 말이 전해져 내려오고 있다. 묘하게도 동백꽃이 피는 시기와 패류가 독화하는 시기가 일치하고 있다. 독화 패류는 마비성 패류독과 같이 진주담치, 가리비, 바지락, 민들조개 등이며, 유럽에서는 주로 진주담치가 많이 독화되며 독소는 중장선에 축적된다.

· 독소생산 원인 플랑크톤

DSP를 생산하는 원인생물은 와편모조 플랑크톤으로 이것을 섭취한 2매패가 독화된다. 독화 원인종은 *Dinophysis fortii*로 동정되었지만, *D. acuminata, D. cudata, D. acuta, Prorocentrum balticum*등도 유독종으로 추정되고 있다. *D. fortii*는 1,000 cells

로 약 1MU의 독력을 가지고, 200 cells/l 이하의 저밀도에서도 진주담치는 독화되어 그 독력이 기준치를 상회하기도 한다. 우리 나라 연안에서도 설사성 패류독의 원인플랑크톤인 *Dinophysis sp.*이 검출된 바 있다.

· 독 성

유독 성분으로서는 okadaic acid, dinophysistoxin-1~3, pectenotoxin-1~6, 마우스에 독성을 가지는 Yessotoxin등이 분리되었다.

주성분은 DTX3으로 전독량의 40% 이상을 차지하는 것으로 추정되고 있다.

· 중독증상

설사성패류독의 중독증상은 소화기계 장해가 주증상으로, 비교적 경증이다. 가장 발현율이 높은 증상은 설사(100%)이며, 메스꺼움(80%), 복통(60%) 등이며, 발열현상은 거의 없다. 잠복기간은 비교적 짧아 70%의 환자에게 섭취후 4시간이내에 식중독증상이 나타났다. 대개 3일이 지나면 회복하고, 후유증은 없으며 사망하는 예는 드물다.

설사성 패류독의 최소 중독량은 12MU(1MU는 마우스 3마리 중 2마리 이상 죽는 독소량)로 추정되며, 일본에서는 식용 가능한 제한치를 0.05MU/g으로 설정해 놓고 있다. 그러나 우리 나라의 경우는 규제치가 설정되어 있지 않아 패류 수출에 많은 애로 사항이 있는 실정이다. 따라서 우리 나라 패류의 국제경쟁력 강화를 위해서도 조속한 시일내에 설사성 패류독에 대한 규제치가 설정되어야 할 것이다.

③ 신경성 패류독(Neurotoxic shellfish poison)

미국의 Florida주에서는 옛날부터 와편모조 *Gymnodium breve*에 의한 적조가 빈번히 발생하고, 이 플랑크톤이 생산하는 독소인 breve toxin에 의하여 독화된 굴 등을 먹고 사람이 중독된 사례가 보고되고 있다. 섭취후 수시간이 지나면 입안이 짜릿해지고, 얼마 지나지 않아 얼굴, 목, 몸전체로 퍼지면서 술에 취한 것 같은 상태가 되며, 동공확산, 운동실조, 설사 등의 증상이 나타난다. 또 독화된 굴을 먹지 않아도, 적조의 비말을 흡입한 것만으로도 호흡계의 장애가 나타난다는 보고도 있다. 1992년 12월 뉴질랜드에서 2매패를 먹고 60명이 중독되었다. 중독 원인물질로서 breve toxin이 추측되었고, 신경성 패류독에 의한 중독으로 의심되었다.

④ 기억상실증 패류독(Amnesic shellfish poison)

· 분 포

1987년 11월부터 12월에 걸쳐 진주담치를 먹고 사망자를 수반한 식중독(주증상은 위장 및 신경장해)사건이 캐나다 동해안에서 발생하였다. 환자 107명 중 4명이 사망하고 12명이 기억장해의 후유증(기억상실)에 시달렸다(여기서 이 중독을 기억상실성 패류독중이라고 한다).

· 독 성

원인물질은 domoic acid로 밝혀졌다. Domoic acid는 L-kainic acid와 L-glutamic acid와 마찬가지로 뇌신경계에 있어서 주요한 전달물질인 흥분성 아니모산이다.

Domoic acid는 원래 홍조류인 하나야나기(서실)로부터 분리되었지만 해인초로부터 추출한 kainic acid와 같이 구충효과를 나타낸다. 일본에서는 과거에 아동에게 이들 해조를 먹여 기생충을 구제하기도 하였다. 문제의 domoic acid는 어떤 규조류로부터 유래되는 것으로 되어있다.

· 중독증상

섭취한 domoic acid의 양과 증상의 관계에 대하여서는 60~100mg으로 경증, 115~290mg으로 신경장애(중증)를 일으킨다.

· 예방법

미국과 일본에서는 domoic acid의 규제치를 20ppm으로 설정하고 있지만 우리 나라의 경우, domoic acid에 의한 어패류의 독화 상황은 아직 보고된 바 없으며 이에 대한 규제치도 없다.

(3) 어류독 식중독의 예방법

마비성 패류독에 의한 식중독 사고는 미국, 캐나다, 일본 뿐만 아니라 세계도처에서 발생하고 있으며 우리 나라에서도 마비성 패류독에 의한 인명피해 사고가 보고된 바 있다. 따라서 패류의 독화 문제를 공개적으로 국민이나 패류 양식업자에게도 공지시켜 사전에 식중독 사고를 방지하고 독화된 패류를 식량화하는 방안을 모색하고, 패류 양식업의 지속적인 발전을 위해서는 다음과 같은 사항들이 중심적으로 지도 연구되어야 할 것이다.

① 일반적인 위생교육

마비성 패류독에 의한 중독사고를 방지하기 위한 일반 소비자와 양식업자들에 대하여 다음과 같은 위생교육이 실시되어야 할 것이다.

첫째, 마비성 패류독은 사람에 가장 강력한 독성물질 중의 하나이다.

둘째, 만에서 서식하는 패류들이 독화가 잘 된다.

셋째, 중금속이나 해안의 기름, 물의 오염 등은 마비성 패류독에 의한 패류독화와는 관계가 없다.

넷째, 독화된 패류와 정상 패류는 실험에 의하지 않고서는 구별할 수 없다.

② 행정적인 대책

패류 양식업의 지속적인 발전이나 독화패류의 식량화를 위한 방안으로 다음과 같은 사항이 검토되어야 할 것이다.

첫째, 패류의 독화기구를 정확히 밝혀 독화예보제를 확립할 것.

둘째, 일단 독화된 패류는 제독방법을 강구하여 식량원료로 활용할 수 있도록 지원할 것.

셋째, 통조림용 등 가공용 패류는 독자적인 마비성패류독규제치를 설정 실시할 것.

넷째, 마비성 패류독 원인 플랑크톤을 죽이는 미생물 농약개발로 패류의 독화를 사전에 방지한다.

14장. 영양과 건강

생물이 생활현상을 유지하기 위하여 외부로부터 필요한 물질을 섭취하는 것을 영양이라 하며 우리가 섭취하는 식품 속에 들어있는 것으로 체내에 섭취되어 생리적 작용을 일으키는 성분을 영양소라 하는데 여기에는 탄수화물, 지방, 단백질, 무기질, 비타민 등 5가지가 있으며 열량 영양소, 구성 영양소, 조절 영양소로 구분된다. 영양소의 생리작용은 크게 세 가지로 구분된다. 첫째, 탄수화물, 지방 및 단백질은 체온을 유지하고 활동하는데 필요한 에너지를 공급한다. 둘째, 단백질 및 무기질은 몸의 조직을 구성하고 보수한다. 셋째, 무기질, 비타민 및 물은 체내에서 일어나는 여러 가지 대사 과정을 조절하여 생리기능을 조절한다.

표 14-1. 영양소의 작용

	에너지 공급	조직 구성·보수	생리 기능 조절
탄수화물	○		
지 방	○		
단 백 질	○	○	
무 기 질		○	○
비 타 민			○
물			○

1. 단백질

단백질(protein)은 신체의 구성기능과 에너지를 내는 기능의 두 가지 면에서는 탄수화물이나 지방과 같다. 단백질은 체내에 필수적인 중요한 물질들을 생성하거나 운반하고, 또는 외부로부터 이물질과 대항하여 싸우기도 하며 나아가서는 뼈, 근육과 연결조직을 이루기도 한다. 또 혈액의 응고과정에 여러 종류의 단백질이 필요하다. 영양 학자들이 권장하는 단백질의 섭취량은 총섭취 열량의 15% 정도로서 지방의 20%, 탄수화물의 65%와 비교하면 적은 양이다.

1-1. 단백질군

① 식품류

고기, 생선, 알 및 콩류

② 식품명

쇠고기, 돼지고기, 닭고기, 토끼고기, 생선, 조개, 굴, 두부, 콩, 땅콩, 된장, 달걀, 햄, 베이콘, 소시지, 치즈, 두유, 생선

1-2. 단백질의 구조

단백질 분자의 가장 기본적인 조성물은 아미노산으로 아미노산의 구조를 살펴보면 탄소원자 한 개에 아미노기($-NH_2$)와 카르복실기(-COOH)가 붙어 있으며, 여기에 수소와 R기(R group)가 붙어 있는데 R기는 단순히 수소일 수도 있고 또는 복잡한 화학구조일 경우도 있다. 이 R기는 아미노산의 종류에 따라 달라지며 여기에 무엇이 붙는가에 따라 각각의 아미노산의 성질이나 기능이 달라진다.

1-3. 단백질의 분류

(1) 완전 단백질

완전 단백질(complete protein)은 생명체의 성장과 유지에 필요한 필수 아미노산 모두 충분한 양을 가지고 있는 단백질로서 젤라틴을 제외한 대부분의 동물성 단백질이 여기에 속한다. 즉, 육류, 가금류, 달걀, 우유 및 생선 등이 이에 속한다.

(2) 부분적 완전 단백질

부분적 완전 단백질은 필수 아미노산을 모두 가지고는 있으나 그 양이 충분치는 않고 각 필수 아미노산들이 균형있게 들어있지 않은 단백질을 말하며, 이런 단백질은 동물을 사육할 경우 생명 유지에 사용되며 견과류 및 대두 단백질이 부분적 완전 단백질에 속한다.

(3) 불완전 단백질

불완전 단백질이란 생명을 유지하거나 어린이들이 성장하기에 충분한 양의 필수 아미노산을 갖고 있지 못한 단백질을 말하며, 젤라틴이나 곡류 단백 및 대두를 제외한 두류 단백질 등이 여기에 속한다. 불완전 단백질을 섭취해서는 동물의 성장과 유지가 어렵다.

(4) 제한 아미노산

식품 중에 있는 필수 아미노산 중 인체에서 요구되는 양에 비해서 제일 적게 들어있는 필수 아미노산을 제한 아미노산(limiting amino acids)이라고 하며 단백질의 종류에 따라 제한 아미노산은 달라진다. 제한 아미노산 중에 가장 부족한 것을 '제1 제한 아미노산', 두번째로 부족한 것을 '제2 제한 아미노산'이라 한다.

1-4. 단백질의 기능

단백질은 신체내 모든 세포에서 발견되며 신체조직의 성장과 유지에 매우 중요하다. 식사로부터 섭취한 단백질이 충분해야만 임신이나 성장기 동안 정상적으로 성장한다. 특별히 생의 전시기 중 단백질이 많이 요구되는 중요한 때인 임신기, 수유기 및 성장기 어린이에게 단백질의 섭취가 부족할 경우 성장이 정상 속도보다 느려지며 심하면 성장이 정지되는 수도 있다. 단백질은 머리카락이나 손톱, 발톱의 성장, 그리고 피부를 위해서도 필요하며 뼈와 결합조직, 그리고 혈액의 유지를 위해서도 필요하다.

1-5. 단백질의 흡수

펩신에 의해 위에서 분해된 아미노산은 위에서도 흡수될 수 있으나 대부분의 아미노산은 작은 창자 벽을 통하여 흡수된다. 아미노산의 흡수는 단당의 흡수와 흡사하다. 아미노산이나 단당은 모두 수용성이므로 단순 확산이나 또는 능동적 운반을 통해 작은 창자의 내벽 세포막을 건너 흡수되고 흡수된 후에는 문맥을 거쳐 간으로 모이게 되며, 간에서는 체내 다른 곳에서 사용될 때까지 아미노산 풀(amino acid pool)을 형성하고 있다.

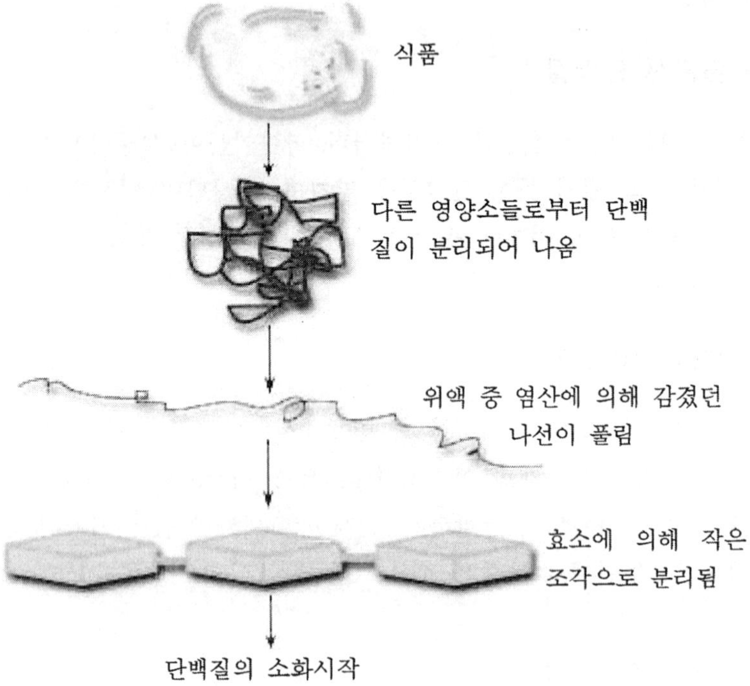

그림 14-1 단백질의 소화가 시작되는 과정

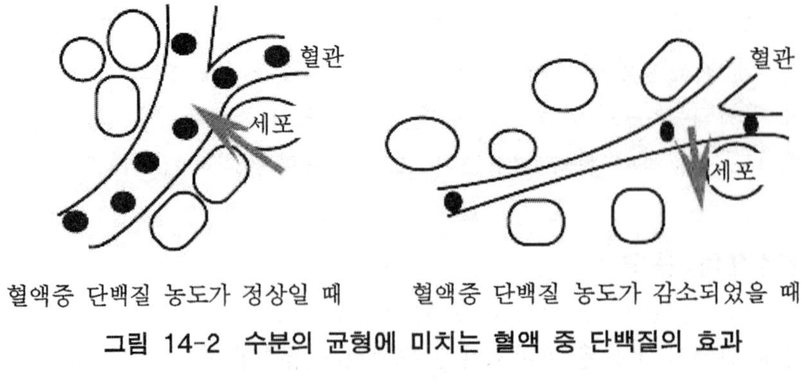

그림 14-2 수분의 균형에 미치는 혈액 중 단백질의 효과

표 14-2. 단백질의 분해효소와 기질

분비장소	효 소	기 질	최 종 산 물
위	펩 신	단 백 질	프로테오스와 펩톤
	레 닌	우유의 카제인	칼슘 파라카제인산
췌 장	트 립 신	단 백 질	작은 폴리펩티드
	키모트립신	단백질, 폴리펩티드	작은 폴리펩티드와 디펩티드
	카르복시 펩티다제	폴리펩티드	아미노산과 디펩티드
작은 창자	아미노펩티다제	폴리펩티드	아미노산과 디펩티드
	디펩티다제	디 펩 티 드	아 미 노 산

1-6. 올바른 단백질 섭취방법

① 단백질은 많이 먹을수록 좋다는 것은 잘못된 생각이므로 과잉 섭취를 금한다. 이른바 고단백식품은 고지방이기 쉬우므로 특히 육류의 과잉 섭취를 삼가한다.

② 한국인의 영양권장량을 보면 성인 체중 1kg당 약 1g정도의 단백질을 섭취하면 되고 임신·수유부는 30g을 더 섭취하는 것이 권장된다. 나이가 어릴수록 체중 1kg당 권장량이 높아지며 3개월 이하 영아는 1kg당 3g정도를 섭취하면 된다.

③ 1일 총칼로리 중 10~20%를 단백질에서 섭취하고 두류(특히 대두제품)·통곡식·견과류·씨앗류를 섞어 식물성 단백질을 총단백질의 2/3정도 섭취하고 나머지는 생선, 닭, 계란, 유제품, 살코기를 섭취한다.

1-7. 단백질 권장량

성인의 단백질 권장량은 체중 1kg당 1.18g이다. 우리 나라의 성인 남자는 1일에 75g, 여자는 60g을 권장하며, 권장량은 총 열량의 15%를 섭취하도록 권장하고 있다. 그 중 1/3은 필수아미노산이 많은 동물성 식품 콩 및 콩제품 단백질로 섭취해야 한다. 표준성인 여자보다 임신부 전반 75g, 후반 75g, 수유부는 80g을 섭취해야 한다.

2. 탄수화물

탄수화물(carbohydrates)은 총 섭취 열량의 60%를 차지하는 주된 열량 영양소이므로 매우 중요하다. 탄수화물은 탄소, 수소, 산소를 그 분자 내에 가지고 있는 유기화합물로서 식물체나 동물에 의해 만들어질 수 있으나 주로 식물체에 의해 형성되고, 식물체는 아주 중요한 반응인 광합성을 통하여 공기중의 이산화탄소와 토양 중의 물로부터 탄수화물을 합성한다.

① 식품류

곡류, 감자류

② 식품명

쌀, 보리, 콩, 팥, 옥수수, 밀, 감자, 고구마, 토란, 밤, 밀가루, 미싯가루, 국수류, 떡류, 빵류, 과자류, 캔디, 초코렛, 설탕, 꿀

2-1. 탄수화물의 분류

(1) 단당류

탄수화물에는 여러가지 종류가 있으며 그들의 분자 크기와 구조에 따라서 몇 가지로 분류해 볼 수 있는데 그중 가장 기본적이고 간단한 것이 탄소 3개의 수화물인 3탄당이다. 식품중에는 주로 5탄당이나 6탄당이 많이 함유되어 있으며, 그 중에서도 식품에 제일 흔하게 들어있는 단당류는 6탄당으로 식품에 들어있는 6탄당의 대표적인 것으로는 포도당(glucose), 과당(fructose), 갈락토스(galactose) 등이 있는데 이들은 단맛을 가지며 물에 잘 용해된다. 이런 당이 물에 녹아 있을 때 그 수용액을 통해 나가는 빛이 굴절되는데 포도당은 수용액에서 빛을 오른쪽으로 굴절시키므로 우선성(dextrorotatory)이라고 하며, 이런 이유로 포도당을 종종 덱스트로스라고 부르기도 하고 또 과당은 수용액에서 빛을 왼쪽으로 굴절시키므로 좌선성(levorotatory)이라고 명한다.

(2) 이당류

식품중에는 단당류보다 조금 더 복잡한 형태의 탄수화물이 많이 들어 있다. 이들은 이당류라고 하며, 당도나 물에 대한 용해도가 각각이다. 중요한 이당류에는 서당(sucrose), 맥아당(maltose), 그리고 유당(lactose) 등이 있는데 이들 이당류는 모두 기본적으로 포도당을 가지고 있고, 나머지 다른 한 개의 단당이 무엇이냐에 따라 이

당류를 서로 구별한다.

(3) 올리고당류

단당류 3개 내지는 10개 정도가 모여서 이루어지는 당류는 올리고당으로 분류하며, 단당이나 이당류보다는 단맛이 덜하지만 단맛을 가지고 있고, 식품중에 많이 들어있지 않으며 탄수화물의 소화과정 중에 형성되기도 한다.

(4) 다당류

단당류 10개이상, 보통 수천개가 물 1분자씩을 내놓고 결합하여 이루는 탄수화물을 다당류 또는 복합탄수화물이라고 칭한다. 주요 다당류에는 전분, 셀룰로스, 펙틴질 등이며, 동물성 탄수화물이면서 포도당의 저장고 역할을 하는 글리코겐도 식품을 통해 사람이 섭취하기는 하나 그 양은 아주 소량이다.

2-2. 탄수화물의 기능

(1) 에너지 공급

신체 활동을 위해서는 에너지가 끊임없이 요구된다. 중추신경계는 에너지 급원으로 오직 포도당만을 사용하므로 중추신경계의 원활한 작용을 위해서는 탄수화물은 필수적이며 지방도 에너지 급원으로 사용되지만 이 때에도 탄수화물을 필요로 한다. 탄수화물은 지방이 에너지로 사용될 때 그 과정에서 중간대사 산물인 케톤체(ketone bodies)가 지나치게 축적되어 발생되는 비정상적인 상태의 케톤뇨를 예방해준다.

(2) 단백질 절약 작용

탄수화물의 다른 중요한 기능중의 하나는 단백질 절약 작용(protein sparing action)이다. 단백질도 에너지원으로 사용될 수 있으나 단백질은 에너지를 발생하는 기능 외에도 단백질 고유의 중요하고도 필수적인 기능을 한다. 그러나 식사중에 탄수화물이나 지방이 부족하게 되면 단백질은 이 기능을 못하고 에너지원으로 사용한다. 그러므로 탄수화물과 지방은 단백질이 에너지원이 되는 것보다 단백질의 고유기능을 행하도록 단백질을 절약시켜주는 작용이 있다.

(3) 장내 운동성

식이섬유(dietary fiber)는 셀룰로스, 헤미셀룰로스, 리그닌, 펙틴질, 검 등이다. 이들은 장내에서 물을 흡수하여 부드러운 덩어리를 만들고, 이것이 소화기관 근육의 수축을 자극하여 장내에서 음식물이 잘 이동하도록 연동운동을 돕는다.

(4) 신체 구성 성분

탄수화물은 신체내에서 중요한 몇 가지의 화합물을 형성하는데 주로 윤활물질이나 손톱, 뼈, 연골 및 피부 등의 중요한 구성요소이다. 그 외에도 단당이면서 5탄당인 리보스는 DNA와 RNA의 중요한 구성성분이 되며 이당류인 유당은 칼슘의 흡수를 돕는다.

2-3. 탄수화물의 소화와 흡수

(1) 소 화

탄수화물의 소화는 입에서부터 시작되는데 입에서는 기계적으로 잘게 부수어 주며 침과도 잘 혼합해 준다. 입에서는 이런 물리적인 분해뿐 아니라 화학적으로도 소화작용이 일어나는데 프티알린이라는 타액 아밀라제가 분비되어 전분의 일부를 덱스트린이나 맥아당으로 소화시킨다. 위에서는 아무런 탄수화물 분해효소도 분비되지 않고, 다만 위액중 염산은 이당류인 서당을 단당류인 포도당과 과당으로 분해시키기도 하나 위에서 주된 소화작용은 음식물을 유미즙 상태로까지 액화시키는 장소 제공으로서의 역할이며, 이 역할이 끝나면 탄수화물은 작은 창자로 내려가 여기에서 다시 소화된다.

(2) 작은 창자에서 소화

작은 창자에 분비되어지는 췌장액, 작은 창자 벽에서 분비되는 액, 그리고 간으로부터 분비되는 담즙 등의 여러 가지 소화액이 액성을 알카리성으로 만들어주는데 이런 상태에서는 탄수화물의 소화가 잘 일어난다. 췌장 아밀라아제는 타액 아밀라아제와는 그 구조가 약간 다르나 전분을 분해하는 효소라는 점에서는 동일하다. 이 효소는 전분에 작용하여 전분을 덱스트린으로 만들고, 다시 이당류인 맥아당으로까지 소화시키고 이렇게 되어 모두 이당류가 되면 그 다음으로는 작은 창자의 점막세포에서 분비되는 이당류 분해효소들이 작용을 시작하여 이당류들을 단당류로 소화시킨다. 말타제는 맥아당을 포도당 2분자로, 수크라제는 서당을 포도당과 과당으로, 락타제는 유당을 포도당과 갈락토스로 분해한다.

(3) 흡 수

소화가 가능한 이당류나 다당류들이 모두 단당류로 소화가 되고 나면 흡수가 일어나는데 소화기관 중 흡수가 일어나는 주된 부위는 작은창자 중에서도 중간 부위인 공장으로서 단당류들은 이곳에 있는 융모와 미세융모를 통해 수동적 확산(passive diffusion)과 능동적 운반(active transport)에 의해 작은 창자 벽을 지나 흡수된다. 흡수된 단당류는 융모의 상피세포의 세포막을 지나 그곳에 있는 모세혈관으로 들어가게 되고, 문맥을 통해 간으로 운반된다. 간에서 포도당이 아닌 다른 단당들은 모두 포도당으로 전환되는데 이는 포도당이 신체 내에서 가장 유용한 형태의 단당이기 때문이고 과당은 거의 확산에 의해 흡수되며, 포도당과 갈락토스도 혈액의 농도보다 작은 창자내의 농도가 높을 때는 역시 확산에 의해 흡수된다.

2-4. 올바른 탄수화물 섭취방법

① 섬유소와 미량 영양소를 잃지 않은 복합당질(곡류·두류·채소·과일 등)로 하루 칼로리 섭취량이 60% 이상을 공급해야 한다.

② 모든 복합당질식품 특히 도정되지 않은 곡류는 충분히 씹어 침 속의 소화효소를 충분히 이용하면 나머지 소화기관의 일을 덜어주어 흡수 대사가 원활해진다. 또한 많이 씹는 것은 치아와 잇몸 질환 예방에 효과적인 좋은 습관이다.

③ 열량급원 외에 다른 영양소가 거의 없는 백설탕, 밀가루, 백미의 섭취를 줄인다.

④ 불고기 양념에 쓰이는 설탕 정도라면 걱정할 필요는 없지만, 단 음식을 만들려면 기능성 올리고당을 사용한다.

2-5. 탄수화물 권장량

우리 나라에서는 총열량의 65% 정도가 이상적이며 과잉되면 비만증, 위확대증, 위하수증, 비타민과 무기질 부족으로 치아 건강장애가 있으며, 결핍되면 체중감소, 발육불량, 원기쇠퇴 등의 지장을 초래한다.

3. 지 방

지방질은 일반적으로 동물성과 식물성으로 크게 나눌 수 있으나, 물리화학적 성질에 따라 고체와 액체로 구분한다. 또한 지방질의 분류에 있어서 눈으로 보아 쉽게 식별할 수 있는 가시지방질과 식품속에 포함되어 쉽게 보이거나 분리되지 않는 비가시지방질로 분류한다.

- 가시지방질(visible fat) : 식용유, 버터, 마가린, 쇼트닝, 라드 등
- 비가시지방질(invisible fat) : 육류, 어패류, 우유, 달걀, 빵류, 올리브, 채소 지방군
- 식품류 : 유지류
- 주요 영양소 : 지방, 지용성 비타민
- 식품류 : 참기름, 콩기름, 옥수수기름, 채종유, 쇠기름, 돼지기름, 면실유, 들기름, 쇼트닝, 버터, 마아가린, 깨, 호도

지방식품의 영양학적 측면은 크게 두 가지로 나눌 수 있는데, 첫째는 효과적인 열량원으로서의 기능이고, 둘째는 필수지방산으로서의 역할로 체내의 모든 막조직의 구성성분이다. 우리가 음식을 통해 섭취하는 지방은 일반적으로 중성지방인 트리글리세라이드(TG)인데, 인지질과 콜레스테롤도 포함되어 있으며, 지방섭취를 통해 지용성 비타민들도 공급된다.

지방질은 가장 효과적인 에너지원이며 첫째, 당질의 경우 한 개의 수소원자와 한 개의 수산기가 탄소원자에 결합되어 있는 한편, 지방질의 경우는 두 개의 수소원자가 탄소에 결합되어 있어, 산화되어 에너지를 낼 수 있는 잠재 능력이 당질보다 많다. 둘째, 당질이 체내에서 글리코겐으로 저장될 때 물이 함께 저장되며, 따라서 전해질의 보유도 함께 필요하게 되므로 조직 1g당 1kcal의 에너지가 저장되는 한편, 지방질의 저장에는 다량의 물이 함께 보유되지 않기 때문에 조직 1g당 8kcal의 에너지를 보유할 수 있어 효과적으로 에너지가 비축된다.

3-1. 지방의 기능

지방은 체내에서 농축된 에너지의 급원이 되므로 매우 중요하다. 체지방이 축적되면 곧 에너지가 저장된 것이므로 에너지의 섭취가 부족할 경우 즉시 사용된다. 지방은 탄수화물이나 단백질보다 위장내에 오래 남아 있으므로 만복감을 느끼며 고지방식이는 오래 위에 머물기 때문에 쉽게 공복감을 느끼지 못한다.

① 맛과 향미의 제공

지용성 비타민의 흡수를 도움 : 비타민 A, D, E, K의 흡수를 위해서는 작은 창자에 지방이 있어야 한다.

② 프로스타글란딘의 전구물질

필수지방산의 제공 : 식사로부터 지방을 꼭 먹어야 하는 이유는 바로 필수지방산인 리놀레산을 공급받기 위해서이다.

3-2. 지방의 소화와 흡수

(1) 유 화

지방은 물에 녹지 않기 때문에 신체 내에서 소화 흡수 운반되려면 물과 유화된 상태로 되어야 한다. 이렇게 지방과 물 사이의 물리적 상반과정을 줄이는 방법은 유화시키는 것뿐인데 지방의 소화작용을 위한 유화제로는 레시틴과 간의 콜레스테롤로부터 생산되는 담즙산이 있다.

(2) 소 화

소화의 목표는 식사로부터 섭취한 흡수할 수 없는 큰 물질을 흡수 가능한 크기의 물질로 바꾸는 데 있다고 볼 수 있다. 지방의 소화는 이 목표를 이루기 위하여 가수분해작용 뿐 아니라 유화작용의 물리적인 변화에 의존한다.

표 14-3. 지방의 소화효소와 보조인자

소화기관 장 소	기 질	효 소	보 조 인 자	생 성 물
입, 식도	기 질	-	체 온	따뜻하고 유동적인 지방
위	유화되지 않은 지방		-	유동적인 지방
위	유화된 지방	위장 리파제	-	디글리세리드, 모노 글리세리드, 지방산, 글리세롤
소 장	유화되지 않은 지방	-	담 즙	유화된 지방
소 장	유화된 지방	췌장 리파제 소장 리파제	-	모노글리세리드와 약간의 글리세리드, 지방산

(3) 흡 수

소화기관으로부터 지방이 흡수되려면 먼저 장점막 세포를 지나 융모의 안쪽으로 가서 혈액으로 유입된다. 담즙의 미셀(micelles)을 소장 중 공장의 점막세포로 운반하며 이곳에서 주로 지방이 흡수된다.

3-3. 올바른 지방 섭취방법

열량은 당질이나 단백질에 의하여 대체될 수 있으며, 체조직의 지질 또한 당질이나 단백질에서 유도되어 합성될 수 있기 때문에 예전에는 지질의 섭취가 반드시 필요한 것이라고 생각하지 않았다. 다불포화 지방산인 리놀산, 리놀렌산, 아라키돈산 등은 생명현상의 유지에 필수불가결한 지방산이며, 체내에서 합성이 되지 않기 때문에 음식물을 통하여 섭취하여야 한다.

지방 섭취 부진시 크게 문제가 되는 것은 필수 지방산의 부족이다. 동물의 경우 발육불량, 피부염, 생식기의 기능장애, 지방간, 스트레스에 대한 저항력 감소, 지질대사장애 등이 발생한다.

중년이후에는 포화지방산보다 불포화지방산을 많이 섭취하는 것이 좋으며 지질 식품 중에는 콜레스테롤이 함유되어 있으므로 야채와 같이 많이 먹으면 동물성 콜레스테롤의 흡수를 줄일 수 있다.

그리고 튀긴 음식, 버터, 마가린, 크림 등은 적절하게 먹어야 한다. 일반적으로 체중이 표준치보다 많은 경우에는 유지류의 섭취량이 건강을 위한 최적의 양보다 많다. 반대로 체중을 증가시키려면 유지류의 섭취를 증가시키는 것이 좋다.

3-4. 지방의 권장량

1992년 우리 나라의 영양실태조사에 의하면 1일 지질의 섭취량이 약 26g에 달하며 경제력 및 지역에 따라 차이가 있으나 지질로부터 섭취하는 열량은 총열량의 약 11.2%로 나타났다.

① 섭취하는 총열량의 20%를 유지할 것

② 필수 지방산은 총열량의 2%를 유지할 것

③ 총지질 중 불포화지방산/포화지방산의 비율은 1:1 또는 1.5:1로 유지하되 최대 2:1은 넘지 않도록 할 것

4. 무기질

무기질(미네랄)은 동·식물성 식품을 연소시켰을 때 재로 남는 무기물질을 말하는데, 분석해 보면 40종이 넘으나 인체영양에 필수적인 것은 약 17종으로 알려져 있다. 인체에 존재하는 미네랄은 체중의 약 4%에 불과하나 육체적·정신적 건강에 막중한 역할을 담당한다.

무기질은 무엇보다도 구성요소로서 중요한 역할을 하는데 체내 미네랄의 3/4이 뼈, 치아 형성에 쓰이고 이외에 연조직, 근육, 혈액, 신경세포의 재생과정에도 필수적이다.

4-1. 무기질의 분류

무기질은 신체 내에 존재하는 양을 근거로 하여 체중의 0.01% 이상되는 양으로 체조직에 존재하는 다량 무기질(macromineral)과 미량 무기질(micromineral)로 분류된다. 무기질 중에서 Ca, P, Na, Cl, K, Mg, S 등은 체내에서 체중의 0.05%이상의 상당량이 발견되므로 이들을 다량 무기질이라고 하며, Fe, I, Mn, Cu, Zn, Co, F, Se, Cr과 같은 무기질은 체내에 소량만이 존재하므로 미량 무기질이라고 한다. 또한 대량 무기질은 식사에서 하루에 100mg 이상 필요하며, 미량 무기질은 식사에서의 요구량이 적다.

4-2. 무기질의 기능

(1) 산, 염기의 균형

무기질은 식품으로부터 흡수되어 신체 내로 분포되며 조직이나 체액 속에 들어 있는 무기질은 많은 대사반응에 필요한 산도 혹은 염기도를 정상으로 유지시킨다. 혈액, 조직, 세포들의 적절한 산도 혹은 염기도는 비록 다르지만 무기질은 체내에서 적절한 pH를 유지하도록 조절한다. 여러 종류의 무기질 중에서 어떤 무기질은 신체를 산성 쪽으로, 또 어떤 무기질은 염기성을 나타낸다. 무기질은 수용성이므로 물 속에서 이온으로 존재하며 양이온(+ion)을 형성하는 무기질은 나트륨, 칼슘, 마그네슘, 칼륨 등으로 염기도를 증진시키며, 음이온(-ion) 형성 무기질은 염소, 황, 인 등으로 산성을 나타낸다. 산을 형성하는 무기질은 곡류, 곡류제품, 육류, 닭고기, 계란, 생선에 비교적 풍부하며, 이와 대조적으로 체내에서 염기 반응을 하는 무기질은 과일과 야채에 풍부하다.

표 14-4. 무기질의 기능 · 결핍증 · 권장량

종류	기능 및 결핍증	함유 식품, 권장량
칼슘 (Ca)	· 무기질 중 가장 많은 양이 존재, 99%는 골격과 이를 형성, 1%는 체액에 존재 · 혈액 응고, 근육의 탄력성을 줌 · 심장, 근육의 수축 이완 조절 · 외부 자극을 뇌에 전달, 체액의 약알칼리성 유지 · 결핍증 : 구루병, 골연화증	· 함유 식품 : 우유, 녹색채소, 생선(뼈) · 권장량 : 성인: 700mg 16~19세 남자(900mg), 여자(800mg) 임신부: 1,000mg 수유부: 1,100mg
인 (P)	· 칼슘, 마그네슘과 결합해 골격 형성 · 근육, 뇌, 신경 세포 안에 각종의 화합물로 존재, 세포의 핵과 핵산, 핵단백질의 구성 성분 · 체액 약알칼리성 유지, 에너지 발생 촉진	· 함유 식품 : 우유, 치즈, 육류, 콩류, 난황
철 (Fe)	· 체내에 미량 존재(3~4g) · 헤모글로빈 구성 성분(70%), 산소 운반 · 간장, 근육, 골수에 존재 · 근육 세포 내의 산화, 환원 작용을 돕는 시토크롬의 구성 성분 · 결핍증 : 빈혈	· 함유 식품 : 동물의 간, 난황, 살코기, 콩류, 녹색 채소등 · 권장량 : 성인 남자 12mg, 성인 여자 18mg, 임신 전 26mg, 후 20mg, 수유부 20mg
구리 (Cu)	· 헤모글로빈 구성의 촉매 작용 · 결핍증 : 빈혈	· 함유 식품 : 소의 내장, 조개류, 새우, 게, 견과류
요오드 (I)	· 갑상선 호르몬 티록신의 구성 성분 · 에너지 대사 조절 · 지방 발달과 유즙 분비에 관여 · 결핍증 : 갑상선종, 대사율의 저하, 성장 부진, 지능 발달의 미숙 · 바세도우씨병	· 함유식품 : 다시마, 미역, 김, 생선, 조개류
나트륨 (Na)	· 염소와 결합해서 염화나트륨(NaCl:소금)의 형태로 체액에 존재 · 산 · 염기의 평형과 삼투압 조절	· 함유 식품 : 소금, 육류, 우유
염소 (Cl)	· 위액의 산도 조절, 소화를 도움 · 결핍증 : 식욕 부진, 소화 불량	· 함유 식품 : 소금, 육류, 달걀
코발트 (Co)	· 비타민 B_{12}의 구성 성분 · 간접적으로 적혈구 구성에 관계	· 함유 식품 : 간, 이자, 콩, 해조류

(2) 신체의 필수성분

무기질은 신체의 각 부분을 형성한다. 신체를 구성하는 많은 무기질 중에서 칼슘과 인은 뼈와 치아 같은 경조직을 구성하는데 중요하다. 뼈와 치아의 칼슘, 인, 불소 등의 농도는 경조직의 발달에 많은 영향을 주며 아연, 구리 및 망간 등은 연결조직의 형성에 필수적이다. 또한 신체 내에서 많은 중요한 기능을 하는 호르몬, 효소, 비타민 등은 무기질을 성분으로 구성된다. 시토크롬계는 철을 함유하는 효소로 구성되어 있으며, 그것은 구리에 의해서 활성화되고, 탄산 탈수효소나 카르복시 말단분해효소는 아연을, 크산틴 산화효소는 몰리브덴을 함유한다. 비타민 중에서도 무기질을 성분으로 하는 경우도 있다. 티아민, 비오틴은 유황을, 비타민B_{12}는 코발트를 함유하며, 철은 헤모글로빈의 성분으로서 혈중 헤모글로빈의 기능에 중요한 역할을 하며, 염소는 위내 염산의 성분으로서 위에서 일어나는 소화작용에 중요하다.

(3) 촉매작용

무기질은 신체 내에서 일어나는 여러 가지 반응에서 촉매의 기능을 한다. 마그네슘은 탄수화물, 단백질, 지방의 분해, 합성과정에 필요하며, 그 외 구리, 칼슘, 칼륨, 망간, 아연 등 많은 종류의 무기원소들은 체내의 이화작용(catabolism) 및 동화작용(anabolism)에서 촉매로서 또는 효소의 구성성분으로 필요하다. 또한 몇몇 영양소의 흡수는 무기질에 의해서 더 증가되기도 한다. 분자가 대단히 큰 비타민 B_{12}가 창자벽을 통과해 가는데 칼슘의 도움이 필요하며, 분자가 아주 작은 단당류가 흡수되는 데 나트륨과 마그네슘의 도움을 받는다

4-3. 올바른 무기질 섭취방법

① 미량 무기질을 섭취하기 위해 가장 중요한 것은 되도록 덜 정제되고 덜 가공된 음식을 섭취한다.

② 칼슘의 흡수율은 약 20~40%정도로 저조하다. 술, 담배, 커피 등의 애용자, 고지방·염분 및 섬유소 섭취자, 스트레스가 많고 운동부족인 사람은 특히 많은 양의 칼슘을 섭취한다.

③ 칼슘의 흡수를 위해서는 비타민D가 필요하다. 비타민D가 피부에서 합성되도록 아침 햇볕에 적당히 노출시키고 등푸른 생선, 간, 난황으로도 비타민D를 섭취하여야 칼슘이 잘 흡수된다. 또한 칼슘이 뼈속 조직에 침착되도록 하기 위해서는 마그네슘이

반드시 필요하다. 미역, 다시마 등의 해조류와 채소류가 포함된 균형된 식사를 해야 한다.

④ 알코올은 혈액 속의 칼슘, 마그네슘, 아연의 양을 감소시키므로 음주 전후에 미네랄이 풍부한 식품 즉 유제품(혹은 칼슘), 통곡식, 맥주효모, 해조류, 계란, 채소, 과일 등으로 보충해 준다.

5. 비타민

5-1. 비타민 A

비타민 A는 자연계에서 비타민 A 자체로 존재하든지 또는 비타민 A 전구체로 존재한다. 비타민 A는 동물성 식품에만 함유되어 있으며, 녹황색의 식물성 식품에는 카로티노이드라고 하는 색소물질들이 함유되어 있으며 이들은 신체 세포에 의하여 비타민 A로 전환될 수 있는 비타민 A 전구체 등이다. 비타민 A에는 생체 활성을 갖는 세가지 종류의 물질이 있는데 이들은 레티놀(retinol), 레티날(retinal), 레티노인산(retinoic acid)으로서 이 세가지 형태는 단 하나의 작용기만 서로 다를 뿐 동일한 화학구조를 갖고 있다. 카로티노이드 색소물질에는 α-카로틴, β-카로틴, γ-카로틴, 크립토크산틴들이 있는데 이들은 체내에서 흡수될 때 장 점막에서 비타민 A로 전환된다. 이중에서 가장 흔하게 식품중에 존재하는 것은 β-카로틴이다.

(1) 흡 수

식품 속에 들어있는 비타민 A는 주로 레티놀과 지방산의 복합체로서 레티닐 에스테르를 이루고 있다. 이것은 소장강(intestinal lumen)에서 췌장과 장내효소에 의해서 분해되고, 레티놀은 장점막 세포로 흡수되어 들어가서 재빨리 에스테르화하여 다시 레티닐 에스테르로 되며, 이 에스테르는 킬로미크론 내의 매우 작은 지방 입자로 들어가서 결국 림프계와 순환계를 통해 간으로 유입된다. 레티놀이 거의 완전히 흡수되는데 반하여 식품 중의 카로티노이드는 약 1/3밖에 흡수되지 않는다. 일단 β-카로틴이 소장강으로부터 장점막 세포로 흡수되면 그 중의 약 1/2이 효소에 의해서 레티날을 거쳐 레티놀로 전환되며 이것도 에스테르화하여 킬로미크론을 형성한다. 비타민 A와 β-카로틴의 흡수가 잘 일어나려면 소장강내에 지방과 담즙염이 적절하게 혼합되어야 한다. 담즙의 분비 부족 혹은 기타 다른 지방의 흡수 방해 요인들은 비타민 A와 β-카로틴의 흡수를 저하시키게 된다. 또한 장내에 비타민 E와 같은 항산화제가 충분히 존재하면 이들 두 물질이 산화되어 파괴되는 것을 방지함으로써 흡수율을 높일 수 있다.

(2) 대 사

혈액에 의하여 비타민 A가 간으로 운반되면 간은 비타민 A를 혈액으로부터 신속하게 제거하여 저장하기도 하고, 빨리 혈액으로 방출하여 혈액 내의 비타민 A 수준을 일정하게 유지시키기도 한다. 체내에 저장된 비타민 A 중 약 90%는 간에 들어 있으며, 나머지가 폐, 피하지방, 신장, 부신에 들어 있고 저장형태는 레티닐 에스테르이다. 신체의 다른 부분에서 비타민 A를 필요로 하게 되면 에스테르는 먼저 레티놀로 가수분해되어 두 가지의 단백질에 결합되는데, 먼저 RBP(retinol-binding protein)와 결합하고 이어서 알부민 전구체(pre-albumin)에 결합되며, 이들 두 단백질은 간세포가 합성된다.

(3) 기 능

비타민 A 활성을 갖는 물질 중에서 레티날은 정상적인 시력의 유지에 필요하며 레티놀은 젖먹이 동물의 생식기능에 관계한다. 한편 레티노인산은 성장을 도우나 야맹증을 예방하지는 못한다. 이와 같이 비타민 A의 종류에 따라서 생리적인 역할이 달라지기 때문에 비타민 A의 기능을 확실하게 규명하지는 못했다.

① 침침한 광선 중의 시력유지

척추동물 눈의 뒤쪽에 있는 망막에는 빛에 반응하는 두 종류의 세포가 있다. 이중에서 간상세포는 낮은 강도의 빛에 예민하여 침침한 광선 중에서 볼 수 있게 하는 것이며, 원추세포는 높은 강도의 빛에 예민하여 밝은 광선 중에서 볼 수 있게 하면서 동시에 색상을 구분하는 기능을 갖는다.

② 상피조직의 건강유지

비타민 A는 상피 조직을 유지하는데 필수적으로 요구될 뿐만 아니라 점막세포에 의하여 점액이 정상적으로 분비되도록 한다. 이 점액은 박테리아나 위산과 같은 해로운 물질이 상피조직으로 침투되어 들어가는 것을 막는 기능을 한다. 따라서 비타민 A가 결핍되면 부드럽고 촉촉했던 상피세포들은 점차 단단하고 건조한 각화성 조직으로 변하게 되며 각화가 점점 진행되면서 점액과 기타 다른 분비물들의 분비기능이 상실되어 박테리아의 침입을 받기 쉽게 된다.

③ 성장의 뒷받침

비타민 A가 결핍된 동물과 성장기 아동들은 제대로 성장하지 못한다. 그러나 성장을 뒷받침하는데 비타민 A가 어떻게 작용하는가에 관하여는 시력과의 관계에서처럼 명확하게 알려저 있지 않다. 다만 비타민 A 결핍으로 성장이 멈추는 것은 식욕감퇴가 원인일 수도 있다. 성장기 아동에게서 비타민 A가 결핍되면 뼈의 성장이 저하되거나 멈출 수 있으며, 이때에 중추신경계의 기계적 손상이 나타날 수 있다.

④ 정상적인 생식기능의 유지

비타민 A가 결핍되면 동물의 생식기능이 손상된다. 비타민 A 결핍은 스테로이드 합성에 필요한 효소를 감소시킴으로써 프로제스테론(progesterone)을 비롯한 성호르몬의 생성을 저하시키는 기능이 있다. 또한 비타민 A가 결핍되면 생식선의 세포들이 변화하여 부신조직이 쇠퇴되는 경향을 보인다.

⑤ 생체막의 구조와 기능 유지

비타민 A는 생체막조직의 구조와 기능을 조절하는 역할을 한다. 그 예로서 세포내 리소솜의 막에 비타민 A가 적절하게 함유되어 있으면 이 막은 온전하게 유지된다. 리소솜은 세포의 노폐물과 죽은 세포를 파괴시키는 가수분해 효소와 소화 효소를 함유하고 있다. 비타민 A 결핍상태에서 이 효소들은 리소솜으로부터 유출되는데 이들은 체세포들을 손상시킬 수도 있다.

표 14-5. 비타민A 함유식품(I.U)

달걀 1개 50g	590 I.U	열무	8,270
소간 57g	30,280	살구 3개 114g	2,890
버터 5g	170	앵두 1컵 244g	1,660
브로콜리 1컵 155g	3,880	복숭아 1개 114g	1,320
당근 1개 50g	5,500	수박 1쪽	2,510
고춧가루 15g	9,750	우유 1컵 244g	350
조리된 시금치 1컵 180g	14,580	치즈 28g	370
토마토 1개 200g	1,640		

(4) 결핍증

- 각막 건조증 : 초기에는 야맹증
- 각막 연화증 : 결막의 건조, 이어서 각막의 건조, 눈의 수분이 상실되어 괴사, 궤양, 천공, 눈의 이차적 감염, 시력 상실

(5) 중독증

피로, 권태, 두통, 탈모, 근육과 뼈의 통증, 뇌부종, 구토, 피부 건조, 발열, 간의 확대, 빈혈

5-2. 비타민 D

비타민 D는 두 가지 점에서 다른 비타민과는 구별되는 독특한 면을 보인다. 첫째, 비타민 D는 모든 사람들이 반드시 식사를 통하여 섭취하여야 된다. 일상생활 가운데 태양광선을 충분히 쬐면 그들의 피부에서 필요한 만큼의 양을 만들 수 있다. 이 점에서 비타민 D는 비타민의 정의를 벗어난다고 볼 수 있다. 둘째, 이 비타민은 체내에서 호르몬처럼 작용한다. 우리가 식품을 통해 섭취하였거나 또는 피부에서 합성된 비타민 D는 그대로 기능을 하는 것이 아니라 간, 또는 신장에서 활성 대사물질로 먼저 전환된 다음에야 기능을 할 수 있다.

(1) 흡 수

입으로 먹은 비타민 D는 소장에서 흡수되어 림프계로 유입된다. 지용성 물질이므로 비타민A와 마찬가지로 흡수를 위하여 담즙이 반드시 있어야 하며, 장내에 지방이 있을 때 흡수가 용이해진다. 그러므로 지방의 흡수를 방해하는 요인들은 또한 비타민 D의 흡수를 방해하게 된다.

(2) 대 사

간으로 운반된 비타민 D_2와 비타민 D_3는 여기에서 특별한 효소에 의하여 각각의 활성 형태로 전환되어 25-히드록시 비타민 D(25-OH-VitD)로 전환된다. 이것은 다시 특별한 운반 단백질에 의하여 혈액과 함께 운반되어 신장으로 이동되며, 여기서 또 다른 효소에 의하여 히드록시화 반응을 다시 일으켜 1,25-디히드록시 비타민 D(1,25-(OH)2-VitD)로 전환된다. 실제로 체내에서 비타민 D의 기능을 행하는 물질은 이 두 물질이기 때문에 이들을 비타민 D의 활성대사물질이라고 한다.

(3) 기 능

비타민 D는 골격의 석회화(calcification)가 정상적으로 이루어지기 위하여 필수적인 물질이다. 골격의 석회화가 정상적으로 일어나기 위해서는 골격을 둘러싸고 있는

체액의 칼슘 농도가 매우 높아야 하고, 비타민 D는 최소한 세가지 방법에 의하여 골격의 석회화가 일어나야 하는 특별한 부위에서 그러한 높은 칼슘 농도를 유지시킨다고 알려져 있다. 즉 첫째, 장에서 칼슘과 인산염의 흡수를 증가시키고, 둘째, 이미 석회화된 골격으로부터 혈액으로 칼슘을 이동시키며, 셋째, 신장에서 칼슘과 인산염의 재흡수를 증가시킨다.

① 칼슘과 인산염의 흡수 촉진

비타민 D는 장의 상피세포에서 칼슘 이온의 운반에 필요한 단백질(calcium-binding protein, CaBP)의 생합성을 촉진시키는 것으로 알려져 있으며, CaBP이 많이 형성될 때 칼슘의 흡수는 증가된다. 식사를 통해 섭취한 인의 흡수도 비타민 D에 의하여 비슷한 양상으로 증가되며, 비타민 D의 작용으로 장에서 이들 두 무기질의 흡수가 증가되면 결국 혈청의 칼슘과 인산염의 농도가 높아져서 골격의 정상적인 석회화가 이루어진다.

② 뼈 흡수의 촉진

비타민 D는 골격 칼슘의 방출을 증가시킴으로써 혈청의 칼슘과 동시에 인산염의 농도를 적절한 수준으로 유지시킨다. 혈청의 칼슘 또한 인산염의 농도가 떨어지게 되면 부갑상선이 반응하여 부갑상선 호르몬(PTH)이 분비된다. 이 호르몬은 신장의 히드록시화 효소를 자극하여 25-OH-비타민 D가 1,25-(OH)2-비타민 D로 전환되도록 돕는 기능을 한다. 이러한 방법으로 체내 작용이 가장 강력한 비타민 D의 활성 대사물질이 필요한 만큼 만들어짐으로써 골격으로부터 혈액으로 칼슘과 인산염이 방출되는 것을 촉진하며 동시에 장과 신장에서의 대사 촉진 기능을 한다.

③ 신장에 의한 칼슘과 인산염의 재흡수 촉진

비타민 D는 신장에서 칼슘과 인산염이 재흡수를 촉진시키며, 특히 인산염이 소변으로 배설되는 것을 감소시키는 비타민 D의 기능이 중요하다. 혈액 내에 칼슘과 함께 인산염의 농도가 적절하게 유지되는 일은 골격의 석회화 과정을 위하여 필수적이다.

(4) 비타민 D의 전구체와 태양광선

동물조직 내의 대부분의 비타민 D는 체표면에 태양광선에 노출됨으로써 생성된다. 즉 사람의 피부에는 7-데히드로 콜레스테롤이라고 하는 스테롤물질이 함유되어 있는데, 여기에 자외선에 노출되면 비타민 D_3로 전환된다. 이때에 비타민 D_3로 전환시키는 자외선의 효과는 피부에 닿는 자외선의 강도에 따라 달라진다. 즉 계절과 거주 위치에 따라 자외선의 강도가 다르며 체모, 창문의 유리 또는 연기, 안개, 먼지 등 대기오염과 입고 있는 의복은 자외선을 흡수한다. 피부색에 따라서 흑인은 백인에 비하여 자외선의 투과율이 저하된다. 태양광선의 노출정도에 따라 사람이 하루에 필요로 하는 비타민 D의 합성량이 달라진다.

표 14-6. 식품 100g 중의 비타민 D의 함량

식 품	함 량(IU)	식 품	함 량(mg)
우유(여름)	2~10	우유(겨울)	0.5
달 걀	10~30	간 유	1~4만
간(소, 돼지)	40~50	닭 간	60
버 터	10~80	육 류	4
버 섯	6		

(5) 결핍증

구루병(유아와 어린이) : 두개골의 연화, 긴 뼈끝의 확대, 구루성 염주, 다리, 척추, 가슴의 기형, 테타니(tetany).

골연화증 : 골흡수, 골질의 석회화 부실, 골절이 잘됨.

(6) 중독증

혈액의 칼슘농도 증가, 식욕감퇴, 구역질, 뼈와 연조직의 석회화, 신장 손상, 성장 지연.

5-3. 비타민 E

자연식품에 함유되어 있으며 비타민 E 활성을 나타내는 것으로 알려진 물질은 8가지가 있으며, 이들을 모두 묶어서 비타민 E라고 부르다. 즉 여기에는 α-토코페롤, β-토코페롤, γ-토코페롤, δ-토코페롤 등 네 가지의 토코페롤과 α-토코트리에놀, β-토코트리에놀, γ-토코트리에놀, δ-토코트리에놀 등의 네 가지의 토코트리에놀이 포함된다. 이 8가지의 물질들은 생체활성이 서로 다른데, 이들 중에서 자연계에 가장 많이 분포되어 있으면서 동시에 생체 활성이 가장 큰 물질은 α-토코페롤이다. 비타민 E는 화학구조상 매우 빠르게 산화를 하므로 몇 개의 산화될 수 있는 물질이 함께 존재할 때 빠른 산화반응에 의하여 비타민 E가 다른 물질보다 먼저 산화됨으로써 다른 물질의 산화를 차단한다.

(1) 흡수와 대사

비타민 E의 흡수 과정은 다른 지용성 비타민과 유사하다. 이것은 소장에서 흡수될 때 담즙을 필요로 하며 림프계를 통하여 혈관계로 유입된다. 이때에 섭취량의 50~85%가량이 흡수되지만 지방의 흡수를 방해하는 요인에 의하여, 또는 섭취량이 증가함에 따라 흡수율은 저하된다. 비타민 E는 혈액의 지단백에 의하여 운반되는데 혈액에 들어있는 비타민 E의 형태는 주로 α-토코페롤로서 전체 혈액 토코페롤중의 약 83%이다. 그 다음 많이 들어있는 형태는 γ-토코페롤이다. 비타민 E는 몸 속에 많이 저장되지는 않는다. 주로 지방조직에 저장되지만 약간은 간과 근육조직에도 들어 있으며, 기타 대부분의 기관에서도 발견된다. 저장되었던 비타민 E는 저장 지방이 가동될 때마다 혈액 속으로 방출되어 들어오게 되며, 주요 배설 경로는 대변을 통한 것이며 약간은 소변을 통해서도 배설된다.

표 14-7. 식품 100g 중의 비타민 E의 함량

식 품	함 량(IU)	식 품	함 량(mg)
우 유	3.3	밀씨눈	30.3
소 간	1.6	밀씨 눈기름	52.0
달 걀	1.9	올리브유	8.0
달걀노른자	3.0	땅콩기름	16.6
참기름	5.0	아마인유	23.0

(2) 기 능

비타민 E가 수많은 대사과정 중에 중요한 역할을 하는 것으로 알려져 있으나 체내에서의 생리기능의 역할은 정확하게 밝혀져 있지 않다. 인체에서 행하는 생리기능 중에 가장 잘 알려져 있는 것은 항산화제(antioxidant)로서의 기능이다. 항산화제 이론에 의하면 비타민 E는 세포막과 기타 다른 세포 안의 작은 구조물, 즉 미토콘드리아, 마이크로솜, 리소솜 등을 둘러싸고 있는 막에 모여 있으면서 막의 주요 구성물질은 인지질이나 콜레스테롤과 접촉하게 된다. 이 두 물질들은 모두 고도 불포화지방산들을 함유하고 있는데 비타민 E는 산화되기 쉬운 고도 불포화지방산이 프리 라디칼

(free radical)에 의하여 산화 파괴되는 것을 막는다. 식품속에 함유되어 있는 성분 중에서 산화되기 쉬운 것들은 비타민 E에 의하여 보존된다. 실제로 식품을 가공할 때에 지방성 식품에 대하여는 비타민 E가 첨가되고 있는데, 이것은 식품 성분 중에서 비타민 A, 비타민 C, 고도 불포화지방산들의 산화 변질을 차단시킨다.

(3) 결핍증

적혈구의 용혈

(4) 중독증

두통, 구역질, 피로, 현기증, 흐릿한 시력, 상피조직의 변화, 비타민 K 결핍환자에게서 출혈의 위험을 높임.

5-4. 비타민 K

비타민 K는 자연계에서 비타민 K_1과 K_2 두 가지 형태로 존재한다. 그 중에서 비타민 K_1은 식물에 의해서만 합성되는 것으로서 녹색잎에 함유되어 있고, 비타민 K_2는 박테리아에 의하여 합성되는 것으로서 박테리아와 동물에서 나타난다. 자연계에서 나타나는 이 두 형태의 비타민 K보다 더 활성이 강한 것이 실험실에서 합성된 비타민 K_3로서, 이것은 비타민 K_2에 비해 2배 이상의 활성을 보인다. 동물은 체내에서 이 합성형 비타민 K_3에 긴 곁사슬을 결합시킴으로써 비타민 K_2로 전환됨으로써 비로소 생체내 활성을 갖게 된다.

(1) 흡수와 대사

비타민 K의 흡수는 다른 지용성 비타민들과 거의 같다. 소장의 윗 부분에서 주로 흡수되어 림프계로 유입된다. 자연식품 중에 존재하는 비타민 K는 흡수될 때에 담즙을 필요로 하며 지방의 흡수를 방해하는 요인에 의하여 흡수율이 떨어지게 됩니다. 그러나 메나디온과 다른 합성 비타민 K의 염 형태들은 수용성이기 때문에 담즙의 도움 없이 쉽게 흡수되어 직접 혈액으로 들어간다. 결국 간으로 운반된 비타민 K는 여기서 β-지단백과 결합되어 혈액으로 들어가서 운반된다. 간의 비타민 K 함량은 다른 기관에 비하여 높다. 그러나 섭취했을 때 결핍 증세가 빨리 나타난다. 소량의 비타민 K는 피부, 근육, 신장과 심장 등에서 발견되며 비타민 K의 대사산물은 담즙과 소변을 통해 배설된다.

(2) 기 능

비타민 K는 혈액의 응고를 위하여 필수적인 물질이다. 비타민 K는 혈장에 들어 있으면서 혈액 응고에 관여하는 여러 요인들 중에서 프로트롬빈외의 다른 네가지 단백질이 합성될 때 필요하다. 이 특별한 단백질들은 간에서 불활성 전구체로부터 활성이 있는 혈액 응고 요인으로 전환되는데, 이 전환과정 중에 이들 단백질의 구성성분으로 들어 있는 글루탐산이 카르복실화되어 γ-카르복시글루탐산으로 변화하며, 이 반응은 비타민 K를 필요로 한다. 혈액의 응고는 단계적으로 진행되기 때문에 여러 관련 요인들 중에 하나라도 결핍되면 전체 과정은 진행될 수 없다. 이들 네 가지 단백질의 합성이 계속하여 이루어져 혈장의 농도가 알맞게 유지되려면 매일 비타민 K의 공급이 이루어져야 한다. 비타민 K의 공급이 충분하지 않으면 하루 이내에 혈장의 프로트롬빈 수준은 저하하게 되며, 이때에 혈액 응고과정이 방해를 받아 혈액 응고가 지연된다.

(3) 비타민 K의 분포

일반적으로 식품 중에 널리 분포되어 있으며, 특히 푸른 잎, 달걀, 간에 많이 함유되어 있다.

(4) 결핍증

신생아 출혈: 뇌출혈, 출혈 성향 증가.

(5) 중독증

메나디온(menadione)은 비타민 K 활성을 가진 합성물질로서 유아에게서 용혈성 빈혈과 황달을 초래한다.

5-5. 비타민 C

비타민 C는 괴혈병을 방지하는 물질로 많은 조직에 풍부하게 존재하는 단백질인 콜라겐의 형성에 필수적인 요소이다. 비타민 C가 부족하면 정상적인 콜라겐을 유지할 수 없게되므로 이로 인한 신체적 변화가 생긴다. 오늘날 괴혈병은 거의 볼 수 없으나 편식한 영아 및 어린이, 노인에게서 일어나기도 한다. 비타민 C는 수용성이며 쉽게 산화되므로 식품의 판매, 가공, 저장중에 손실되기 쉽다. 토마토, 감귤류, 쥬스와 기타 산성 과일을 제외한 식품은 저장, 조리, 통조림 제조과정중에 비타민 C가 어느 정도 손실된다. 장기간 냉소에 저장하거나, 장시간 조리하거나, 산소 존재하에서 고온에 식품을 방치하면 손실이 크다. 비타민 C를 보존하려면 가능한 한 식품을 공기와 접촉하지 않은 상태로 찬 곳에 저장하며 단시간에 조리하고, 식품을 잘게 썰지 않는 것이 좋다.

표 14-8. 식품 100g 중의 비타민 C의 함량

식 품	함 량(IU)	식 품	함 량(mg)
시금치	100	딸 기	80
엽 차	40~100	오렌지	40
파셀리	200	레 몬	50
고 추	240	쇠 간	30
무 우	20	분 유	5
무우잎	150	감	40
콩나물	25	양배추(외엽)	240
고구마	30	양배추(내엽)	50
토마토	20	파	50

(1) 기 능

① 항산화작용

아스코르브산은 쉽게 산화되는 성질이 있기 때문에 항산화제로서 작용할 수 있으며, 실제로 식품 가공시에 산패를 방지하기 위한 목적으로 이용된다. 신체 내에서도 비타민 C는 리놀레산을 비롯한 고도 불포화 지방산, 비타민 E, 비타민 A 등이 산화되는 것을 막는다.

② 콜라겐의 합성

비타민 C는 콜라겐의 합성에 필수적으로 요구된다. 콜라겐은 조직세포를 서로 결합시키는 시멘트처럼 작용하는 단백질로서 뼈, 연골, 치아, 결체조직, 피부 등에 많이 함유되어 있다. 이 단백질은 신체 단백질중에서 히드록시프롤린(hydroxyproline)과 히드록시리진(hydroxylisine)등 두 종류의 아미노산을 많이 함유하고 있다. 콜라겐 단백질의 합성과정은 다른 단백질과 마찬가지로 특별한 순서에 따라 여러 아미노산들이 서로 결합됨으로써 이루어진다. 일단 세포의 폴리솜상에서 형성된 폴리펩티드는 구성성분으로서 프롤린과 리신을 함유하고 있는데, 이것이 세포질로 방출되어 나온

후 하이드록시화 반응에 의해서 프롤린이 히드록시프롤린으로 전환된다. 하이드록시화 반응은 하이드록시라제에 의해서 촉매되며, 이 효소는 보조인자로서 비타민 C와 F^{2+}을 필요로 한다. 하이드록시화 효소의 활성을 위해서는 효소 표면의 특별한 부위에 F^{2+}이 결합되어야 한다.

③ 아미노산 대사

비타민 C는 체내에서 콜라겐 합성을 위한 하이드록시화 반응 이외에 다른 중요한 반응에도 관여한다. 특히 뇌중추 신경계에서 아미노산 티로신으로부터 형성된 도파민이 하이드록시화 반응을 거쳐 노에피네프린으로 될 때 비타민 C가 요구되며, 이 외에도 비타민 C는 카르니틴(carnitine)이 생합성되는 데에도 요구된다. 이것은 심장, 골격근육, 간 또는 다른 조직의 구성성분으로서 지방산이 세포질로부터 미토콘드리아 내로 운반되도록 돕는 역할을 하는 물질이며 아미노산 대사 이외에도 비타민 C는 여러 하이드록시화 효소와 함께 스테로이드 약품, 또는 지방 대사의 초기 단계에서 중요한 생화학적 기능을 한다.

④ 기타 기능

비타민 C는 무기 철분의 흡수를 높이고 폴라신의 활성 형태인 테트라히드로폴라신(THFA)을 유지시킴으로써 간접적으로 적혈구의 형성에 관계한다.

(2) 결핍증

괴혈병 : 잇몸이 붓고, 쉽게 출혈, 치아가 느슨해짐, 손발의 민감, 근육 쇠약, 식욕감퇴, 손톱 밑 출혈, 피하 출혈, 소변의 혈흔, 상처치료 지연, 늑연골 접합부위 확대, 빈혈이 나타남.

(3) 중독증

구역질, 설사, 철분의 과다한 흡수(특히 남자의 경우), 임신기간중 과잉 섭취한 여자에게서 출생한 유아의 경우에 괴혈증이 나타남.

5-6. 나이아신

나이아신(niacin)은 비타민 B_2 복합체에서 분리된 것으로 항펠라그라성 인자 또는 항 흑설병 인자이다. 펠라그라에 걸리면 주로 어린이는 발, 성인은 목, 손, 얼굴, 무릎 등에 피부염이 생기며 구강의 동통, 혀의 적색화, 소화불량, 설사등을 일으키고 신경계통에 이상을 가져온다. 이러한 병은 옥수수를 주식으로 하는 지방에서 많이 일어나는데 옥수수는 니아신의 함량이 적을 뿐만 아니라 옥수수에 들어 있는 단백질인 제인(zein)은 트립토판의 함량이 적기 때문이다. 트립토판은 체내에서 니아신으로 변하기 때문에 대신 펠라그라를 치료하는 효과적이다. 이 비타민은 자연 식품에 널리 분포되어 있고 특히 간, 효모, 육류, 우유 및 달걀 흰자에 많다.

표 14-9. 식품 중 niacin의 함량(100g)

식 품	함 량(IU)	식 품	함 량(mg)
효 모	28.8	밀가루	0.8
닭고기	8.6	쌀	1.4
쇠고기	4.6	콩가루	2.6
돼지고기	4.4	완두(날것)	2.1
햄	4.1	토마토	0.6
달 걀	0.1	시금치	0.7
우 유	0.1	감 자	0.7

5-7. 판토텐산

판토텐산은 동·식물성 식품을 가릴 것 없이 자연 식품 가운데 널리 분포되어 있기 때문에 붙여진 이름으로 살아 있는 모든 조직 속에 존재하며 간, 콩팥, 부신, 뇌, 심장 등에 비교적 많은 양이 들어 있으나 체내 저장량은 소량이다. 이 비타민의 배설은 소변을 통해서 일어난다.

표 14-10. 식품 중 판토텐산의 함량(100g)

식 품	함 량(IU)	식 품	함 량(mg)
건조한 효모	20.00	쌀 겨	2.40
쇠 간	6.10	쌀	0.40
쇠고기	0.90	밀가루	0.57
돼지고기	1.00	양배추	0.18
달 걀	1.70	고구마	1.10
닭고기(적)	1.70	토마토	0.37
닭고기(백)	0.70	우 유	0.28

6. 물

물은 인간의 생명을 유지하기 위한 가장 중요한 환경적 요소로서 모든 조직의 기본 성분일 뿐 아니라 체조직을 구성하는 성분 중 가장 양이 많아 인체의 2/3을 차지하고 있다.

6-1. 물의 기능

(1) 체내 영양소와 노폐물의 운반

체내 모든 기관이 작용하려면 물이 반드시 필요하다. 신진대사 과정에서 생성된 노폐물인 탄산가스, 암모니아 및 전해질 등을 운반하여 폐, 피부, 신장을 통해 체외로 배출하며 체내에서 일어나는 화학작용은 물을 필요로 하는 것이 많다.

(2) 체온 조절

사람은 항온동물로 신체 에너지 생산과 에너지 방출의 균형이 잘 맞게 조절되어 있다. 이는 건강한 사람에게서는 물이 정상 체온을 유지 조절하는데 크게 기여하기 때문이다.

① 발한 작용
체온조절에 필요한 땀의 원료가 된다.
② 해열 작용
물을 마심으로 발한을 시켜 높은 체온을 내려준다.

(3) 소화 작용

타액은 음식이 식도를 부드럽게 잘 통과하도록 하고, 체내에서 매일 분비되는 많은 양의 소화액은 식품이 효소에 의해 가수분해되도록 돕는 역할을 한다. 물은 소화액의 구성 요소가 될 뿐만 아니라 운반체로도 사용된다.

(4) 기타 작용

① 진정 작용
조금씩 천천히 마시면 불안한 신경을 안정시킨다.
② 이뇨 작용
체내의 독소를 배설시키는 효과가 있다. 이때는 미네랄이 많이 포함된 물이 효과를

증진시킨다.

③ 강장 작용

생체의 효소 작용을 도와 체내의 신진대사를 돕는다.

④ 완하 작용

장내에서의 수분 재흡수가 일어나도 물을 마심으로 해서 변의 단단함을 부드럽게 해 완하 효과를 준다.

⑤ 희석 작용

염분과 체내의 독소를 물로 희석시켜 독성을 약하게 한다.

⑥ 최면 작용

취침 30분~1시간 전에 물을 마시면 공복감을 적게 하고 마음을 안정시켜 수면을 유도한다.

⑦ 신진대사의 촉진

물은 체내에서의 노폐물과 치환되어 배설을 촉진시키므로, 신진대사를 촉진하고 노화를 방지하는 효과가 있다.

⑧ 영양분 등의 운반

체내에 영양분 등을 운반하는 매개체로서 또한, 용제로서 가장 중요한 역할을 체내에서 하고 있다.

⑨ 장기를 보호하는 역할

몸이 외부로부터 충격을 받으면 물은 완충 역할을 하여 외부로부터의 갑작스런 쇼크를 막아준다.

⑩ 윤활 작용

모든 관절마다 관절액이 존재하여 움직일 때에 마찰이 없이 원활하게 움직일 수 있도록 윤활작용을 해주고, 신경의 자극 전달을 원활하게 한다. 중추신경계도 수분을 함유한 뇌척추액에 잠겨 있어 보호를 받는다.

6-2. 신체의 수분 함량과 체액 분포

(1) 체액량

세포막을 경계로 세포막 밖의 액체를 세포외액(extracellular fluid), 세포막 안에 있는 액체를 세포내액(intracellular fluid)로 구분하는데 세포내액은 체액의 60~70%, 세포외액은 체액의 30~40%를 차지한다. 이들의 합계가 총 수분량(total body water)이다.

총수분량 = 세포외액(혈장, 간질액) + 세포내액

세포외액은 다시 혈관벽을 기준으로 혈관 내에 있는 혈장과 혈관 밖의 세포와 세포 사이에 있는 간질액 혹은 조직액으로 구분한다.

(2) 체액의 화학적 성분

체액의 화학적 성분은 전해질(electrolyte)과 비전해질(non-electrolyte)로 구성되어 있다. 세포외액의 주요 양이온은 Na^+, 음이온은 Cl^-이고, 새포내액에서는 K^+가 주요 양이온이다. 신체 내에서 이들 전해질 물질은 산, 염기 균형을 맞추어 체액 안에서 언제나 전기적 평형이 이루어진다.

(3) 신체의 수분 균형

① 수분 섭취

음료수로부터의 수분섭취, 식품으로부터의 수분섭취, 대사과정에 의한 산화수에 의해서 이루어진다.

② 수분 배설

소변에 의한 수분배설, 피부 증발 수분, 폐를 통한 호흡 증발 수분, 대변에 의해 수분을 배설한다.

7. 한국인의 영양권장량

7-1. 한국인의 영양 섭취 경향

경제발전과 사회변천으로 한국인의 식생활도 많은 변화가 일어났다. 보건복지부의 영양학적인 자료에 의하면 영양권장량과 비교하여 대체로 양호한 수준이라고 할 수 있으나 개인적으로 보면 영양부족, 영양과잉 등의 불균형이 공존하고 있는 실정이다.

아직까지는 주식으로 쌀에 의존하고 있으나 60년대에 비해 채소, 과일, 육류, 계란류의 공급이 증가하였으며, 특히 우유와 유지류는 20배나 증가, 서구식 식생활 패턴으로 급속히 변화하고 있다.

식습관에서 초래된 영양상 문제점을 요약하여 보면 아래와 같다.

① 식사 내용상 열량 구성의 불균형

곡류의 과잉 섭취에 의하여 단백질(필수 아미노산), 지방(필수 지방산)등 필수 영양소의 불균형을 초래하고 있다.

② 비타민 및 미네랄 섭취 부족

식물성 식품의 과잉 섭취에 의하여 동물성 식품이 급원인 칼슘, 철분, 비타민 A, B_2 및 B_{12} 등의 섭취 부족을 초래하고 있다.

③ Na 및 캡사이신의 과잉 섭취

당질 섭취의 편중으로 인하여 부식을 짜게 하며 계절 및 지역적으로 전통·향토 식품인 염지 식품, 염지 어패류, 침지 식품 등은 나트륨 섭취를 조장하고 있다. 그리고 고춧가루의 신미 성분인 캡사이신(capsaicin)의 과잉 섭취에 의해서 위장 장애를 초래하고 있다.

④ 미래지향적 국가영양 보건정책의 빈곤

우리 나라의 내일을 짊어지고 나아갈 어린이와 청소년의 건강과 체위 및 체력 향상을 위한 영양 정책이 빈곤하다.

7-2. 한국인의 1일 영양권장량

영양 권장량이란 인간이 건강을 유지하기 위하여 요구되는 영양소의 요구량이며 1일 영양권장량은 표 14-11과 같다.

표 14-11. 한국인 1일 영양권장량 (2000년 7차 개정)

구분	연령(세)	체중 Kg	신장 Cm	에너지 kcal	단백질 (g)	비타민 A ㎍ RE	비타민 D ㎍	비타민 E mg(α-TE)	비타민 C mg	비타민 B_1 mg	비타민B_2 mg	나이아신 mg(NE)	비타민 B_6 mg	엽산 ㎍	칼슘 mg	인 mg	철분 mg	아연 mg
영아	0-4개월 *	6.1	58	500	15(20)	350	5(10)	3	35(50)	0.2(0.3)	0.3(0.4)	2(3)	0.1(0.2)	60(100)	200(300)	100(200)	2(6)	2(4)
	5-11개월	9.3	73	750	20	350	10	4	35	0.4	0.5	5	0.4	70	300	300	8	4
소아	1-3세	14	92	1200	25	350	10	5	40	0.6	0.7	8	0.5	80	500	500	8	6
	4-6세	19	111	1600	30	400	10	6	50	0.8	1.0	11	0.6	100	600	600	9	8
	7-9세	27	127	1800	40	500	10	7	60	0.9	1.1	12	0.8	150	700	700	10	9
남자	10-12세	38	144	2200	55	600	10	8	70	1.1	1.3	15	1.1	200	800	800	12	12
	13-15세	54	162	2500	70	700	10	10	70	1.3	1.5	17	1.4	200	900	900	16	12
	16-19세	64	172	2700	75	700	10	10	70	1.4	1.6	18	1.5	250	900	900	16	12
	20-29세	67	174	2500	70	700	5	10	70	1.3	1.5	17	1.4	250	700	700	12	12
	30-49세	68	170	2500	70	700	5	10	70	1.3	1.5	17	1.4	250	700	700	12	12
	50-64세	68	168	2300	70	700	10	10	70	1.2	1.4	15	1.4	250	700	700	12	12
	65-74세	64	167	2000	65	700	10	10	70	1.0	1.2	13	1.4	250	700	700	12	12
	75세이상	60	166	1800	60	700	10	10	70	1.0	1.2	13	1.4	250	700	700	12	12
여자	10-12세	38	144	2000	55	600	10	8	70	1.0	1.2	13	1.1	200	800	800	16	10
	13-15세	51	158	2100	65	700	10	10	70	1.1	1.3	14	1.4	250	800	800	16	10
	16-19세	54	160	2100	60	700	10	10	70	1.1	1.3	14	1.4	250	800	800	16	10
	20-29세	54	161	2000	55	700	5	10	70	1.0	1.2	13	1.4	250	700	700	16	10
	30-49세	55	158	2000	55	700	5	10	70	1.0	1.2	13	1.4	250	700	700	16	10
	50-64세	57	157	1900	55	700	10	10	70	1.0	1.2	13	1.4	250	700	700	12	10
	65-74세	54	154	1700	55	700	10	10	70	1.0	1.2	13	1.4	250	700	700	12	10
	75세이상	52	152	1600	55	700	10	10	70	1.0	1.2	13	1.4	250	700	700	12	10
임신부	전반기			+150	+15	+0	+5	+0	+15	+0.3	+0.3	+1	+0.5	+250	+300	+300	+4**	+3
	후반기			+350	+15	+100	+5	+2	+15	+0.4	+0.4	+2	+0.5	+250	+300	+300	+8**	+3
수유부				+400	+20	+350	+5	+3	+35	+0.4	+0.5	+4	+0.6	+100	+400	+400	+2	+6

IV

보 건

15장. 학교보건

16장. 보건교육

17장. 산업보건

18장. 모자보건

19장. 노인보건

15장. 학교보건

1. 학교보건의 개념

교육에 대하여 한글사전에는 다음과 같이 정의되어 있다. 교육은 "성숙한 사람이 아직 성숙하지 못한 사람에게 심신의 모든 영역을 발전시킬 목적으로 일정한 방법에 의하여 일정 기간동안 실시하며 피교육자에게 지속적으로 미치는 영향 또는 피교육자의 지식, 이해, 태도를 기르고 생활을 발전시키며 인격을 형성하는 인간교육의 과정"이다. 즉 교육은 인간을 대상으로 역동적인 인간을 기르는 것에 목표를 두고 생애전과정을 두고 교육받으며 끊임없이 변화를 거듭해 가는 것이다.

사람은 태어나서 학교라는 지역사회에 몸을 담고 사회가 요구하는 인간으로 거듭나기 위하여 계속적으로 교육을 받는다. 사람이 돈을 잃으면 조금 잃은 것이요, 명예를 잃으면 조금 더 잃은 것이고, 건강을 잃으면 전부를 잃은 것과 같다라는 말은 학교에서 교육과정 중에 기본적으로 무엇보다도 건강이 확보되고 우선시 되어야 함을 뜻하는 것이다.

학교보건(school health)의 궁극적인 목표는 매일의 학교생활을 통하여 학생이나 교직원들의 건강을 보호, 유지, 증진시킴에 있음은 두말할 나위가 없으며 졸업 후에도 미래사회의 주역으로 활동할 수 있는 건강 자질을 기르는데 있다.

또한 학교보건이 중요하게 취급되어야 함은 학령기 인구가 우리 나라 전체 인구의 25~30%에 해당할 정도로 많은 비중을 차지하며 세 살 버릇 여든까지라는 속담이 말해 주듯이 학령기의 올바른 건강지식과 행위가 사람의 평생 건강관리형태에 영향을 미치고 있기 때문이다. 결론적으로 학교보건은 보건교육과 상담 및 보건서비스를 수단으로 학교의 환경위생, 보건교육, 보건서비스, 급식관리, 정신보건, 사고예방(안전)과 응급처치 등의 학교 보건사업 영역을 모두 포함하며 학생, 교직원 및 그 가족의 건강을 관리하는 것이다.

1977년 미국 학교보건협회(American School Health Association)가 제시한 학교보건의 정의 및 범위를 살펴보면 다음과 같다.

① 학교보건은 포괄적인 건강사업이다.

② 학교보건의 대상은 재학 중인 학동뿐만이 아니라 학령전 아동 학동의 가족 교직원과 더 나아가서는 이웃과 지역사회를 포함한다.

③ 학교보건에 참여하는 인력으로는 학동의 가족과 교직원 및 보건의료 전문가 등이 있다.

④ 학교보건의 목표를 달성하기 위하여 가장 중요한 것은 예방적 활동의 강화이다.

⑤ 학교보건의 최종 목표는 학교보건의 대상자가 신체적, 정신적, 사회적은 물론 지적, 영적으로 안녕한 상태에 이르며 대상자 스스로가 최적의 건강 기능을 발휘할 수 있도록 돕는 것이다.

2. 학교보건 사업

2-1. 보건 서비스

(1) 건강평가

건강평가란 학동의 학습을 저해하는 건강문제와 건강상태를 직접적으로 관리하는 것과 교직원에게 제공되는 학교보건사업에서 가장 기본이 되는 사업으로 건강감시(health surveillance), 건강검사(health screening), 신체검사나 신체사정(physical examination) 이라는 용어와 혼용되어 사용되고 있는데 가장 제한적인 표현으로는 신체검사라고도 하나 건강평가(health appraisal)가 보다 포괄적인 의미이다.

우리 나라는 학교 신체검사 규정에 따라 신체검사라고 사용되어 왔으며 체격검사, 체질검사, 체력검사로 세분화된다.

체격검사는 1955년부터 실시되어 왔으며 양호교사에 의해서 주관되며 키, 몸무게, 가슴둘레, 앉은키 등의 4종목을 매년 봄에 정기적으로 측정하여 학생들의 성장상태를 파악하는 자료가 된다.

체질검사는 양호교사가 주관하며 의사에 의하여 등심대(신체의 형태 및 질병검사), 가슴통(가슴의 형태 및 발육), 눈(시력, 색신 및 안질), 귀(청력 및 귀병), 코(비후 및 측농증), 목(편도선비대), 피부(백선, 알레르기 및 전염성 질환) 치과(충치 및 치주질환), 영양(영양실보 및 영양과다), 심장(류마티스성 질환 및 정상기능), 폐(늑막염 및 정상기능) 정신(유전성 질환 및 정서불안장애) 등의 보다 심층적인 항목에 대하여 검사한다.

체력검사는 체능검사라고도 하며 체육교사에 의하여 주관되고 근육의 민첩성, 유연성, 탄력성 및 지구력 등을 파악하기 위하여 왕복달리기, 오래달리기, 넓이뛰기, 윗몸굽히기, 오래매달리기, 윗몸일으키기 등의 다양한 항복을 실시한다.

이러한 건강평가는 정기건강평가와 수시건강평가로 시기별로 이루어지며 집단검진의 형태로 건강상태의 감시와 잠재적 질병색출과 이상자나 질병의 조기 발견, 질병의 확인 및 추후관리에 활용된다.

(2) 예방사업

학교보건 사업이 전개되었던 초기에는 결핵이나 기생충 감염과 같은 전염성 질환에 의해 많은 수의 학동들이 건강에 위협을 받았으므로 전염성질환의 예방이 주업무였다. 그러나 최근에는 전염병 예방과 더불어 특히 흡연, 성, 컴퓨터 등의 사회적 유해환경으로부터 발생되는 건강문제와 예기치 못한 사고로 인한 응급처치, 정신보건 및 구강보건이 강조되고 있으므로 학교보건의 예방사업 내용이 변화하고 있다.

(3) 치료사업

얼마 전까지는 통상 질환을 가지고 있는 사람들을 대상으로 1차 보건의료 수준의 처치 및 투약이 이루어지고 지속적인 추후관리가 제공되어 왔으나 1980년대 후반부터 전국민 의료보험이 실시되어 많은 부분이 의료기관에서 이루어지고 있으며 또한 의약분업의 실시로 학교에서의 치료사업이 변화되었다.

학교에서는 학교의나 학교와 인접한 의료기관과 가정과 긴밀한 연계를 이루어 질병의 진행과 악화를 막도록 최선을 다하는 방안이 새롭게 강구되어야 한다.

또한 통합교육이 효율적으로 이루어지기 위하여 장애 학생들을 위한 학교생활의 적응과 가능회복을 위한 재활과 편의 시설이 갖추어져야 한다.

(4) 건강증진사업

최근에는 질병 양상이 과거의 전염성 질환에서 비전염성 만성퇴행성질환으로 변화되고 국민들의 건강에 대한 의식수준이 향상되고 있으므로 건강생활양식의 습관화와 건강증진사업이 점차 확대되고 있다.

건강증진 프로그램으로는 금연, 운동, 영양, 절주, 성교육 등 건강과 관련된 기본적인 영역의 건강습관 생활화를 위한 방안을 주내용으로 하고 있다.

2-2. 보건교육과 건강상담

보건교육은 학교보건사업 중에서 가장 중요한 사업이다. 미국 Minnesota대학의 Grout는 "보건교육이란 건강에 관한 지식을 교육과정을 통하여 개인 또는 집단의 건강한 행동양상으로 바꾸어 놓는 것"이라고 하였으며 미국의 보건교육 용어제정 위원회는 "보건교육은 개인 또는 집단의 건강에 관여하는 지식, 태도 및 행위에 영향을 미칠 목적으로 학습경험을 반복적으로 베풀어주는 과정"이라고 정의하고 있다

즉 학교보건교육은 개인과 집단의 학생들의 안녕과 건강을 증진시키기 위한 지식과 태도와 기술을 교육하는 계획된 프로그램이다. 보건교육을 계획할 때는 다음 사항을 유의해야 한다.

① 보건교육은 교육과정의 중요한 부분으로 전체 교과 과정을 계획할 때 함께 계획해야 한다.

② 보건교육은 전교직원이 같이 해야 한다.

③ 학교 전체나 분야별 또는 학년별 보건교육 계획에 학생들을 참여시키는 것이 바람직하다.

④ 학교보건교육 계획은 그 지역사회의 보건사업 계획과 연계하는 것이 좋다.

⑤ 보건교육 계획은 한번으로 끝나는 것이 아니라 계획 → 수행 → 평가 → 재계획의 과정을 반복하면서 끊임없이 수정하여 효율성을 높인다.

⑥ 보건교육의 내용은 반드시 행동에 옮기도록 한다.

또한 건강상담은 보건교육의 목적을 달성하기 위하여 담임교사, 양호교사, 의사, 치과의사 등의 학교보건 인력이 건강평가 결과 지속적인 관찰을 필요로 하는 학생이나 심신의 이상을 호소하는 학생, 학부모의 요청이 있는 학생 또는 각종 교육활동이나 체육활동에 건강상의 이유로 부담을 가지는 학생들을 대상으로 학교와 가정과 지역사회의 긴밀한 연계하에 실시하는 것이 바람직하다.

3. 학교환경위생

3-1. 교내환경관리

학교에서의 교육이 효과를 얻기 위하여 학동들에게 보다 안전하며 쾌적한 학교 환경이 기본적으로 제공되어야 한다. 교내 환경에 대하여는 학교보건법(4조)에서 대상 학생들의 연령과 신체적 조건에 알맞은 공기오염, 환기, 채광, 온도, 습도, 식품, 상하수도, 화장실, 청소와 쓰레기처리, 운동장 기타 환경위생과 식품위생을 건강과 관련하여 적절히 유지하도록 정하고 있다. 그러므로 학교 교지의 환경, 교사나 교실 및 운동장 환경, 책상과 의자 등의 요소가 해당된다.

3-2. 교외환경관리

교외환경으로는 학교보건법(5조, 6조)에 학교 환경위생 정화구역을 학교 환경위생 절대정화구역(학교출입문으로부터 50m까지 거리)과 상대정화구역(절대정화구역을 제외한 학교 경계선으로부터 직선거리로 200m까지)을 정하고 그 구역의 범위 안에서 금지행위와 금지시설 등을 명시하고 있으므로 이에 따른 관리가 필요하다. 이러한 학교 주위의 사회정신적 환경관리가 중요하게 대두되고 있는 것은 학교폭력이나 약물, 흡연, 음주 등의 오남용과 학생들의 비행과 관계가 있기 때문이다.

3-3. 안전관리

(1) 대인 안전관리

우리 나라 학생들의 사망원인 1위는 불의의 사고가 차지하고 있다. 학생들의 심신의 상태에 따른 일상행동을 면밀히 관찰하여 예방적 차원의 안전관리가 이루어져야 한다.

안전행동을 저해하는 요인으로는 시력, 청력의 저하와 질병으로 인한 운동기능의 신체적 조건이 저하하는 경우가 있으며 지능저하나 정서불안과 같은 정신적인 측면의 요인도 안전에 영향을 미칠 수 있다.

(2) 대물 안전관리

일상적으로 정기적으로 지속적인 관리를 필요로 하는 사항으로 학생들의 사고 원인이 될 수 있는 심신의 상태를 파악해서 분석하여 안전관리 자료로 가지고 있어야 한다. 또한 학생들의 안전에 대한 인식이나 의식 정도를 조사하고, 통학로를 점검하며 개선하며 방재, 방화시설의 점검, 학생들의 운동용구 및 시설 점검, 주제별 탐구학습의 실험실 및 실험 기구 점검, 책상, 의자, 바닥, 문, 복도, 화장실, 세면장, 식수대, 계단 등의 기본시설을 점검하고 학교안전관리 위원회를 상시 기구로 활용하는 적극적인 대처가 요구된다.

(3) 학교폭력 관리

산업화의 진보와 유흥과 향락문화 발달이나 핵가족화, 개인주의 경향, 자녀나 노인에 대한 학대 등 인간성이 메말라가면서 인성교육 부재가 산출하는 시대적 현상이라고 할 수 있다. 이러한 사회 문화적인 변화는 학생들의 학교생활과 교우관계에도 많은 변화를 가져왔다. 바로 폭력 문화의 산출이다. 학교폭력 실태를 살펴보면 위협, 협박, 괴롭힘, 토끼걸음, 원산폭격, 따돌림, 놀림, 금품 빼앗기 등 신체적, 언어적 폭력과 더불어 성폭력의 피해도 심각한 현실이다.

학교폭력을 줄이는 방법은 입시위주의 주입식 교육 패턴에서 벗어나 학교와 가정과 사회가 공감대를 가지고 인간의 존엄성을 바탕으로 하는 전인교육에 심혈을 기울이는 것이다.

4. 학교급식

우리 나라는 1953년 UNICEF의 전쟁으로 인한 결식아동돕기 구호책으로 실시하게 되었다. 그 후로부터 1972년까지는 전쟁이나 극빈으로 인한 아동 구호책으로 국제적인 원조를 받아 이루어졌으며 진정한 의미의 학교급식이라고 할 수 없었다. 1978년부터 차세대의 주역이 될 학생들의 영양문제를 더 이상 간과할 수 없다는 취지아래 국가의 경제적 지원으로 영양사가 작성하는 식단으로 학교급식의 시설을 갖추기 시작하였으며 1981년 학교급식법이 제정되면서 초등학생을 대상으로 완전급식이 이루어지고 있다. 하지만 아직도 중학교, 고등학교에서는 학교급식이 이루어지지 못하고 있는 학교도 있는 실정이다.

4-1. 학교급식의 목적

학교급식의 목적은 학교급식을 통하여 학생 심신의 건전한 발달을 도모하고 국민의 식생활을 개선하여 체격을 향상시키며 체력을 기르고 나아가서 건강을 유지 증진시키는데 있다.

학교급식에는 점심을 완전한 식사의 형태로 급식하는 완전급식과 특수한 식품 또는 영양소를 식사 중에 혹은 간식의 형태로 급식하는 것으로 아동이나 학생들에게 필요한 영양소 위주로 급식하는 부분급식이 있다.

4-2. 학교급식의 효과

학교급식은 학생들에게 올바른 식습관과 태도를 형성시키고 올바른 식생활 문화를 익히게 해 바람직한 영양분을 섭취하고 영양결핍으로부터 발생되는 건강문제를 해결할 수 있다. 또한 편식이 교정되는 기회가 되고 가정의 경제적 부담과 주부들의 노력을 덜 수 있는 효과가 있다.

16장. 보건교육

1. 보건교육의 개념

보건교육은 가정에서 경험적 지식이나 건강과 관련된 사회행동 규범에 기초를 두고 인류의 생존과 관계되는 정보전달을 통하여 건강을 위한 의식적 노력없이 이루어지는 비정규적 보건교육과 예방의학이나 행동과학의 응용을 기초로 하여 개인, 가정 지역사회의 건강관련 태도나 실천에 영향을 주는 지식과 경험을 제공하기 위하여 전문가에 의하여 이루어지는 건강 지향적인 정규 보건교육으로 나누어 설명할 수 있다.

1-1. 보건교육의 중요성

미국 미네소타 대학 보건대학원 보건교육 교수인 Grout 박사는 그의 저서에서 보건교육이란 "우리들이 알고 있는 건강에 관한 지식을 교육이라는 수단을 통하여 개인 또는 지역사회의 잘못된 행동을 바람직한 행동 양상으로 바꾸어 놓는 것을 말한다."라고 하였다. 이는 보건교육을 통한 대상자들의 이해, 협조 나아가서 적극적인 참여 없이는 국가가 아무리 훌륭한 보건사업을 대상자들에게 제공하려고 하여도 대상자들이 받아들이지 않으며 또한 아무리 좋은 법과 규제를 가지고 있다 하더라도 지키고 실천하지 않으면 소용없음을 뜻하는 것이다. 그러나 당면한 문제에 대하여 교육적 뒷받침이 이루어진다면 대상자들의 자발적인 실천과 함께 그 효과는 배가될 것으로 기대할 수 있다. 즉 보건교육이 단순한 지식의 전달이 아니라 한 걸음 더 나아가 개인, 집단 또는 지역사회의 행동에 영향을 줄 수 있음을 강조하는 것이다.

1-2. 보건교육의 기대와 역할

보건교육의 중요성은 이론과 실제에서 아무리 강조해도 지나치지 않는다. 하지만 보건교육으로 기대하고자 하는 내용과 보건교육의 바람직한 역할에 대하여 점검하는 의미에서 질문을 던져본다면 다음과 같다.

① 국민의 건강과 관련된 국민생활양식의 변화를 재촉하는데 보건교육이 얼마나 기여하였는가?

② 실제로 보건교육이 국민들의 보건에 얼마나 기여하였는가?

③ 보건교육이 보건의 중요성을 인식시키는데 어떠한 역할을 수행할 수 있었는가?

④ 어떻게 국민들의 적극적인 참여를 유도할 수 있을 것인가?

2. 보건교육의 계획 및 실시

2-1. 보건교육의 계획

보건교육의 유형은 실시하는 장소에 따라서 가정 보건교육, 학교 보건교육, 산업장 보건교육, 지역사회 보건교육 및 전문적 보건교육으로 구분할 수 있다. 대상자의 입장에 따라서 구분하면 성별, 연령별, 학년별, 계층별, 직업별, 교육정도, 종교분포 및 생활양식이나 환경, 문화 등에 따라서 다양하게 계층별로 보건교육을 시행할 수 있다. 그러나 일반적으로는 대상자의 상태에 따라서 학생, 주민 및 환자로 구분한다.

보건교육을 실시하려 할 때 어떤 내용으로 교육할 것인지에 대하여 결정하는데 고려하여야 할 사항은 학생이나 학교의 사회·문화적 요소, 대상학생들의 건강행위 분석 또는 교육적 목표나 관련법에 근거를 두고 있어야 하며, 마지막으로 모든 보건교육의 지식은 과학에 근거를 두어야 한다.

보건교육 계획시 유의할 내용을 살펴보면 다음과 같다.

첫째, 보건교육은 전체 보건사업계획의 일부로서 처음부터 함께 계획되어야 하며 지역사회 진단을 먼저 시험한 뒤에 이루어져야 한다.

둘째, 누구를 대상으로 언제 어디서 할 것인지를 결정하여 보건교육 계획시 대상자들을 참여시켜야 한다.

셋째, 지역사회 및 공공기관의 관련 인적, 물적, 사회·문화적인 자원의 협조를 얻는다.

넷째, 보건교육의 뚜렷한 목표가 있어야 한다.

다섯째, 시범사업으로부터 시작하여 점차적으로 확대해 간다.

여섯째, 충분한 재정적 뒷받침을 확보한다.

일곱째, 보건교육 실시 후의 평가를 미리 계획하고 시작한다.

2-2. 보건교육의 실시

보건교육의 목적을 달성하고 효율을 높이기 위하여 계획과정뿐만이 아니라 실시과정도 중요하다. 보건교육을 실시할 때 유의할 점은 다음과 같다.

첫째, 보건교육의 대상, 시기 및 장소에 대하여 충분히 홍보한다.

둘째, 보건교육의 주제와 목표에 대하여 충분히 주지시킨다.

셋째, 교육 대상자들을 집중시킬 수 있는 장소를 선택하고 분위기를 조성한다.

넷째, 한번에 많은 내용을 다루지 않으며 지루하지 않도록 한다.

다섯째, 단순한 지식의 전달에 그치지 않고 시범이나 반복 연습을 유도한다.

여섯째, 교육받은 내용과 실제 생활과 연계시켜 활용도를 높인다.

일곱째, 보건교육 후에 만족감과 자기효능감을 높이는 방안을 강구한다.

3. 보건교육 방법 및 매체

3-1. 보건교육 방법

(1) 대중접촉방법

특정집단이 아닌 무제한의 대중을 대상으로 하는 교육방법으로 라디오, TV, 신문, 인터넷, 전시, 포스터 등의 방법이 있으며 비교적 적은 비용으로도 다수를 대상으로 한다는 장점이 있다. 그러나 효과적이지 못하다.

(2) 집단접촉방법

동시에 2명 이상의 집단을 대상으로 하는 교육방법으로 좌담회 형식의 다양한 모임, 집회, 집단토론회, 강의, 강연회, 통신안내문, 방송 등이 있으며 각 교육 방법별 장단점을 살펴보면 다음과 같다.

① 강의 또는 강연회

가장 전통적인 일방적인 의사 전달의 교육방법으로 다양한 매체를 사용할 수 있다는 장점이 있는 반면 교육 대상자의 집단이 커지면 집중력이 떨어지고 산만해지기 쉬우며 강사에 의하여 일방적인 패턴으로 진행되어 단조로울 수 있다.

② 통신 안내문

시간과 비용이 적게들고 다수의 대상자들이 함께 볼 수 있지만 대상자들이 너무 가볍게 생각하고 지나쳐버릴 수 있다.

③ 방 송

가장 빠르게 많은 대상자에게 전달하는 것이 가능하지만 방송망의 시설 투자가 선행되어야 하며 시설의 질에 따라 대상자들의 관심정도가 달라질 수 있으며 대상자들을 계속적으로 집중시키기 위하여 이색적인 방법인 강구되어야 한다.

④ 집단 토론(group discussion)

10~20명으로 구성되어 각자 의견을 말할 수 있으며 사회자가 전체적인 의견을 종합하여 말할 수 있으므로 주제에 벗어나지 않고 토론할 수 있는 효과적인 방법이다.

⑤ 심포지엄(symposium)

어떤 주제에 대하여 몇 사람의 연사가 각자의 전문영역에 대하여 견해를 밝히고 강연을 하므로 지루하지 않고 전문가의 다양한 의견을 들을 수 있다. 때로는 청중도 어느 정도의 기본 지식이 필요하다.

⑥ 패널 디스커션(pannel discussion)

몇 사람의 전문가가 청중 앞의 단상에서 자유롭게 토론하는 형식으로 사회자가 전체적인 토론회를 진행하며 정리하여 간다. 주제별로 정리되어 가므로 청중에게 무리가 없다.

⑦ 버즈 셋션(buzz session)

집회의 참가자가 많은 경우 전체를 몇 개의 그룹으로 나누어 토의하고 다시 전체 집회에서 종합해 가는 방식이다. 각 그룹에서 정리된 내용의 발표가 모두 이루어져야 하므로 각 그룹마다 발표시간을 정하여 주고 전체적인 의견을 종합해 가는 방법이다.

⑧ 브레인 스토밍(brain storming)

특별한 주제의 문제를 해결하기 위한 단체의 협동적 토의 방법으로 번개처럼 떠오르는 기발한 아이디어를 잘 포착한다는 의미를 내포하고 있다. 어떤 문제를 중심으로 가능한 모든 측면의 의견을 검토해 가면서 해결책을 찾아가므로 점차적으로 흥미를 더해가면서 토론할 수 있다는 장점이 있지만, 많은 이야기를 나누고 의견을 교환하였더라도 정리된 자료를 얻지 못한다면 시간낭비로 끝날 수 있으므로 성공적인 토론을 위하여 고도의 기술이 필요하다.

⑨ 역할극(role playing)

대상자들이 실제 상황 중의 한 인물로 직접 등장하여 연기를 하면서 그 사람의 입장이나 처지를 이해하고 건강문제나 상황을 분석하며 해결방안을 찾고 이를 통하여 자연스럽게 학습목표에 도달할 수 있도록 하는 방법이다. 역할극에 참여하는 사람이나 청중도 모두 가치있는 학습기회를 갖게되고 주제에 따른 가치의 이해나 태도의 형성에 효과적이다.

⑩ 사회극(sociodrama)

어떤 주제에 대하여 참가자들이 자발적으로 행동으로 표현하는 방법으로 사람들의 생각이나 감정을 표현하여 문제를 해결하고 문제의 가치를 분명히 정리해 가는 것이다. 다양한 문제들에 대하여 다른 사람의 입장이 되어봄으로 타인을 이해하는 공감대가 형성된다. 역할극이 개인에 의하여 연출된다면 사회극은 단체에 의하여 문제화되는 주제에 대한 견해가 표출되고 정리되는 것이다.

⑪ 모의실험극(simulation)

실제의 문제 상황을 단순 명료화시킨 모의 상황 속에서 실제 상황에 대처할 수 있도록 하는 대응방안에 대한 학습방법이다. 모의실험극은 발견학습이나 태도, 기술훈련에 유용하며 학습자에게 실제 상황과 거의 같은 여건 하에서 안전하고 신속하게 현실 경험을 할 수 있는 기회를 제공한다.

⑫ 야담(story telling)

간단하게 어떠한 상황을 재미나게 이야기식으로 서술하는 것을 말한다.

⑬ 기 타

이외에도 게임, 반상회, 어머니회, 야외극, 놀이, 인형극 등이 있다.

(3) 개인접촉방법

개인적 접촉을 통해서 보건교육하는 것을 말하며 저소득층이나 교육수준이 낮은 계층 및 노인들에게 적합한 방법이다.

① 가정방문

가정을 방문하여 대상자와 1대1의 상황에서 이루어지는 교육이므로 대상자의 주의집중과 동기유발이 용이하며 교육 즉시 수정해 가면서 대상자의 반응에 따라 교육의 효과를 높일 수 있다. 그러나 시간과 비용이 많이 들고 교육에 필요한 장비나 기구의 선택이 쉽지 않을 수 있다.

② 건강상담(면담 및 진찰)

개인접촉 보건교육의 대표적인 방법으로 주의할 점은 다음과 같다

· 피상담자에 대한 긍정적인 태도를 가진다.
· 현재의 문제점만 가지고 공감대를 형성한다.
· 피상담자가 자유롭게 표현할 수 있도록 부드럽고 조용한 상담 분위기를 만든다.
· 피상담자의 말이나 답변을 강요하지 않는다.
· 피상담자의 부정적인 견해를 잘 수용하도록 한다.
· 피상담자에 대한 지시, 충고, 명령, 훈계, 설득, 권고 등을 피하여야 한다.

③ 전 화

시간과 비용이 경제적이다. 대상자와 짧은 시간에도 접촉이 가능하며 통신 안내문보다 친근감이 있다. 대화를 통하여 이루어지므로 교육대상자의 의견을 들을 수 있는 장점이 있다. 그러나 전화가 없는 곳이나 주위가 시끄러운 경우에 불편하며 상대방을 보지 않고 목소리만으로 대화하므로 상대방에 대한 예의를 지켜야 한다.

④ 편 지

⑤ E-mail

3-2. 보건교육 매체

보건교육시 대상자의 학습을 증진시키고 다양성을 소개함으로 흥미와 동기를 유발하고 추상적인 내용에 구체적인 의미를 더해 주고 복잡하고 어려운 내용을 이해하기 쉽게 하며 의사 전달을 효율적으로 하기 위한 보조 수단으로 활용하는 실제물건이나 도구를 일컫는다.

일반적으로 사람들은 학습내용을 읽기만 하였을 경우 읽은 내용의 10%를 기억하고 말하고 쓴 것은 70%, 어떤 일을 하면서 말한 내용에 대하여는 90% 정도를 기억한다고 한다. 그러므로 교육의 효과를 높이기 위하여 다양한 교육 매체를 알고 활용하여야 한다.

(1)교육 매체를 선택하는 기준

① 공간성과 시간성

유인물이나 미술품 등은 공간적인 것이며 라디오와 전화는 시간적이다. 또한 영화와 TV는 공간성과 시간성을 겸하고 있다. 사람의 시각과 청각을 활용하는데 효과적

이다.

② 참여성

교육 매체의 성격에 따라 대상자의 참여 정도가 달라진다.

③ 지속성

1회성 매체보다는 지속적으로 활용할 수 있는 것이 시간적, 경제적으로 바람직하다

④ 견고성

매체의 신뢰도가 높을 경우 대상자의 교육의 참여 정도에 영향을 준다. 또한 반복 사용이 가능할 경우 경제성이 높으며 매체 활용도가 증가된다.

⑤ 속 도

매체로서 대상자에게 전달되는 속도는 TV와 라디오가 가장 빠르고 그 다음이 일간신문이며 주간지, 격주간지, 월간지, 계간지순 이며 영화나 책자는 속도면에서 느린 매체라고 할 수 있다. 예를 들어 장티푸스와 같은 전염병이 유행시에는 속도가 빠르며 정확한 매체를 선정하여야 효과가 높다.

(2) 매체의 종류

① 시각적 효과가 있는 매체

표본, 실물, 모형, 괘도, 포스터, 환등기, 영화, 비디오, 실물화상기, OHP, 인형극, 액정프로젝트, TV 등을 들 수 있다.

② 읽는 매체

팜프렛, 리프렛, 광고지, 정기간행물, 편지, 신문 등을 들 수 있다.

③ 대중매체

신문, 라디오, 잡지, 인터넷, TV 등을 들 수 있다.

④ 기타 매체

게시판(벽보), 유선방송, 포스터 등을 들 수 있다.

4. 보건교육의 평가

보건교육을 실시한 후 구체적 목표에 따라서 보건교육의 효과를 평가한다. 보건교육의 효과 평가는 일반적인 보건사업 평가의 틀인 계획, 진행, 결과에 의하여 평가하는데 계획적 측면으로는 보건교육에 투입된 비용, 인력, 장소, 방법 등이 있으며 진행적 측면으로는 보건교육 과정 중 분위기, 대상자들의 태도, 보건교육시 주위환경을

관찰한 내용 등이며 결과적 측면의 평가로는 보건교육으로 인한 지식변화, 태도변화, 행위변화 등을 들 수 있다.

또한 평가는 사업을 끝낸 후에만 실시하는 것이 아니라 보건교육의 처음부터 계획되어져 실시해야 한다.

4-1. 평가원칙

① 평가는 계획에 관련한 사람이나 보건사업에 참여한 사람, 평가에 의하여 영향을 받게될 사람들에 의하여 행하여져야 한다.

② 평가는 명확한 목적아래 시행되어야 하다.

③ 평가는 측정하는 기준이 명시되어야 한다.

④ 평가는 가능한 객관적이며 장점과 단점을 지적하여야 한다.

⑤ 평가의 결과 보고서는 누구든지 알기 쉽도록 작성되어야 한다.

⑥ 평가 결과는 다음 사업에 반영될 수 있어야 한다.

⑦ 평가는 계획평가, 진행평가, 결과평가로 이루어져야 한다.

4-2. 평가방법 및 내용

보건교육의 평가 방법으로는 시찰이나 관찰, 면접과 토의, 회합, 질문지, 기록과 보고, 조사, 사진, 통계자료, 전문가의 의견 등이 있으며 보건교육의 평가 내용으로는 보건교육활동 자체가 그 경우에 적합하였는지, 교육의 영향을 받을 수 있는 대상자의 선정은 적절하였는지, 보건교육 후 지식, 태도, 실천에는 어느 정도의 변화를 가져왔는지, 사업의 진행결과는 어떠하였는지 등이다.

17장. 산업보건

1. 산업보건의 개념

1-1. 산업보건의 정의

사람이 태어나서 일을 하지 않으며 생활할 수 없다. 학생에게는 학업을 수행하는 일이 주된 일이며 업무이고 성장과 발달이 이루어진 성인이 되어서는 경제적 수단으로서의 일 즉 직업이 주어지게 된다. WHO의 국제노동기구(ILO)의 산업보건합동위원회(Joint Committee on Occupational Health, 1950)에서는 산업보건을 "모든 직업에서 일하는 근로자들의 신체적, 정서적 그리고 사회적 건강을 고도로 유지·증진시키며, 작업조건으로 인한 질병을 예방하고, 건강에 유해한 취업을 방지하며, 근로자를 생리적으로나 심리적으로 적합한 작업환경에 배치하여 일하도록 하는 것"이라고 정의하였다. 다시 말하면 산업보건이란 작업이 인간에게 적합하며 인간이 그들의 직무에 적합하도록 하여 건강문제가 발생하지 않도록 하는 것이다.

1-2. 산업보건의 범위

산업보건의 목표는 근로자들이 효율적으로 작업에 참여하며 작업으로 인하여 건강문제가 발생되지 않도록 하는데 있지만 산업장의 작업환경, 작업공정, 작업자세 및 근로조건 등은 다양한 건강장애를 유발시키므로 일과 건강과 관련된 전반적인 사항을 산업의학, 산업위생학, 인간공학, 산업간호학의 관점에서 다루어주고 있다. 여기서는 근로자의 건강의 관점에서 근로자의 직업성 질환에 관련된 사항과 근로자의 작업환경에 관련된 사항으로 살펴보겠다.

(1) 직업성 질환

직업의 특성에 따라 근로자에게 영향을 미치는 요소는 근로자 각 개인의 특성과 영향요소와 서로 밀접한 관계가 있다. 직업성 질환으로 인한 문제가 발생되지 않도록 하기 위해서는 조기발견이 가장 중요하며 조기발견을 위해서는 근로자의 건강상태에 대한 계속적인 감시, 근로자와의 상담 등 근로자 자신의 건강에 대한 관심과 더불어 일반검진과 특수검진, 직업병의 진단, 치료, 재활 및 직업병 예방을 위한 보건교육을 들 수 있다.

(2) 작업 환경

건강에 영향을 미치는 작업환경 요소로 작업환경상태의 계속적인 감시, 유해요인의 조기발견, 유해환경 측정・제거・격리, 폭로방지 교육, 산업체의 유해환경 처리시설 설비 등이 있다.

2. 일과 건강

2-1. 직업과 적성

적성이란 어떤 직업 또는 직무수행에 필요한 특수능력을 말하는데, 직업과의 관련성에 큰 비중을 차지한다. 지능이 개인의 일반적 능력이라면 적성은 특수한 능력이기 때문이다. 그러므로 일반적 사항에서의 조건이 동일한 경우에는 직업에 대한 적성이 가장 높은 사람이 낮은 사람보다 직무수행을 더 잘 수행해 나갈 수 있을 것이다. 자신의 능력과 적성에 맞는 일을 하며 효율을 높이고 행복하게 사는 것이 만족도와 자기효능감을 증진시키는 건강의 비결이자 삶의 질을 높이는 것이다.

개인의 적성은 언어능력, 공간지각, 계산력, 추리력, 기계추리력, 척도 해독력, 수공능력 기억력, 사무지각, 형태지각 등 10가지로 분류할 수 있는데 직업을 선택할 경우 이와 같은 적성 요인을 적절히 고려하여 신중하게 결정하여야 한다.

2-2. 근로와 영양

숨쉬고 자는데 필요한 기초대사량 이외에 일하고 노는 데에도 에너지가 필요하다. 사람은 신체 활동의 강도와 지속시간에 따라 에너지 소비량이 달라지므로 일과 환경 및 조건에 따라 영양을 다르게 섭취하여야 건강을 유지할 수 있다.

(1) 근로작업과 영양공급

근육을 많이 사용하는 작업의 노동강도는 현재 격·중·강·중·경의 5종으로 나누어져 이고, 이에 따라 강도별로 소요 칼로리와 비타민류가 결정되어 있다. 특히 소요열량이 3200~3700kcal나 되는 중근·격심한 작업자에게 특유한 식사를 주어야 한다는 것이 인정되고 있다. 그러나 음식의 양이나 환경의 영향 등 어려운 점이 있으므로 식사의 회수, 식단구성, 소화흡수, 조리방법 등을 연구하여 섭취를 도와야 할 것이다. 또한 적당량의 당질, 지방질, 단백질 보급이 근육면의 에너지 공급을 원활하게 해준다.

(2) 정신작업과 영양보급

중근작업은 산업의 진보와 더불어 점차로 적어지고 있는 반면 정신노동의 분야가 커지고 있는 현실이다. 또한 신경성 소모를 일으키는 칼로리나 비타민의 보급만으로는 회복이 어려우며 현대 생의학에 의하면 인간성의 회복이 필요하다고 말하고 있다.

따라서 근대 기술적 환경에 노출되어 있는 노동자의 경우 식사는 단순한 에너지의 충족뿐만 아니라 식욕을 돋구는 분위기도 중요하다고 볼 수 있다. 그러므로 영양의 섭취에는 영양가, 분위기, 조리법 및 색채 등에 대한 다양한 노력이 필요하다.

표 17-1. 한국 성인의 노동별 열량 및 단백질 권장량

노동의 종류	열량(kcal)		단백질 권장량(g)	
	남	여	남	여
보통 또는 가벼운 노동 - 사무원·교원·점원	2500	1800	80	70
중등 노동 - 학생·농부·경공업직공·기사	1700	2000	80	70
중근 노동 - 모심기·광부·석공·철강공	3200	2300	80(100)	70(90)
격심한 노동 - 철공·굴전	3700	2700	80(100)	-

※ 괄호내 수치는 노동에 미숙한 기간 중에는 안전을 고려하여 체중 kg당 2g의 단백질을 공급한다는 원칙하에 산출한 숙련자와 미숙련자의 중간치이다.

(3)직업성 중독과 영양

인체에 중독증상을 일으키는 중독물질은 생체내의 신진대사과정상 다양한 문제를 발생시키므로 전문가의 조언을 받아 직업의 특성에 따른 영양학적인 면이 고려되어야 한다.

표 17-2. 직업중독과 작업특성에 필요한 영양

작업종류에 따른 영양		직업성 중독에 따른 영양	
고온작업	식염, 비타민 A, B_1, C	일산화탄소 중독	비타민 B_1
저온작업	지방질, 비타민 A, B_1, C, D	암모니아 중독	비타민 C
		아연 중독	철분, 구리, 콩, 단백질
소음작업	비타민 B_1	벤젠 중독	급성중독 비타민 B_6, 만성중독 비타민 B_6
강노동작업	비타민류, 칼슘 강화식품		
		기타 중독	알칼리성 식품인 우유, 야채, 과일, 해초 등을 공급하는 것이 효과적

2-3. 산업피로

산업피로란 우리들의 활동시 영양소가 분해하여 에너지원으로 공급되는 과정이 평형을 이루지 못하고 분해과정이 지나쳐 피로현상이 병적으로 누적되어 과로상태에 빠지게 되는 것을 말한다.

산업피로를 유발시키는 데는 직업적인 노동생활의 여러 측면과 관련되어 있으며, 실제 작업현장에서는 여러 가지 요인이 서로 관련되어 피로현상이 나타나며 한가지 요인에 의하여 발생하는 경우는 극히 드물다.

피로는 정신피로와 신체피로, 국소피로와 전신피로로 나누어 볼 수 있으며, 그 정도에 따라 보통 피로, 과로, 곤비의 3단계로 나눌 수 있다.

① 보통 피로

하루 저녁잠을 잘 자고 나면 완전히 회복할 정도의 생리적 범위이다.

② 과 로

보통 피로를 벗어난 상태이며 다음날까지 계속되어 건강에 영향을 미치게 된다.

③ 곤 비

과로상태가 축적된 상태로서 단기간의 휴식으로 회복될 수 없는 병적 상태로서 심하면 생명이 위험하기도 한다.

3. 산업보건사업

3-1. 산업보건사업의 내용

산업장에서 근로자에게 발생되는 일과 건강에 관련된 사업을 산업보건 사업이라 하며 그 내용은 다음과 같이 설명할 수 있다.

첫째, 산업위생계획을 지휘하는 일을 한다.

둘째, 작업환경과 환경요인을 조사하고 측정하는 일을 한다.

작업공정이나 작업에 대하여 그 성질, 물질, 사용되는 설비, 생산품, 부산물, 근로자의 성별, 연령별 인원과 작업시간의 연구조사가 있다. 근로자가 폭로되는 유해물의 영향정도나 인근주민에게 주는 불쾌감의 정도를 파악하기 위하여 측정을 위한 기기와 방법을 선택하고 계획하고 측정에 관여하는 사람들을 지휘하는 일을 관리하며 작업과 관련된 물질이나 재료들에 대한 검사와 연구를 한다. 다음으로 유해물질로 인한 폭로정도를 알기 위하여 폭로된 근로자들의 혈액이나 뇨를 분석하는 일이다.

셋째, 이상에서 행한 일들을 토대로 환경요인이 작업자의 건강이나 작업능률에 어떤 영향을 줄 것인지에 대해서 해석하여 사업주나 보건팀에게 설명한다.

넷째, 사후관리대책에 대한 필요성이나 그 효과를 결정하고 필요하면 그 개선책을 권고한다.

다섯째, 표준작업방법, 준수사항, 기타 안전보장에 관련된 규칙을 정한다.

여섯째, 보상문제가 일어났을 때 증언할 수 있고 산업위생에 관한 모든 분야에 걸쳐 법이 정한 문제들을 설명할 수 있어야 하며, 산업위생을 관장하는 정부기구에 기술적 자문을 할 수 있어야 한다.

일곱째, 작업장에서 사용되는 물질에 대한 주의사항이나 참고사항을 작성할 수 있어야 한다.

여덟째, 직업성 질환, 공해문제들에 대해서 근로자나 공중에게 교육하는 경우 그 계획을 세울 수 있어야 한다.

아홉째, 직업병을 색출하거나 이와 관련된 역학적 연구를 주도할 수 있어야 한다.

그리고 허용기준을 정하거나 개정함에 있어서 조언할 수 있어야 한다.

열째, 직업병 예방, 대기오염 방지, 공중생활에 있어서의 소음 진동 대책에 관한 연구를 지휘할 수 있어야 한다.

3-2. 건강관리와 건강진단

산업장에서 근로자들에 대한 건강관리는 근로자들의 건강을 보호·유지·증진시키기 위해 필수적인 것으로 채용시부터 근로자의 퇴직시까지 계속되어야 한다.

(1) 건강진단의 목적

① 생산성 향상에 좋지 못한 영향을 끼치는 근로자들의 질병과 건강장애를 일으킬 수 있는 요인을 가진 근로자들을 발견하기 위하여 실시한다.

② 업무상 불가피하게 발생할 수 있는 직업성 질환자 및 건강장애에 대한 조기 발견을 위하여 실시한다.

③ 그 이외의 근로자들을 건강상의 문제로 불행하게 만들 수 있는 질환의 조기 발견을 위하여 실시한다.

(2) 건강진단의 종류

① 채용시 건강진단

채용시 건강진단은 그 직업에 적합하지 못한 자를 가려내고 그들 특성에 맞는 부서에 배치함으로써 건강장애를 예방하며 취업후 유해작업에 종사함으로써 일어날 수 있는 신체적 변화를 판단하기 위한 기본적인 자료가 되는 것으로 근로자 건강관리의 초석이 된다.

② 정기 건강진단

정기 건강진단은 채용시 건강진단결과를 기초를 하여 근로자들의 건강상태를 조사여 질병의 조기발견 및 조기치료를 통한 신체적 손상의 최소화와 치료경비절감의 최대화를 가져오기 위하여 실시된다. 정기 건강진단은, 1년에 1회씩 실시하는 것이 보통이며 사무직 근로자에게는 2년에 1회 실시한다.

③ 특수 건강진단

모든 직업에는 그 업종의 특유한 작업환경과 관련이 있기 때문에 그로 인한 특정한 질병에 걸리게 되는데 이를 찾아내기 위하여 실시하는 것으로 1차와 2차로 나누게 된다.

· 1차 건강진단

유해 작업 근로자 전원에게 실시하는 것으로써 그 집단의 건강수준을 파악하여 건강관리상의 참고자료도 사용하고 그 집단으로부터 직업병의 의심이 있는 자를 찾아내어 보다 정밀한 검사를 실시하는 근거를 삼고자 이루어진다.

· 2차 건강진단

1차 건강진단에서 발견된 건강 이상자에 대하여 직업병 여부에 최종적 판정을 내리기 위하여 이루어지게 된다.

건강진단 후의 판정등급과 사후관리의 기준은 표 17-3과 같다.

표 17-3. 판정등급 및 사후관리기준

판정등급	판정기준	사후관리기준
A	건강자	사후관리 필요 없음
B	경미한 결함이 있는 건강자	사후관리 필요 없음
C	건강관리상의 주의를 요하는 자	작업전환, 근로시간 단축 등 의사의 소견에 따른 의학적 조치
D1	직업성 질병의 소견이 있는 자 (유소견자)	요양신청, 작업전환, 취업장소의 변경, 휴직 및 근무중 치료, 기타 의학적 조치
D2	일반 질병에 이환된 자 또는 상당한 소견이 있는 자(유소견자)	의사의 소견에 따른 근로시간 단축, 작업전환, 휴직근무중 치료, 기타 의학적 조치
R	질환 의심자	2차 정밀검사 실시

(3) 질병의 관리

근로자의 건강진단 실시 후 직업성 질병자임이 판명되면 곧 바로 취업의 금지나 제한을 위한 행정적 과정을 밟아 근로자가 안심하고 휴식하며 치료에 전념할 수 있도록 하며 임상의학적 치료조치를 행하도록 한다. 이는 조기치료, 중증화 방지, 재발방지 및 사회복귀를 도모하는 단계로 연계된다. 그러나 근로자 건강관리의 측면에서 무엇보다도 중요한 것은 환경관리, 개인보호구 착용, 의학적 관리를 실시하여 예방에 만전을 기하는 것이다.

3-3. 작업환경관리

(1) 산업환경 구분

산업장의 환경위생관리는 일반환경과 작업환경으로 구분하여 생각할 수 있는데 일반환경이란 환기, 상·하수시설, 식당의 급식관리, 기숙사의 청결, 오물처리, 각종 위생시설의 청결과 소독을 포함하며 작업환경이란 근로자가 직장에서 작업이나 작업공정중 처한 물리적, 화학적, 기계적, 생물학적 작업조건을 말한다.

다음으로 건강에 유해한 작업환경이란 법적으로 보상받아야 할 질병을 일으키는 환경조건, 작업시간의 손실을 가져오게 하거나 작업능률을 저하시킬 정도의 건강장애를 일으키는 환경조건 등이며 산업장의 작업환경관리는 작업환경에서 발생할 수 있는 유해한 인자들을 제거하거나 감소시킴으로써 산업재해와 직업병을 예방하고 근로자의 건강을 유지 증진시키며 쾌적한 환경에서 근로자가 작업함으로써 생산성을 높이는데 궁극적 목표를 두고 있다.

그럼에도 불구하고 유해물질과 작업환경 관리가 제대로 되지 않다. 그 이유로는 1962년 이후 정부의 산업화 정책에 따른 공업의 공정도 기계화 및 자동화와 더불어 전자공업, 촉매화학, 석유공업의 새로운 발전에 유해한 작업환경요인들은 필요악의 부산물로 등장하였으며 유해물질의 증가추세와 더불어 사업주의 인식 부족과 근로자들의 무관심, 위험작업에 대한 관리부족 등을 들 수 있다.

(2) 작업환경의 중요 유해인자

① 물리적 요인
기온, 기습, 기류, 진동, 이상기압, 복사열, 유해광선, 조명, 전리방사선 등
② 화학적 요인
분진, 가스, 증기의 발산과 화학적 유독물질의 취급 등
③ 생물학적 요인
각종 질병의 취급과 전염성 병균 등
④ 기계적 조건
위험기계 시설 유무
⑤ 작업조건
방위시설, 작업시간, 보호구, 근로자의 지식과 태도, 작업자세, 휴가, 교대제 등

(3) 허용농도

산업장에는 각각의 유해요인 관리가 건강관리 측면에서는 가장 중요하다. 유해요인의 농도나 독성이 미약할 때는 건강장애를 일으키지 않는데 인체에 건강장애를 일으키지 않는 정도의 법적인 기준을 허용농도라고 한다.

허용농도를 제시할 경우에는 각 유해인자에 대한 허용농도는 단일 유해인자에 폭로되었을 때를 기준으로 한 것이다. 그러나 실제로 근로자들은 단일 물질에 폭로되기보다 유사한 두 가지 이상의 유해물질에 폭로되는 경우가 많으므로 유해인자 상가작용을 고려하여야 한다.

폭로기간이 길면 길수록, 유해인자의 독성이 강할수록, 유해인자에 대한 지식이 불충분할수록, 그 유해인자에 대한 예방대책이 소홀할수록 위험도가 그만큼 높아질 수 있다. 즉 유해인자의 복합적 요인을 고려하여야 한다.

3-4. 산업장 보건교육

산업장의 보건교육은 작업과정이나 작업환경으로부터 발생하는 건강상의 장해에서 근로자를 보호하기 위함이며 근로자 자신뿐만 아니라 근로자 가족의 건강까지 포함하여 관리할 수 있는 능력을 증진시키기 위함이다.

(1) 산업장 보건교육의 기능

① 산업장 안전교육의 중요성을 고용주에게 설명하여 안전교육사업을 개발한다.

② 근로자가 작업시 안전을 최우선시하는 안전습관을 개발하기 위한 교육을 실시한다.

③ 안전보호기구 사용을 장려하여 건강유해요인으로부터 미리 차단하는 교육을 실시한다.

④ 근로자 개인 및 집단에 대한 일반적인 건강교육을 실시한다.

(2) 산업장 보건교육의 내용

산업장에서 다루어야 할 보건교육 내용은 산업장의 주요 건강문제, 연령 및 성별, 직업의 특수성에 따라 살펴보면 다음과 같다.

① 산업장의 주요 건강문제

영양불량, 휴식부족, 성별, 체중감소, 질병에 대한 저항력 감소, 상기도의 염증, 사고 등과 같은 문제들이 있다. 이와 같은 문제들은 산업장의 보건관리실 이용자의 질병 및 상담에 대한 통계나 전 근로자들의 건강문제를 조사하는 방법을 통하여 자료를 찾아낼 수 있다.

② 연령 및 성별에 따른 문제

청년기 집단에서는 성교육이나 가족계획 등을 중년이상의 집단에서는 술, 담배 및 성인병 관리를 여성집단에서는 모성 건강이나 육아 및 가족계획이 주요 보건교육 내용으로 다루어져야 할 것이다.

③ 직업의 특수성에 따른 문제

독성 혹은 자극성 물질의 사용으로 인한 질병 예방 및 관리, 열·빛·소음 등의 심한 노출로 인한 질병 예방 및 관리, 산업장 안이나 타산업장과의 상호 관계에서 오는 경쟁적 분위기 해소, 사고가 나기 쉬운 위험한 기계관리 등이 다루어져야 할 것이다.

4. 산업재해

4-1. 산업재해의 개념

재해라고 불리는 개념은 여러 가지 내용이 있으나 대체로 "예상하지 못하는 사건의 발생"을 재해라 하며, 이러한 재해의 결과로는 인체의 손상과 재산상의 피해, 작업시간의 손실 등이 있다.

(1) 재해에 관한 지수

재해발생의 원인을 파악하기가 어려우므로 재해발생의 빈도를 가려주는 적당한 지수를 사용하면 우선 대상목표를 설정하기 쉽고, 예방대책의 효과도 쉽게 판단할 수 있을 뿐만 아니라 각 집단간 재해발생 상황의 비교연구와 추세판단도 할 수 있다.

- 도수율(frequency rate)
  도수율 = 재해건수 / 연근로시간 × 1,000,000
- 강도율(severity rate)
  강도율 = 손실작업일수 / 연근로시간 × 1,000
- 건수율(incidence rate)
  건수율 = 재해건수 / 평균실근로자수 × 1,000

· 평균손실일수(mean duration)

평균손실일수 = 손실작업일수 / 재해건수

* 도수율과 건수율은 재해의 발생 빈도를 나타내며 평균손실일수는 재해결과의 정도를 나타낸다.

현재 세계적으로 도수율과 강도율을 표준지표로 사용하고 있다.

(2) 업무상 재해

① 업무상 재해

업무상 재해에 대하여는 법률로 규정하고 있지만, 그 규정만으로는 의미를 충분히 이해할 수 없다. 업무상 재해란 산업재해로서 보상의 대상이 되는 것 모두를 말하며 업무상 사유로 인한 근로자의 부상, 질병, 신체장해 또는 사망을 말한다.

여기서 업무상 사유의 의미 그리고 부상, 질병 등의 범위가 문제될 수 있고, 업무상 재해는 업무상 사유에 의하여 발생하는 재해이기 때문에, 업무 외의 사유에 의한 재해는 여기서 말하는 재해에 속하지 않는다.

따라서 업무상 재해 여부의 문제는 업무상 사유 여부의 문제로 볼 수도 있다.

또한 업무상 재해는 근로자가 받은 재해이므로, 사용자와 근로자 사이에 원칙적으로 근로관계가 있음이 전제조건으로 성립되어 있어야 한다.

업무상 재해의 인정문제는 피재 근로자에게는 가장 중요한 부분으로 사용자와 근로자간에 또는 근로복지 공단과 피재 근로자간에 매우 중요한 다툼이라 할 것이다.

② 업무상재해의 대상

업무상 재해는 부상, 질병, 신체장해 또는 사망에 모두 적용된다.

일반적으로 근로자가 입게 되는 업무상 재해의 대상을 열거하면 다음과 같다.

· 사고에 의한 재해와 유해요인에 의한 재해

업무상 재해, 즉 업무상 사유로 발생하는 근로자의 부상, 사망, 신체장해 또는 질병은 그 발생원인에 따라 분류하면 첫째로, 사고에 의하여 발생하는 경우가 있다. 사고라 함은 위험요인이 현실화하여 재해를 일으킬 수 있는 사건을 말한다. 둘째로, 업무상 재해는 유해요인에 의하여 발생한다. 유해요인이라 함은 물리적 인자, 화학물질, 분진, 병원체, 신체에 과도한 부담을 주는 작업방법 등 근로자의 건강장해를 일으킬 수 있는 요인을 말한다. 주로 사고에 의하여 부상, 신체장해, 사망이 발생하고, 주로 유해요인에 의하여 질병이 발생하지만, 언제나 그렇게 원인·결과가 연결되는 것은 아니다. 예컨대 사고에 의하여 부상당한 근로자가 악화되어 파상풍이라는 유해요인인 질병을 일으켰다가 다시 사망을 할 수도 있기 때문이다. 또 질병이라는 재해는 사고에 의해서 또는 유해요인에 의하여서도 발생하기 때문이다.

· 업무상 사고로 인한 사상과 업무상 질병

업무상 재해에는 첫째로 업무상 사고로 인한 사상의 경우가 있다. 여기서 사상이라 함은 근로자의 부상, 신체장해 그리고 사망을 말하는 것으로 질병은 제외된다. 둘째로, 업무상 재해에는 업무상 질병이 있습니다. 근로자가 업무수행을 위해 근무중 올 수 있는 질병은 물론 기존에 지니고 있던 질병까지도 이 범위에 포함시킬 수 있다.

③ 업무상 사유

피재 근로자가 산재보험법에 의하여 보상을 받는 재해는「업무상의 사유」에 기인한 것이어야 한다.

표 17-4. 업무, 업무상 사유, 업무상 사유에 의한 재해의 일반적 성립요건

업 무	· 근로자가 산업재해로 인한 피해 보상을 받으려면, 재해발생이 업무와 관련이 있어야 하며 상당인과의 관계를 입증하여야 한다. · 업무라 함은 좁게는 근로자 자신이 담당하고 있는 일 그 자체를 의미한다. 즉, 근로계약에 근거한 본래의 담당업무를 말하며 넓게는 그 일 자체와 직접적으로 관련되어 있는 일 모두를 의미하게 된다.
업무상 사유	· 업무상이라 함은 '업무 때문에'라는 뜻으로 업무 때문에 생긴 피해라면, 수급권자는 산재보험법상 모두 보상받을 수 있다. · 업무외 사유, 즉 근로자가 업무와 관련 없이 재해를 당한 경우에는 그 근로자는 의료보험법상의 급여를 받을 수는 있지만 산재보험법상의 급여는 받을 수 없다. 물론 근로기준법상의 보상도 받을 수 없다. · '업무상 사유'라 함은 업무와 관련하여 부상, 질병, 신체장해 또는 사망을 발생케 한 사유, 즉, 사고 또는 유재요인을 말한다(업무상재해인정기준 참조). 여기서 '업무와 관련하여'라 함은 위의 재해가 업무와 상관인과관계가 있는 경우를 말하며 '업무기인성'이라 한다. · 업무기인성이 인정되어 업무상 재해라고 취급되기 위해서는, 먼저 근로자가 그러한 적용사업에 고용되어 일하고 있다는 근로관계에 있음을 증명하는 것이 필요하다.
업무상 사유에 의한 재해의 일반적 성립요건	· 사업주의 지배 관리하에서 근로자가 작업중, 작업준비중, 작업종료후에 업무와 관련하여 발생한 재해이어야 한다. · 근로자가 담당하는 업무와 재해발생 간에 상당인과관계가 있어야 한다. · 기타 특별한 사유에 대한 업무상 재해 인정여부는 각각의 특별한 규정에 따르도록 되어 있다.

4-2. 산업재해의 유형

산업재해 중 물질적 손해만을 초래한 것은 사고라고 부르기도 하며 인체손상의 결과는 여러 가지 경우가 있는 데 몇 가지로 구분하여 보면 다음과 같다.

┌ 사망재해 : 사망을 초래한 경우
├ 비사망재해 : 사망을 초래하지 않은 경우
├ 영구적인 폐질 : 영구적인 폐질 상태를 남기는 경우
├ 일시적인 불구 : 일시적인 불구상태만 초래하는 경우
├ 전신폐질 : 전신에 걸치는 경우
├ 신체일부 폐질 : 신체 일부에 국한되는 경우
└ 영구적인 폐질 상태를 초래한 것과 일시적이나마 1일 이상의 작업에 종사할 수 없는 결과를 초래한 것을 작업손실 재해(lost-time accident)라고 한다.

4-3. 우리 나라의 산업재해 현황

우리 나라의 산업재해 발생추이를 살펴보면, 재해율에서는 1997년 현재 적용근로자 1000명 중 8명이 재해를 당하는 것으로 나타나고 있어 1985년에 32명에 비하여 뚜렷한 감소를 보이고 있다.

표 17-5. 산업재해 발생추이

	재해자수				재해율	강도율	평균 요양일수
	계	사망자	부상자	직업병			
1985	141,809	1,718	138,533	1,558	3.15	2.86	26
1990	132,893	2,236	129,019	1,638	1.76	2.30	46
1991	128,169	2,299	124,333	1,537	4.62	2.34	53
1992	107,435	2,429	103,678	1,328	4.52	2.89	61
1993	90,288	2,210	86,665	1,413	4.30	2.73	73
1994	85,948	2,678	82,352	918	1.18	2.93	76
1995	78,034	2,662	74,252	1,120	0.99	2.82	82
1996	71,548	2,670	7,349	1,529	0.88	2.19	116
1997	66,770	2,742	62,604	1,424	0.81	2.32	120

자료 : 노동부, 『산업재해분석』 1998

그러나 재해의 강도를 보여주는 총근로시간수 대비 총근로손실인수인 강도율은 1985년 2.68%에서 1998년에는 2.32%로 보다 낮은 강도율을 보이고 있다. 또한 평균요양일수도 1985년 26일에서 1995년에는 82일로 무려 3배 이상 증가된 것으로 나타나 요양이 장기화되는 경향을 보여주고 있다.

이러한 요양장기화의 원인은 중재해자의 증가와 요양관리상의 문제로 구분하여 분석할 필요가 있다.

한편 사업장 규모별 산재발생율을 보면 100인 이상 사업장을 기준으로 기업규모가 클수록 1993년 평균재해율인 0.99%보다 낮은 재해율을 보이며, 기업규모가 작을수록 높은 재해율은 보이고 있다.

특히 10인 미만 사업장은 2.95%로 평균재해율의 3.64배의 높은 재해율을 보이고 있다. 또한 업종별로는 광업이 5.17%로 가장 높고, 운수통신창고업, 제조업, 건설업, 기타사업 순이며, 전기가스수도업이 가장 낮은 0.25%로 나타났다.

또한 업종별 재해율 및 강도율 변화추이를 살펴보면, 재해율은 점차적으로 감소하고 있으나 강도율은 점차 증가하는 경향을 보여주고 있는 것으로 나타났다.

표 17-6. 규모별 · 업종별 산업재해율 (단위 : %)

	전 체	10인 미만	10~29	30~49	50~49	100~199	200~299	300~499	500~999	1000인 이상
전 체	0.81	2.95	2.32	0.85	0.73	0.55	0.55	0.63	0.56	0.44
광 업	517	7.70	7.31	3.12	5.73	10.61	6.32	21.90	8.71	4.13
제 조 업	1.02	3.76	3.15	1.06	0.81	0.64	0.58	0.50	0.45	0.57
전기가스	0.25	2.24	1.15	0.77	0.26	0.32	0.09	0.18	0.14	0.10
건 설 업	0.72	4.48	2.70	0.47	2.40	0.24	0.54	0.89	0.82	0.43
운수통신	1.21	4.44	2.71	1.66	1.67	1.04	0.74	0.73	0.98	0.41
기타사업	0.49	1.18	1.11	0.54	0.46	0.45	0.40	0.39	0.35	0.24

자료 : 노동부, 『97년도 산업재해분석』, 1997.

우리 나라의 산재발생의 특성은 다음과 같다.

첫째, 산재율은 점차적으로 낮아지고 있으나 아직도 선진 외국보다는 절대적으로 높은 수치를 보이고 있고,

둘째, 대형산재가 빈발하여 높은 중재해율을 보이고 있으며,

셋째, 대규모 사업장보다는 10인 미만의 중소사업장이 상대적으로 높은 재해율을 보이고 있다는 점을 들 수 있다.

이와 같은 산재발생의 특성에 기본적으로 영향을 미치는 요인은 산업발전에 따른 산업구성의 형태라 할 수 있다. 초기 산업화의 진전과 함께 급속히 증가하는 2차 산업의 비중이 클수록 높은 산재율을 보이며, 산업의 고도화와 함께 증가되는 3차 산업의 비중이 클수록 산재율은 낮아지는 양상을 보인다.

이와 관련하여 우리 나라의 산재보험 적용산업의 구성을 살펴보면, 1998년 현재 1차 산업이라 할 수 있는 농림어업의 적용대상이 전체의 0.5%에 불과한 반면, 2차 산업인 광업, 제조 업, 건설업의 적용대상이 전체의 56.9%를 차지하고 있으며, 그리고 3차 산업으로 분류될 수 있는 나머지 업종은 전체의 37.5%를 차지하고 있다.

이를 1985년의 산업구성과 비교하여 보면, 2차 산업은 2.3%, 3차 산업은 3.2%로 감소한 것으로 나타나고 있다.

특히 산재보험 전체 적용근로자는 1998년 현재 758만 명으로 1985년에 비하여 68.7% 증가를 보여주고 있는데 비하여 기타사업 적용근로자는 48.0%의 증가를 보이고 있다.

이와 같은 결과는 우리나라의 경우 아직은 2차 산업이 지배적이므로 높은 산재율을 보이는데 결정적 영향을 미치고 있지만, 점차 산업의 소프트화 및 서비스화가 진전되고 아직 미적용 대상인 금융보험업 등 3차 산업 근로자에 대한 적용 확대가 이루어지면 산재율이 낮은 3차 산업의 영향력이 커지므로써 조만간 선진국 수준의 낮은 산재발생율을 달성할 수 있을 것임을 시사하는 것이다.

실제로 산재근로자의 업종별 구성비중은 가장 높은 재해율을 보이는 광업의 비중이 급격히 감소하여 한때 전체 재해근로자의 50% 이상을 차지하던 것에서 전체 산재근로 자의 2.4%에 불과한 것으로 나타났다.

이는 산재보험 적용업종의 확대와 광업의 사양화 등 산업구조의 변화에 따른 것으로 판단되며, 이러한 산업구조의 선진화에 따라 우리 나라의 산업재해율의 점진적 하향추세는 계속될 것으로 판단된다.

4-4. 산업재해의 대책

작업환경은 일반적으로 자연적인 환경이나 일반환경과는 달리 정도의 차이는 있으나 모두 오염된 환경이라고 볼 수 있으므로 작업환경이 인체에 미치는 영향과 문제가 발생했을 때의 대책에 대한 준비가 있어야 한다.

작업 환경 관리의 기본원리로는 일반적으로 대치, 격리, 환기, 교육 및 환경정비를 들 수 있다. 그러나 위의 기본원리가 모든 형태의 위험에 전부 적용될 수 있는 것은 아니며 위의 원리 중 어느 한 가지를 적용시킴으로써 소기의 목적을 달성할 수도 있다. 적절한 성과를 이룰 수 있는 방법을 선택한다던가 또는 시설비, 운영비, 유지비, 근로자의 수용태세, 쾌적정도 편리정도를 고려한 대책을 세운다면 많은 연구와 경험 그리고 유해요소를 둘러싸고 있는 상황에 대한 완전한 이해가 필요하다.

(1) 대치(substitution)

대치는 대단히 중요하고 실용적인 산업보건 대책중의 하나로 물질의 변경, 공정의 변경, 시설의 변경 및 작업방법의 개선 등이 있다. 이 방법은 비용이 적게 드는 반면 기술적인 어려움이 따르므로 현재까지 알려진 여러 가지 대치 방법을 검토하여 이와 유사한 방법으로 변환하여 활용하는 지식이 필요하다.

① 공정의 변경

페인트를 분무하는 방법 → 페인트를 담그는 방법, 전기를 이용한 흡차식 분무법

② 시설의 변경

자연성 물질 저장시 유리병 사용 → 철제통 사용이 보다 안전

③ 물질 대치

성냥 제조시 황인 사용 → 적인 사용

(2) 격리(isolation)

격리란 작업자와 유해인자 사이에 장벽(barrier)이나 밀폐상태를 의미하며, 이 장벽은 물체나 격리나 시간일 수도 있다. 격리에는 저장물질의 격리, 시설의 격리, 공정의 격리, 작업자의 격리로 구분하여 설명할 수 있다.

① 저장물질의 격리

저장 물질이 흡입독성이 강한 경우 창고 내에 환기장치를 부착하여야 하며, 그 양이 적어서 캐비넷에 저장할 경우에도 환기장치가 붙은 캐비넷에 보관한다.

② 시설이나 기구의 격리

강력한 콘크리트 방호벽을 쌓고 기계 작동을 자동화 설비로 원격조정한다.

③ 공정의 격리

방사선 동위원소를 취급할 때 격리 또는 밀폐, 원격조정한다.

④ 작업자를 현장의 유해환경으로부터 격리

방사선 동위원소 취급자는 납으로 만든 앞치마를 착용한다.

(3) 환기(ventilation)

환기는 오염된 공기를 작업장으로부터 제거하고 대신 새로운 신선한 공기로 바꾸는 것이다. 환기는 환기시설을 이용하여 고열이나 유해물질의 농도를 허용기준 이하로 낮추어 유해작용을 예방하거나 공기정화의 기준을 높여서 작업환경을 고도로 개선하는데 목적이 있다.

(4) 교육(education)

작업환경 관리대책으로서 교육은 근로자로 하여금 직업병으로부터 자신을 보호하여, 근로자의 건강관리 능력을 증진시키기 위한 목적이 있으며 교육의 대상은 경영자, 기술자, 감독자, 근로자 및 산업보건인력자 자신이 될 수 있다.

5. 직업병

5-1. 직업병의 개념

앞에서 산업재해에 대하여 살펴보았다. 산업재해란 노동자가 임금을 목적으로 사업주에게 고용되어 일하던 도중에 부상, 사망하는 사고성 재해와 일정한 일을 오랫동안 수행하면서 그 일의 유해한 작업환경이나 작업자세로 인해 서서히 발생하는 직업병으로 4일 이상의 요양을 요하는 경우를 말한다.

일반적으로 사고성 재해는 '업무상 재해', 직업병은 '업무상 질병'이라는 용어를 사용하는데 '업무상 재해'와 '업무상 질병'에 해당하는 경우를 살펴보면 다음과 같다.

(1) "업무상 재해"의 예

① 근무시간에 일어난 재해
- 담당업무를 하던 중에 일어난 재해
- 업무와 관련된 일을 하다가(프레스공이 금형을 운반하는 일을 하던 중) 일어난 재해
- 사업주나 관리자의 지시에 의한 일을 하다가(반장지시로 회사 앞 도로를 고치던 중) 일어난 재해
- 기계 점검을 하다가 일어난 재해

- 작업장 청소, 제품 정리중 일어난 재해
- 화장실 또는 물먹으러 가다가 일어난 재해는 사업주의 지배, 관리를 받는 근무시간 중이므로 업무상 재해
- 세면, 목욕중 일어난 재해
- 개인적인 업무 또는 관리자 지시없이 일을 하다가 다쳤더라도 시설물 하자로 인한 경우는 업무상 재해

② 근무시간 외에 일어난 재해
- 휴식시간, 작업시간 전후에 시설물 하자 때문에 일어난 재해
- 점심시간에 운동을 하다가 시설물 하자로 다친 경우

③ 사업장을 벗어나서 일어난 재해
- 출장 중 일어난 재해(정상적인 출장경로를 이탈하지 않고 일어난 교통사고, 전염병, 풍토병 등)
- 업무수행 중 순로를 이탈하지 않은 범위 내에서 발생한 재해(수금 사원이 맹견에게 물렸을 때)
- 통근차량을 이용하여 출퇴근하다가 일어난 재해
- 회사가 주최한 행사(운동회, 등산대회, 야유회 등)에서 일어난 재해와 행사준비 중에 일어난 재해
- 담당 업무 때문에 참석한 간담회, 연회, 회사대표로 출전한 운동 경기 등에서 일어난 재해

④ 기타 재해
- 담당 업무와 관련해서 동료와 싸우다가 다친 경우

(2) "업무상 질병"의 예

① 사고성 질병

사고로 인하여 질병이 발생한 경우. 예를 들어 무거운 물건을 들다가 추간판탈출증(디스크)에 걸린 경우이다.

② 직업성 질병

근골격계 질환, 유기용제 중독, 소음성 난청 등 오랜 반복작업 또는 불편한 작업자세, 작업장의 유해요인 때문에 발생한 질병, 육체적/정신적 과로 때문에 발생한 질병, 개인 질병이 업무로 인해 악화된 경우. 예를 들면 간염이 과로로 악화되어 사망한 경우, 과로로 뇌혈관 질환이 발생한 경우, 사용하는 페인트의 벤젠으로 인한 백혈병, 절삭유로 인한 피부병 등이다.

사람들은 살아가면서 수많은 질병에 걸리기도 하고 그로 인해 사망하기도 한다. 그런데 다른 질병과 달리 일과 관계된 상황에서 발생한 근로자의 질병을 직업병이라 한다.

근로자가 작업장에서 무심히 사용하는 물질 가운데는 사람의 몸에 이상을 일으키고 질병을 가져오는 것들이 있는데 유기용제나 중금속 등 유해물질이 그러한 경우이며, 이외에도 소음, 심한 악취, 수북히 쌓인 먼지 등 불량한 작업환경과 장시간에 걸친 고정된 자세나 무리한 동작 등 여러 작업조건들이 알게 모르게 노동자 건강을 해치고 있다. 이와 같은 경우 모두가 직업병에 해당하는데, 즉 직업병은 노동자라면 누구나 걸릴 수 있는 것이다.

직업병의 종류에는 진폐증이나 중금속 중독(수은중독, 납중독, 카드뮴중독, 망간중독 등)같이 특수한 직업에서만 발생하는 질병에서부터 허리통증, 피부병, 경견완장애까지 작업장이 아닌 일반적으로도 쉽게 접할 수 있는 질환도 작업과 관련되어 발생할 때에는 모두 직업병이다. 요통, 피부병, 소화기 질환, 만성피로, 경견완장애 등은 작업과의 원인관계가 분명한 진폐증과 중금속 중독 등과 구별되어, 작업에 의해서 부분적, 간접적으로 악화되는 질병으로 이를 '직업관련성 질환'이라고 한다. '직업관련성 질환' 역시 분명히 직업과 관련이 있기 때문에 직업병인 것이다.

(3) 우리 나라 직업병의 역사

건강하게 살 권리는 인간으로서 누릴 수 있는 기본권으로 헌법에도 명시되어 있다. 그러나 직업의 유해요인으로 발생한 직업병이 시간이 지나면서 저절로 밝혀지는 것이 아님에도 불구하고 직업병을 밝혀내려는 적극적인 노력이 부족했으므로 직업병이 제대로 규명되고 인정받지 못하고 적합한 치료와 재활 보상이 안 이루어지는 것은 직업병 환자들에게는 안타까운 일이다.

기원전부터 알려진 진폐증이 광부의 직업병이라고 '의학적'으로 인정된 것은 불과 30년밖에 되지 않았다. 매년 수만 명의 암 환자가 자신의 질병이 직업성 암이라고 인정받는 미국과는 달리 우리 나라에서는 아직 암 환자가 직업병으로 인정받는 사례가 거의 없다는 사실 하나만으로도 직업병을 밝히고 인정받기 위한 노력이 얼마나 중요한 일인가를 알 수 있다. 노동자의 건강과 안전을 위협하는 제반 조건과 제약을 극복하고 건강한 사회를 만들기 위한 노력은 우리 모두의 책임으로 인식해야 할 것이다.

우리 나라의 직업병 역사는 곧바로 우리 나라의 노동자의 역사인 동시에 산업의 역사라고 할 수 있다. 즉 일본의 식민지 지배로부터 본격적으로 시작된 우리 나라 자본주의의 역사는 필연적으로 저임금, 장시간 노동에 시달리는 노동자를 발생시켰고,

당시의 위험하고 유해한 작업환경 속에서 각종 사고와 직업병이 자라나게 되었던 것이다.

일제 치하에서의 노동자의 건강실태나 직업병에 대하여는 알려진 것이 많지 않지만 의학계의 보고된 자료에 의하면 1939년에는 황해도에 있는 텅스텐 광산 노동자 50명 중 약 반수 가량이 진폐증의 초기 증세를 앓았다고 하고, 그 이전 1913년에도 일제 식민지 경영의 일환으로 경원선 철도 부설공사를 하는 과정에서 소음으로 인한 청력장해가 2건 발생하였다는 기록도 있다.

물론 그 밖에도 많은 직업병이 있었을 것으로 생각되나 당시 노동자의 건강관리 역시 일제의 조선지배정책의 범위나 수준을 벗어날 수 없었기 때문에 대부분의 직업병이 밝혀지지 못한 채 노동자 개인의 질병으로 처리되고 말았을 것이다.

5-2. 물리적 요인에 의한 건강장애

(1) 경견완장해

고도의 산업합리화에 따른 공정의 자동화와 분업화, 이에 따른 업무의 전산화와 사무기기의 자동화는 새로운 직업병을 만들었으며 경견완장해는 그 한 예이다. 경견완장해는 팔을 반복하여 움직이는 작업이나, 팔 또는 목을 오랜 시간 똑같은 자세로 고정시켜 일하는 작업에서 주로 생긴다. 경견완장해의 3대 증상은 어깨 결림, 눈의 피로, 팔의 통증으로 나타나고, 손목에 혹이 생기거나 운동할 때 통증, 무력감을 느끼게 된다.

① 경견완장해가 잘 생기는 직업

- 팔을 반복하여 움직이는 작업 : 손을 많이 사용하는 에어스크류 등을 이용한 조립, 콘베이어에 따라 진행되는 작업은 계속되는 반복작업과 목, 어깨, 팔, 팔꿈치, 손목 등을 과도하게 사용함으로써 혈액순환 장애를 유발하여 근육이 경직된다. (손으로 세척하는 작업, 검사작업 등 주로 팔을 많이 사용하는 작업, PC사용자, 계산원, 전화교환원 등)
- 팔 또는 목을 고정된 자세로 해서 일하는 작업 : 조정작업, 현미경을 사용하는 조사작업 등

② 원 인

- 팔 또는 목을 반복 사용하거나, 손과 팔을 빠른 속도로 움직일 때
- 오랜 시간 같은 자세를 유지하기 위해 목, 어깨, 팔의 근육을 과도하게 수축해서 고정시킴으로 인해 근육의 피로가 생길 때

· 물리적 원인 : 불편한 자세, 작업속도, 일하는 데 필요한 힘 등
· 작업환경 요인 : 작업대 높이가 너무 높거나 낮음, 등받이가 없는 의자, 불충분한 휴식시간, 실내환경(조명, 환기, 소음)의 부적절함, 좁은 작업공간, 연속 작업시간
· 심리적 요인 : 직장 또는 가정에서의 스트레스
· 기타 : 불규칙한 식사, 수면부족, 근무년수

③ 증 상

· 뒷머리, 목, 어깨, 팔, 손 및 손가락의 결림, 저림, 아픔 등의 불쾌감을 느끼고, 누르면 근육이 아프거나, 긴장 혹은 굳어 있음을 느낄 수 있고 때로는 이상감각, 근력의 약화, 떨림, 혈액순환이 잘 안되는 증상이 있다.
· 위 증상으로 인해 일상생활을 하는데 겪는 불편함은 다음과 같다.

- 이부자리를 얹고 내릴 때 괴롭다.
- 전화를 받을 때 오래 전화기를 들고 있기가 어렵다.
- 밤중에 팔이 저려 잠이 깬다.
- 생선을 잘게 가르기 위해 젓가락질하는 것이 어렵다.
- 가만히 있어도 어깨, 손목이 저리고 아프다.
- 오랫동안 글씨를 쓰기 힘들다.
- 물건을 잘 떨어뜨린다.
- 허리가 아파 오래 앉아 있기가 어렵고, 다리가 아파 오래 걸어다닐 수 없다.

(2) 소음과 소리

소음이란 일반적으로 원하지 않는 모든 소리를 말한다. 소리는 공기나 다른 매개물질의 진동에 의해 귀에 전달되며 진동하는 물체와의 직접적인 접촉에 의해서도 전달된다.

소리를 측정하는 단위로는 데시벨(dB)로 소리가 크다, 작다라고 표현되는 소리의 크기를 나타내는 단위이다. 헤르쯔(Hz)는 소리가 고막을 두드리는 속도에 따른 성질로서 속도가 빠르면 높은 소리, 느리면서 낮은 소리이며 소리의 높이를 나타내는 단위로 보통 사람이 느낄 수 있는 주파수는 16~20000Hz, 대화시의 주파수는 250~2000Hz 정도이다.

소음이 청력장해 이외에 건강에 미치는 영향 자율신경계와 관련된 신체 이상이 나타나는데, 이는 놀랐을 때 나타나는 일반적인 증상들이다. 위액과 침의 분비가 감소하고 위운동이 억제되어 소화장애를 일으킨다. 혈압이 상승하고 식은 땀, 근육의 수

축, 불면증, 피로가중, 작업능률 저하 등이 나타난다.

① 소음성 난청

소음성 난청은 우리 나라의 직업병 중에서 차지하는 비율이 높을 뿐만 아니라, 광업에서 많이 나타나는 진폐증을 제외하고 가장 높은 발생률을 나타내는 대표적인 직업병으로서 소리를 듣는 청각신경이 손상을 입거나 파괴되는 질병을 말한다.

· 난청의 종류

- 전음성 난청 : 중이의 염증이나 고막파열, 귀지가 원인이 되어 외이와 중이 사이에 이상이 생긴 경우
- 감각신경성 난청 : 내이와 청신경의 이상으로 인한 소음성 난청을 말하며 노인성 난청, 약물에 의한 난청도 여기에 속한다.
- 혼합성 난청 : 전음성 난청과 감각신경성 난청이 합쳐져 있는 경우로 이전에 중이염을 앓았거나 귀에 이상이 있던 상태에서 작업에서 작업장의 소음이 난청을 악화시킨 경우로 소음성 난청이 분명함에도 직업병으로 인정받기 어렵다.

· 소음으로 인한 귀의 장애

- 소음성 외상 : 폭발 사고 등으로 인해 고막이 찢어져 잘 안 들리는 경우로 찢어진 고막을 치료하면 경과가 좋으며 고막을 파열시킬 정도의 폭발음 등이 흔하지 않으므로 큰 문제는 아니다.
- 일시적 난청 : 강한 소음으로 일시적으로 못 듣는 경우로 귀의 청각신경이 피로해져서 발생하므로 1~2일 쉬면 회복 가능하다.
- 영구적 난청 : 소음성 난청으로 반복적이고 장기적으로 소음에 노출되어서 생긴 영구적 손상이다.

② 소음성 난청의 원인

당연히 큰소리에 오랫동안 노출되어 생긴다. 우리 나라 노동부에서는 8시간 노동기준으로 90dB을 넘으면 안된다고 정하고 있다. 그러므로 작업환경측정시 반드시 측정해야 하며 하루 근무시간이 8시간이 넘는 작업장에서는 기준치가 낮게 적용된다. 예를 들어 작업장 소음이 95dB이라면 하루 노출시간이 4시간을 넘어서는 안된다.

같은 일을 같은 장소에서 같은 시간만큼 해도 뇌막염을 앓은 적이 있거나, 결핵 약 같은 귀에 독성이 있는 약물을 복용한 사람, 당뇨병자 및 고혈압환자 등 개인의 감수성에 따라 어떤 사람은 난청에 잘 걸리고 어떤 사람은 늦게 걸리는 등 차이가 있다.

· 소음의 근무시간별 허용기준

WHO는 75dB이하에서는 청력손실이 없다고 하였으며 85dB이상에서는 항상 난청의 위험이 있으므로 주의해야 한다고 보고하였다. 그리고 소음에 일시적으로 노출되

었을 때 귀가 멍멍해지며 소리를 잘 못 듣게 되는 경우가 있는데, 이는 일시적인 '청각피로'로, 1~3일정도 쉬면 원상태로 돌아오는 경우가 대부분이다. 그러나 이 상태로 또다시 소음에 노출되면 소음성 난청이라는 불치의 병에 걸리게 될 것이다.

③ 소음성 난청의 초기 증상과 치료방법

소음성 난청의 특징은 처음에는 높은 음부터 못 듣게 된다는 것이다. 평상시 이야기할 때는 듣는데 아무런 지장이 없지만, 쇠를 깎는 소리라든지 아주 높은 소리를 내는 소프라노 가수의 소리가 잘 안 들리게 된다. 그러다가 소음에 좀 더 노출되면 평상시 대화할 때도 상대방의 말소리가 안 들리게 된다. 이렇게 되면 자신도 모르게 라디오나 텔레비전의 소리를 높여서 듣게 되고 자신의 말소리가 크다고 남들이 이야기하게 된다. 그러므로 소음성 난청에 걸린 사람은 남들 앞에서 말하기가 두려워 점점 더 소극적이 되고 혼자서 괴로워하는 경우도 있다.

소음성 난청이 무서운 가장 큰 이유는 한 번 걸리면 치료방법이 없으며 회복이 되지 않는다는 것이다. 그러나 소음성 난청을 초기에 발견하여 소음이 없는 부서에서 일한다면 그 상태에서 더 이상 나빠지지는 않는다. 즉, 소음성 난청은 예방이 최선이다.

(3) 진동장해

진동장해라 하면 임업에서 체인에 의한 것으로 이전부터 잘 알려져 있으나 최근에는 다른 업종(제조업, 광업, 채석업, 건설업)에서도 그 발생 건수가 증가하고 있어 이들 업종의 진동장해방지대책에 대한 적극적인 자세가 한층 중요해지고 있다.

① 발생원인

· 공 구

진동장치나 방진핸들 등의 방진대책이 이루어지지 않아 작업자의 손에 전달되는 진동이 큰 티핑해머나 글라인더를 사용하는 경우이거나 공구의 점검장비가 거의 안되어 있는 경우 공구를 정기적으로 점검하거나 정비하고 있지 않아 작업자가 공구의 상태가 나빠져서 작업능률이 저하, 사용하기 어려워졌을 때 수리를 의뢰하는 경우, 또 티핑해머의 강철끝이 상당히 무디어졌을 때 겨우 교환하여 재연마한 경우, 이러한 이유로 공구의 진동이 증대된 상태에서 작업을 하는 경우

· 작업방법

- 무리한 작업자세에서 작업하는 경우로 가공할 부품이 바닥 위에 놓여있고, 이를 티핑해머나 글라인더를 손에 들고서 쭈그리고 앉거나 엉거주춤하게 앉는 등 불안정하게 무리한 작업자세로 작업을 하고 있는 경우, 또 가공할 때 이외에는 공구의 중량을 손으로 지탱하고 있는 경우

- 작업방법이 적절치 않은 경우로 이는 공구의 점검장비와도 관련되는데 공구를 억지로 누르거나 공구의 능력저하로 인한 가공속도의 저하를 보충하려고 하는 경우, 결국 작업자는 필요이상으로 힘을 주어 피로를 촉진시키고 강한 진동을 받는 경우
- 장시간 진동에 폭로되는 경우로 거의 매일이나 하루종일 티핑해머나 글라인더를 사용하는 작업을 반복하거나 진동공구를 사용하지 않는 다른 작업과 동시에 함으로써 진동공구 사용 작업을 분리하거나 조작시간이 부담되는 경우
- 진동장갑을 사용하지 않은 경우로 작업자가 작업장갑만 사용하고 방진장갑은 사용하지 않은 경우

· 작업자의 건강상태

작업자가 진동장해라는 관점에서의 건강진단을 하지 않아 그 결과를 작업자의 건강관리나 작업방법의 개선을 위해 사용하지 않은 경우

· 작업자의 교육, 훈련

작업자에 대한 교육이 불충분한 경우로 작업에서 임할 때에 이것이 어떤 작업인가와 구체적인 작업방법에 대해 설명이 필요하며, 작업이 진동공구를 취급하는 작업이라는 관점에서는 특별히 구체적인 교육이 필요한 경우

② 방지대책

· 공구대책

진동장해를 방지하는 가장 기본적인 대책은 진동이 발생하지 않는 제조공정, 작업방법의 채용 또는 진동공구를 사용하는 작업의 자동화, 원격조작화를 하도록 하며 곤란한 경우에는 가능한 한 저진동공구를 사용한다. 특히 전자의 두가지 방법은 작업자가 진동에 폭로되지 않기 때문에 가장 확실한 대책이 되므로 이것을 실시할 수 있는지를 우선 검토할 필요가 있다. 이 경우 진동공구를 사용하는 작업을 전면적으로 다른 작업방법으로 고치도록 하는 것은 말할 것도 없고, 우선 특히 큰 진동에 폭로되는 작업을 부분적으로 자동화되도록 검토하는 것도 좋은 방법이다.

· 작업관리대책

적절한 작업관리의 추진은 저진동공구와 아울러 진동장해방지의 중요한 대책이다. 그 중에서도 특히 진동공구의 진동을 가능한 한 작업자에게 전달되지 않도록 하고 작업자에게 가능한 한 부하를 주지 않는 적절한 작업자세, 작업방법으로 작업하며 진동공구를 사용하는 시간을 관리하는 것이 중요하다.

진동공구의 조작시간은 1일 연조작시간을 관리하고 장시간 연속해서 조작하는 것을 피하는 것이 좋다. 또 가능하면 1주일에 1번은 진동공구를 사용하지 않는 날을 정

하는 것이 좋다.

· 건강관리대책

진동공구를 사용하는 작업자에게는 진동장해의 특수건강진단을 정기적으로 실시하고 그 결과에 의한 적절한 사후조치를 할 필요가 있다. 또 작업자에게도 직장체조를 비롯해 방한, 보온을 위해 노력하는 등 일상생활에서의 건강관리를 시킨다.

· 안전위생교육대책

이상과 같은 모든 대책을 실효성있게 하기 위해서는 진동공구를 사용하는 작업자들의 이해와 협력이 불가결하다. 그러므로 작업자에게 진동장해의 원인, 증상 및 그 예방조치, 적절한 작업방법, 진동공구의 적절한 취급방법 및 점검장비방법에 대해서 교육할 필요가 있다.

5-3. 화학적 요인에 의한 건강장애

(1) 유기용제

물에 녹지 않는 기름, 페인트, 본드 등을 녹일 수 있는 물질을 말한다. 우리가 흔히 신나, 솔벤트라 하는 것이 바로 유기용제이다. 그리고, 요즘 청소년들의 본드환각 사건으로 사회가 골머리를 앓고 있는데, 청소년들을 환각상태로 몰아넣는 물질이 바로 본드를 녹이는 유기용제인 것이다. 청소년들이 마셔대는 본드흡입(유기용제 중독)은 큰 사회문제가 되는데, 작업장에서 일하다가 마셔 머리가 아프고, 온 몸에 경련이 일어나고, 환각증상으로 고생하는 우리 노동자의 이야기는 애써 무시하는 것이 우리들이 겪고 있는 산재직업병의 현실이다.

① 유기용제의 일반적인 성질

기름이나 지방을 잘 녹인다. 특히 피부에 묻으면 지방질을 녹이고 체내에 흡수되며 쉽게 증발하여 호흡을 통해 잘 흡수된다.

인화성이 있어 쉽게 불이 잘 붙는다. 대부분의 유기용제는 뇌와 신경에 해를 끼쳐 마취작용을 일으키므로 늘 유기용제를 취급하면 몽롱하고 술에 취한 듯 허공에 떠있는 기분이 들고 머리가 아프게 된다.

② 유기용제의 종류와 작업내용

유기용제의 종류는 무수히 많으나 빈발하거나 문제가 되는 것들은 헥산, 벤젠, 톨루엔, 크실렌, 아닐린, 케톤, 트리클로로에틸렌, 사염화탄소, 이황화탄소 등이 있으며, 이런 유기용제를 몇가지 이상 혼합한 것을 '신나'라 한다. 그러면 이처럼 심각한 유기용제를 사용하는 작업을 보면, 금속·기계 등의 기름때를 세척하는 작업, 전자부품조

립시 세척작업, 도장・인쇄・드라이크리닝 작업, 신발・가죽의 접착시 본드사용 작업, 합성수지・접착제・도료・약품제조 작업, 유기용제의 혼합・여과・교반・가열・주입・건조작업 등이 있다.

③ 유기용제 중독으로 인한 직업병

유기용제 중독에 의한 증상이 있어야 하고(의사 소견), 오줌 중에 그 유기용제의 대사물질이 허용농도 이상으로 있어야 하며, 자신이 근무하는 작업장내에 그 유기용제가 있어야 한다.

그리고 같은 작업장에서 근무하는 동료가 같은 증상을 호소한다면 직업병으로 인정받기가 수월하다. 유기용제 중독인가 아닌가는 노동자 자신이 느끼는 자각증세가 기본이 되며 특수건강진단을 통하여 알아낸다. 또한 수치가 낮게 나왔다해도 개인에 따라서는 심한 중독증상을 느낄 수 있다. 유기용제는 인체에 해를 끼치고 바로 빠져나가기 때문에 중독의 근거를 찾기 힘들며, 유기용제에 한 번 중독되면 치료가 어렵고 그 후유증이 남으므로 병이 들기 전에 작업환경을 개선하여 유기용제 중독에 걸리는 것을 예방하고, 특수건강진단을 정확하게 받아 조기에 발견되도록 해야 한다. 특히 노조에서는 단체협약 등을 통해 특수건강진단 대상자, 부서, 시기, 기관 선정 등에 노조의 동의를 얻도록 하고 그 결과를 통보받고 조치를 해야 할 것이다.

(2) 맥도날드 여드름(McDonald's acne)

여드름은 성호르몬의 작용이 가장 왕성한 사춘기 때 많이 생기지만 여드름을 발생시키는 물질에 접촉하게 되면 직업성 여드름(occupational acne)이 생길 수 있다.

한 때는 유전 및 정유공장 작업자에게 많이 발생하였으나 시설이 개선되고 기름에 접촉하는 일이 적어져서 오늘날에는 많이 줄었다. 오늘날에는 불용성 절단유, 구리스와 윤활유를 취급하는 기계작업자에게 흔히 발생한다. 또한 코올타르 증류물과 코올타르핏치를 취급하는 작업자에게도 생긴다.

이 밖에 환경요인에 의해서 생기는 여드름으로 배우와 화장품제조 작업자에게 화장품성 여드름(acne cosmetica), 무거운 옷을 입어서 국소에 압력이 가해지고, 마찰이 생기고, 조이고, 늘어나는 등 기계적 자극으로 생기는 기계적 여드름(acne mechanica)도 있다. 또한 덥고 습한 기후에서 생기는 열대성 여드름(tropical acne)이 있다.

제2차 세계대전 당시 수천명의 연합군이 열대성 여드름 때문에 남태평양 전선에서 일시 후퇴한 일이 있다. 소위 '맥도날드 여드름(McDonald's acne)은 햄버거를 튀기는 식용유 때문에 생긴 것으로 밝혀졌다.

5-4. 분진에 의한 건강장애

(1) 진 폐

① 개 념

진폐증은 기원전부터 알려져 가장 오랜 역사를 가진 직업병 중의 하나이다. 우리나라에서 진폐증이 처음 보고된 것은 1954년으로, 당시 가장 많은 광부들이 소속되어 있던 대한석탄공사 산하의 진폐증 환자는 1백17명이었다. 이후 진폐에 걸린 노동자들의 숫자는 계속 증가하고 있었으나, 1989년부터 감소하고 있는 것은 산업합리화의 하나로 폐광하는 곳이 많기 때문이다. '막장 인생의 진짜 끝은 갱속이 아니라 병원'이라는 말은 죽음의 병, 진폐증을 두고 하는 말이다.

돌가루, 탄가루 등이 호흡을 통해 폐에 쌓여 폐가 돌처럼 굳어지는 진폐증은 한번 걸리면 치료가 불가능하고 점차 호흡이 곤란해지면서 산소부족으로 몸이 허약해지며, 폐결핵 등 합병증이 겹쳐 끝내는 숨질 수밖에 없는 질병이다. 막장에서 일어날 수 있는 낙반, 붕괴, 발파, 가스 질식 등 각종 사고보다 서서히, 그러나 아주 가까이 있는 죽음의 위협인 것이다.

더구나 최근에는 이러한 진폐증이 탄광부에서 뿐만 아니라 용접공, 조선공업 노동자, 도자기 제조 노동자 등에서도 계속 발견되고 있다. 그리고 규폐증도 있다.

1990년 화장품병 제조업체인 서울의 신아 유리에 입사해 10년 이상 배합부에서 근무한 조병한씨가 우리나라 최초의 규폐증 환자로 인정되었다. 그는 주로 불량 유리병을 직접 깬 후 화덕에 말리고 깨진 유리 조각에 화학약품을 넣고 배합하는 일을 했는데, 1986년 무렵부터 호흡곤란과 두통, 무력증 등의 증상이 나타났고, 그해 12월 회사에서 실시하는 건강진단에서 폐결핵이라는 진단이 나와서 1년 동안 결핵 약을 먹기도 했으며, 그러다가 진폐 1형 무장해 판정을 받아 아무런 보상도 받지 못하고 강제 사직까지 당했으나 다시 1990년 2월 서울대학병원에서 진폐증과 폐결핵 의증이라는 진단을 받기에 이른 것이다. 이렇게 진폐증은 지금까지 가장 많은 직업병이면서도 비교적 한정된 지역(광산)에서만 문제가 되어서 다소 소홀히 다루어져 왔으나 많은 분야에서 발견되고 환자가 늘어가는 만큼 새로운 관심을 기울여야 할 필요가 있다.

② 증 상

진폐증은 폐의 정상적인 조직을 손상시켜 제 기능을 못하게 하는 병이므로, 일단 이 병에 걸리면 여러 가지 호흡기 증상들이 나타난다. 그 중에서도 호흡곤란이 가장 중요한 증상이라 할 수 있다. 물론 처음에는 운동을 할 때에만 호흡곤란을 느끼지만, 병의 정도에 심해지면 가만히 있어도 숨쉬기가 곤란해진다. 숨쉬기가 힘들어지면 쉬

피로를 느끼는 것은 당연한 결과이고, 때로 가래에 피가 섞여 나오거나, 쉬지 않고 기침을 하는 경우도 있다. 그러나 문제는 이러한 증상들이 치료를 받으면 회복되는 일시적인 것이 아니라는 점이다.

즉 일단 이 병이 생기면 원상으로 회복될 수 없다는 데 문제의 심각함이 있다. 대개 진폐증은 먼지가 심한 곳에서 일하고 8~10년 정도 지난 후에 제일 많이 발견된다고 하나, 5년도 채 되기 전에 걸리는 사람도 적지 않은 편이다. 병에 걸리고 나서 생기는 합병증으로는 폐결핵, 폐기종(늑막에 바람이 찬 상태), 기관지염, 결핵성 흉막염, 폐성심(폐질환으로 인해 심장기능이 저하되는 상태), 기관지 확장증, 기흉(폐에 공기가 차는 병) 등이 나타난다. 사실 매년 정기건강진단을 받지만 진단이란 곧 확인과정에 불과하고 치료를 받아 원상으로 돌아가는 것이 아니므로 치료에는 별 도움이 되지 않는 것이 보통이다. 진단과정은 비교적 간단해서 흉부-X선(직접촬영)으로 쉽게 진단할 수 있다. 특히 진폐증의 진행정도(폐기능이 손상된 정도)를 파악하기 위해서는 폐기능 검사를 실시하는데, 검사결과가 보상의 기준이 되는 장해등급을 판정하는 바탕이 된다. 원인치료는 불가능하며 나타나는 증세에 따라 치료할 수밖에 없다. 진폐증으로 인한 합병증도 함께 치료되어야 하나 원인치료가 되지 않는 한 어려워진다.

③ 예 방

진폐증은 분진폭로가 중지되어도 수년에서 수십년까지 진행되므로 무엇보다 예방이 가장 중요하다. 본래 건강했던 폐로 돌아가지 못하고 분진작업을 중지한 후에도 진행되기 때문이다.

- 검사에 합격한 방진마스크를 비치하고, 여과제를 수시로 교체하는 등 그 성능이 항상 유지되도록 관리하여 분진작업에 종사하는 노동자가 분진 작업중에 이를 착용할 수 있도록 해야 한다.
- 분진작업을 하는 노동자는 방진마스크를 반드시 착용하여야 한다.
- 사업주는 채굴 작업 등 분진작업을 할 때에는 습식 착암 방식을 쓰거나 물을 뿌리는 방법으로 분진이 공기 중에 날리는 것을 억제해야 한다.
- 국소배기장치를 사용해야 한다.
- 작업공구 자체를 밀폐하거나 격리시켜야 한다.

특히 최소한 다음의 것은 확인해야 한다.

- 작업장의 면적과 통기성
- 작업의 시간과 강도
- 국소배기장치와 전체환기장치가 있는가, 있다면 충분히 작동되는가, 정기점검은 하는가 등

- 창틀, 기계, 작업대 등의 분진 청소
- 안전교육의 의무
- 휴게실의 유무, 있다면 그 위치(분진작업장과 떨어져 있는가 아닌가?)
- 마스크, 보안경 등의 보호구는 구비되어 있는가? 있으면 그 종류, 필터의 관리 상태 및 교환 주기
- 건강진단(진폐진단)이 이뤄지고 있는가(방사선 직접촬영), 결과는 본인에게 알려 주는가?
- 동료의 자각증상, 기침, 가래, 천식, 감기에 잘 걸리는지 등에 서로 관심을 보임

(2) 직업성 천식

직업적으로 천식을 유발하는 원인물질에 폭로되어 건강했던 사람에게 발생하는 것으로 직업성 폐질환의 하나이다. 천식은 기도를 통해 흡입된 물질에 대하여 기도가 민감한 반응을 일으키면서 좁아져 심한 기침, 호흡곤란, 가슴의 통증, 천식음 등이 오는 질환으로 심할 경우 사망에까지 이를 뿐 아니라 영구적인 장해가 남기도 하는 질환이다.

① 원인물질과 그와 관련된 직업

천식을 일으킬 수 있는 물질은 무수히 많아서 작업장에서 폭로되는 대부분의 물질들이 다 원인이 된다고 해도 과언이 아니다. 그러나 이 중 특히 천식을 잘 일으키는 경우는 다음과 같다.

- 금속(백금, 텅스텐, 크롬, 니켈, 아연 등)을 연마, 가공, 용접할 때 나오는 증기
- 전자회사 등에서 납땜할 때 나오는 납땜 연기
- 제재 및 가구업에서의 목재분진(특히 수입원목)
- 농업 및 제분, 제빵공장에서의 식물성 분진
- 세탁작업에서의 효소세제와 농약의 제조와 사용할 때
- 유기화합물을 사용하는 제조, 성형, 도색에 관련된 작업(가구, 악기, 완충제, 신발 등)
- 제약회사의 약가루(항생제 등)
- 생물로부터의 분진
- 각종 자극제(강산, 알칼리, 산화물 등)

② 직업성 천식의 현황

천식은 일반인 중에서도 비교적 흔한 질병으로 전체 인구의 약 3~10%정도에 퍼져 있으리라 추정된다. 발병의 약 1/2정도가 10대 이전, 나머지 1/3정도가 40대 이전에 발병한다. 천식은 원인에 따라 여러 가지로 나눌 수 있고 이전에는 주로 유전적

요인과 일반환경에서의 자극물질(집먼지, 집진드기 등)을 주된 원인으로 간주하였으나, 산업화의 진전과 더불어 환경내의 각종 자극물질이 급속도로 늘어남에 따라 최근에는 숨쉬는 공기 속의 오염물질이 매우 중요한 원인으로 등장하게 되었다.

그러나 이러한 일반적인 천식과는 별개로 각종 직업에 종사하는 노동자들은 직업으로 인해 각종의 화학물질 및 분진에 노출되어 천식의 발생이 잦아지게 되었는데, 일반적으로 천식은 개인의 체질적인 질환으로 생각하여 직업병으로 생각하지 않는 경우가 많고, 직업성 천식의 경우 비전형적인 증상이 나오는 경우가 많아 진단이 힘든 경우가 많다. 또한 원인물질에 폭로된 후 발병에 이르기까지의 잠복기가 매우 다양하여 통상 취업후 수개월에서 수년 사이에는 아무런 증상이 없다가 갑자기 혹은 서서히 발병하는 경우가 많다. 천식의 발작이 작업을 시작한 지 수시간이 지나서야 나타나는 경우가 많고 경우에 따라서는 직장에서보다는 퇴근 후 잠자는 도중에 오는 경우도 있다. 의사들의 경우에도 천식의 원인을 일반적인 환경에서 주로 찾게 되며, 직업과 연관하여 원인을 찾지 않는 경우가 많아 시간적인 연관관계가 불분명한 경우에는 더욱 직업성 원인을 의심하지 못하게 되는 경우가 많다.

5-5. 생물학적 요인에 의한 건강장애

(1) 과로사

흔히 과로사, 돌연사, 원인미상 사망, 급사 등으로 불리워지는 것들을 통틀어 '과로사'라고 부른다. 보다 자세하게는 "과중한 노동이 요인이 되어 고혈압과 동맥경화를 악화시키고, 뇌출혈, 지주막하 출혈, 뇌경색 등의 뇌혈관 질환과 심근경색 등의 허혈성 질환, 급성 심장마비 등을 유발해 영구적인 노동불능이나 사망에 이른 상태", "비생리적인 노동과정이 진행하는 가운데 노동자의 정상적인 노동리듬이나 생활리듬이 붕괴되어 그 결과 생체내에서 피로축적이 진행, 과로 상태로 이행하여 기존의 고혈압이나 동맥경화가 악화되고, 파탄을 겪게 되는 치명적인 상태", "격무, 과로, 스트레스 등으로 건강이 악화되거나 기존 질병이 심각한 상태로 진행되어 사망에 이르거나 사망 또는 신체의 일부가 마비되는 등 장애가 발생하는 것"으로 정의되고 있다.

① 원 인

노동강도의 강화, 장시간 노동, 정신적 긴장, 기존 질환 등이 모두 과로사의 원인이 된다. 현대 산업구조의 고도화에 따른 업무상 긴장과 스트레스의 증가, 경쟁적인 사회구조, 목표달성을 위한 업무의 과중, 긴장과 스트레스의 연속, 장시간 근로 등에 의한 피로의 누적 등이 모두 과로사를 촉발하는 것으로 지적되고 있으며, 사망의 원인은 주로 뇌혈관계 질환, 심장 질환, 간 질환의 악화로 인한 것이 대부분이다. 신경영 전략의 도입 등으로 과로사는 더욱 심각한 사회문제가 될 것이 확실하다.

② 특 징

과로사 역시 다른 산업재해와 마찬가지로 노동자 개인이 제공한 조건에 의해 발생하는 것이 아니라, 자본과 노동의 전체적 대립구도에 의해 발생하는 사회적 문제이다. 과로사는 다른 직업병과 달리 피해의 정도가 크고, 사무직 전문직을 가리지 않고 전체 업종에 걸쳐 발생하고, 그 인과관계가 눈에 잘 보이지 않는다는 특징을 가지고 있다. 만일 현대의 노동자가 고대의 노예처럼 족쇄를 차고 강제노역을 하고 있다면 누가 봐도 '과로'인 것을 명백히 알 수 있을 것이나, 현대의 노동자는 겉으로 보기에는 멀쩡하기 때문에 그의 질병이 업무상 과로에 의한 것이라고 입증하기가 쉽지 않다. 그러나 과로로 사망한 노동자의 생활을 살펴보면 그 노동자가 죽을 수 밖에 없었던 이유들을 알 수 있다. 빽빽한 일정이 가득 적혀 있는 업무일지 한 귀퉁이에 '쉬고 싶다'라고 써 놓은 것이라든지, 회사에 한번 지각한 후부터는 자명종을 3개씩 놓고 잠을 자면서까지 지각하지 않으려고 애썼다든지 하는 사실들이 나중에 밝혀진 적도 있다. 과로사는 그 사업장에서 가장 성실하고 장래가 촉망되는 사람이 당하는 경우가 많다.

③ 과로사를 유발시키는 중요한 요인들

· 장시간 노동 즉 노동시간의 길이는 과로사에 있어서 가장 중요한 점이다. 특히 연속적으로 하는 장시간 연장근무는 과로사의 요인 중 가장 위험도가 높고 사례도 가장 많은 것으로 나타나고 있다. 장시간의 잔업이나 철야, 휴일의 특근 등이 대표적인 장시간 노동의 예이다.

· 주야간 근무가 반복되는 교대근무 형태의 노동

· 긴장이 수반되는 격무를 집중적으로 수행하는 근무형태 예상외의 문제나 사고가 발생했을 경우 긴장된 격무의 수행, 피로가 쌓인 상태의 사람이나 고령의 사람이 집중적인 격무를 하는 경우

· 고열이나 한냉환경 등에서 장시간 수행하는 육체노동

· 작업내용과 근무시간의 심한 변화 새로운 기계, 기기의 도입과 노동의 강도를 높이는 결과, 변화된 상황에 적응하기 위한 긴장과 노동강도의 강화로 인한 압박감은 육체적, 정신적으로 많은 부담을 갖게 된다. 그외 인사이동, 전근에 따른 작업내용과 근무시간의 변화로 인한 스트레스.

(2) 감 기

옛날 속담에 "여름 감기는 개도 안 걸린다"는 말이 있다. 그러나 언제부터인지 우

리 주변에는 환절기나 겨울 뿐 아니라 사시사철 감기를 달고 다니는 사람들을 볼 수 있다. 물론 그 이유를 살펴보면 여러 가지의 원인이 있을 수 있겠지만 그 사람이 살아가는 환경의 문제점도 무시할 수 없을 것이다. 요즘 병원에 응급실에도 겨울에나 볼 수 있는 목감기 환자들이 많은데 그 이유는 무엇일까?

환절기나 겨울에 보통 사람이 감기에 걸리는 이유를 살펴보자.

환절기나 겨울의 특징은 하루의 기온 변화가 심하고 공기가 건조한 것이다.

감기의 원인은 바이러스의 상기도 침입에 의해 생기지만 인체가 면역기능이 정상을 유지하고 기도 점막이 건조하지 않으면 이런 바이러스가 기도 점막에 침입하더라도 자정능력을 발휘하여 가래 등으로 배출하기 때문에 감기에 걸리지 않는다. 그러나 요즘 지난 겨울부터 가뭄이 계속되어 매우 건조한 환경에 노출되어 겨울에나 있을 법한 목감기가 현재도 계속 유행하고 있다.

우리의 일하는 환경을 살펴보자.

여름이 다가오면서 웬만한 사무실에는 에어컨이 가동되고 있다. 이로 인해 인체는 자주 실내외의 기온차이에 노출된다. 또한 인체는 실내의 밀폐된 공간 속에서 각종 오염물질과 세균 뿐 아니라 에어컨 자체가 습기 제거 작용이 커 건조한 실내 환경에 노출되게 된다. 바이러스가 활동할 수 있는 좋은 환경이 만들어진 것이다.

옛말에 '감기는 만병의 근원이다'라고 했다. 이러한 실내의 근무환경에서 감기에 걸리고 이것이 오래되어 중대한 다른 합병증이 발생했다면 이는 직업으로 인해 생긴 것이므로 분명 '직업병'인 것이다.

직업병의 종류에는 진폐증이나 중금속 중독(수은중독, 납중독, 카드뮴중독, 망간중독 등)같이 특수한 직업에서만 발생하는 질병에서부터 허리통증, 피부병, 경견완장애까지 작업장이 아닌 일반적으로도 쉽게 접할 수 있는 질환도 작업과 관련되어 발생할 때에는 모두 직업병이다.

요통, 피부병, 소화기 질환, 만성피로, 경견완장애 등은 작업과의 원인관계가 분명한 진폐증과 중금속 중독 등과 구별되어, 작업에 의해서 부분적, 간접적으로 악화되는 질병으로 이를 '직업관련성 질환'이라고 한다. '직업관련성 질환' 역시 분명히 직업과 관련이 있기 때문에 직업병인 것이다.

5-6. 직업병의 예방 대책

(1) 직업병을 예방하기 위한 4가지 원칙.

① 사람에 의한 재해는 원칙적으로 예방이 가능하다.

재해가 발생하기 전에 미연에 예방하는데 중점을 둔다. 따라서 인재의 발생 원인을 조사하고 위험성 물질의 적정한 관리가 필요하다. 안전은 사전예방 대책에 중점을 두고 관리하여 재해 요인이 될 가능성이 있는 것을 미리 제거시켜 예방할 수 있다.

② 재해는 사고로 인한 피해로 손실을 발생시킨다.

예를 들어, 가스 누출에 의한 폭발 사고가 나는 경우 사망 부상 등 인적 손실과 원재료 설비 등 물적인 손해가 필연적으로 발생하므로 재해의 발생원인을 제거하여야 한다.

③ 사고는 필연적인 원인에 의해 발생한다.

사고와 손실은 우연일 수 있으나 원인은 필연적이다. 여러 가지 원인이 복합적으로 연계되어 결정적인 순간에 발생한다. 사고의 필연적인 원인인 직접·간접 원인을 분석하여 사전에 제거하여야 한다.

④ 재해가 발생하는 것을 제거하려면 사고가 발생하기 전에 대책을 세워 관리하여야 한다.

기술적 대책, 공학적인 대책, 관리적 대책, 교육적 대책, 규제적 대책 등이 있다.

(2) 안전 관리의 책임

안전 관리는 본인의 생명과 직결되므로 본인이 지킬 책임이 있다. 1차적인 책임은 본인에게 있고 2차적인 책임은 관리 감독자들에게 업무상의 책임이 있다. 회사는 조직을 통하여 생산과 안전의 책임이 있으며, 안전보건 책임자, 관리 감독자, 근로자에게 안전과 책임 의무를 부과하고 실시하며, 생산 이전에 안전의 수행하여야 한다.

(3) 위험 요인의 발견과 분석

사고는 반드시 원인이 있기 때문에 발생된다. 그 발생 원인을 철저히 분석하여 위험 요소를 제거하여야 한다. 안전에 대한 과학적인 분석 방법의 5단계는 다음고 같다.

- 1단계 : 사실을 올바르게 파악한다.
- 2단계 : 원인을 조사하고 올바르게 생각한다.
- 3단계 : 사실에 비추어 요인을 검토한다.
- 4단계 : 대책을 생각하고 검토한다.
- 5단계 : 결정된 대책을 철저히 지키고 실행한다.

(4) 기계·기구의 안전화 교육

사람이 실수를 하여도 자동으로 기계의 위험이 제거되는 시스템으로 기계기구를 개발하여야 한다. 예를 들면 세탁기 뚜껑을 열거나, 위험 부분에 손이 닿으면 경보 음이 울리거나 자동으로 작동을 멈추도록 설계하여 기계 기구에 의한 사고를 예방한다.

(5) 안전 행동의 촉진

사람은 누구나 실수할 가능성을 가지고 있다. 안전에 관한 교육을 통하여 새로운 정보를 습득하고 안전하게 업무를 수행할 수 있는 능력을 기르며 안전 의식이 습관화되어야 한다.

(6) 산업 현장의 위험 요소와 예방

① 기계적 위험

우리는 산업 현장에서 수많은 기계를 접하면서 기계에 대한 위험을 별로 인식하지 못하고 있으며, 기계에 의한 안전 사고가 계속 발생하고 있다. 기계에 대한 위험을 충분히 인식하고 대책을 세워 재해 방지를 하면 사고를 미연에 방지할 수 있다. 또한 기계적 위험의 종류로는 다음과 같은 것이 있다.

- 회전 운동에 의한 위험(동력 전달 부분) : 단독 회전운동 및 두 개 이상의 부품 사이에 물릴 위험, 혹은 고정부와 회전부 사이에 끼일 위험이 있다.
- 직선 운동과 왕복 운동 : 고정부분과 왕복운동 사이에 형성되는 협착의 위험 즉, 금속가공 프레스 금형의 상형과 하형 사이 및 절단기 칼날 사이 위험
- 진동 물체의 협착 위험 : 가공품이나 기계 부품의 진동 위험
- 처리 중인 소재의 위험 : 세탁기의 세탁물과 함께 말려드는 위험처럼 재료와 함께 기계에 말려드는 위험
- 기계부품의 비산 : 기계의 잘못 작동 혹은 재료의 부적절 등에 의한 기계의 파손시, 파편에 의한 사고

기계적 위험의 예방방안은 다음과 같다.

- 기계의 위험성을 이해하고 사용한다.
- 기계 위험에 대한 방호 방법을 인식하고 작업한다.
- 안전하게 기계를 다루는 방법을 숙지하고 생활화한다.
- 물건을 안전하게 운송하는 방법을 숙지하고 작업한다.
- 수공구의 안전 사용 요령을 숙지하고 사용한다.
- 어떠한 기계가 안전한 기계인가를 알고 안전을 생활화한다.

② 전기 에너지에 의한 위험

현대 생활에서 전기 에너지는 우리 생활에 밀착되어 편리하게 사용하고 있어 그

본질적인 위험을 인식하지 못하고 있으며, 잘못 사용하여 큰 재난을 겪고 있다.

안전 의식이 고도화됨에 따라 산업 재해는 줄어들고 있으나 전기에 의한 감전 및 누전에 의한 사고는 증가되고 있는 실정이다. 전기에 의한 사고의 재해는 감전 사고와 전기 화재로 구분할 수 있다. 감전사고는 전기가 흐르는 기기 등에 사람이 접촉을 하여 인체에 전기가 흘러 화상 또는 불구가 되며, 심하면 사망까지 한다. 우리 주변에서 발생하는 누전이나 합선에 의한 화재는 누구에게나 올 수 있기 때문에 주의해야 하며 전기 에너지 사고를 방지하기 위한 구체적인 방법을 살펴보면 다음과 같다.

- 전기 기기 및 배선의 충전부는 노출시키지 않는다.
- 전기 기기를 사용할 때에는 반드시 접지시켜야 한다.
- 누전 차단기를 설치하여 감전 사고시 접지시켜야 한다.
- 전기 기기의 스위치 조작은 함부로 하지 않는다.
- 젖은 손으로 전기 기기를 만지지 않는다.
- 안전기의 퓨즈는 정품을 사용한다.
- 불량하거나 고장난 전기 기기는 사용하지 않는다.

전기 사고의 예방은 다음과 같이 한다.

- 전기 에너지의 특성을 이해하고 사용한다.
- 전기에 의한 재해의 심각성을 인식하고 사고 예방을 생활화한다.
- 전기 사고의 원인을 이해하고 사전에 예방한다.
- 전기 사고의 예방 대책을 숙지하고 생활화한다.
- 안전한 전기 사용을 생활화한다.

감전사고 발생시 응급 조치는 다음과 같다.

- 2차 감전을 방지하기 위해 먼저 스위치를 내린다. 스위치가 멀리 있는 경우 건조한 막대를 이용하여 감전자를 충정부에서 이탈시킨다.
- 감전 사태를 신속히 파악하고 응급 조치를 취한다(호흡 맥박 심장 상태).
- 호흡 심장이 정지된 경우 심장 마사지와 인공 호흡을 시킨다.

③ 화학 물질 및 설비에 의한 재해

지구상에 대부분의 물질은 화학 물질로 구성되어 있어 화학 물질을 떠나서 생활이 어렵다. 고도의 산업 사회에서 화학 물질의 사용은 양적으로 증가하고 있어 이로 인한 중독사고 및 화재, 폭발 등 재해가 발생한다.

화학 물질에 의한 재해는 우리의 일상 생활 뿐만 아니라, 학생들이 산업 현장에 활동하는 과정에서 종종 발생한다. 그러므로 산업 현장에서 발생하는 화학 물질에 의한 사고 및 설비에 위한 사고를 예방하여야 한다.

위험물 분류는 다음과 같다.

· 폭발성 물질 : 가열 마찰 충격 및 다른 물질과 접촉으로 인한 격렬한 반응이 일어나 폭발하는 고체나 액체로 질산 에스테르류, 니트로 화합물 등.
· 발화성 물질 : 점화원이 없어도 쉽게 발화하는 물질로 가연성 고체와 자연 발화성 및 금수성 물질이 있음.
· 산화성 물질 : 산화력이 강하고 가열 충격 및 다른 물질과 접촉으로 인하여 격렬한 반응이 일어나는 염소산, 과염소산, 무기과산화물, 등이 있다.
· 인화성 물질 : 대기압(1기압)에서 인화점이 65도 이하인 가연성 액체로 인화성 물질의 화기는 접근 금지.
· 가연성 가스 : 가연성 가스는 폭발 한계 농도의 하한 값이 10% 이하 상·하한 값의 차이 폭이 20% 이상인 가스로 수소, 아세틸렌칠렌, 메탄 에탄 등.
· 부식성 물질 : 금속 등을 쉽게 부식시키고 인체에 닿으면 심한 상해를 입는 물질로 황산질산 염산 등.
· 독성 물질 : 단시간에 인체에 치명적 상해를 입히는 물질로, 경구 투입에 의한 위장 손실과 호흡에 의한 질식, 피부 접촉에 의한 반응 등이 있다.

화학 물질 위험 예방방법은 다음과 같다.

· 위험 물질에 대한 일반적인 개념을 알고 예방의 생활화를 한다.
· 위험 물질의 종류별 특성을 알고 미연에 사고 예방을 한다.
· 화학 물질에 의한 화재 발생의 원리 및 진화 요령을 알고 생활화한다.
· 초기 진화의 중요성을 알고 생활화한다.
· 폭발의 원리 및 방어 대책을 예방에 힘쓴다.

④ 건설 및 정적 에너지에 의한 재해

건설 공사는 그 규모와 분야가 확대되어 고층화, 대형화 추세를 보이고 있으며 일시에 많은 인원이 동원되고 시설과 장비도 다양하다.

최근에서 경제의 발전에 의해 여러 곳에 건설 현장이 생겨서 많은 사람이 소요되므로 건설 재해가 많이 발생하고 있어 건설 재해의 특성을 이해하고 예방할 수 있게 지도를 하여야 한다.

건설업 재해의 특성은 다음과 같다.

· 작업 환경의 특수성 : 주로 옥외 작업이므로 공사 현장의 지형지질 기후 영향을 받으며 공정에 따라 다양한 위험이 있다.
· 작업 자체의 위험성 : 제조업과 달리 작업의 위치 종류 사용 기계 및 작업 환경이 수시로 변하며 대형화 고층화하기 때문에 작업 자체의 위험이 크다.

· 공사 계약의 편무성 : 과다 경쟁으로 인하여 공기 공사비 안전성에 편무성이 생기기 쉽고 안전 시공을 위한 계약상의 안전성 확보가 시급하다.
· 고용의 불안정 : 공사 현장의 근로자 대부분은 저학력 임시직으로 소속감 결여, 근로 조건 불량, 고령화, 무경험자 작업 투입 등의 원인에 의해 고용이 불안하다.
· 안전 관리 의식 결여 : 형식적이고 무자격 안전 관리자 배치 및 안전 관리자의 다른 작업, 안전 관리교육 미비 등으로 안전 의식 고취가 어렵다.
· 동시 복합성 재해 : 수많은 공정이 동시에 복합적으로 이루어지기 때문에 재해 발생시 대형 참사가 된다.

건설 재해 예방은 다음과 같다.

· 건설 작업의 특성과 안전에 대한 전반적으로 이해하고 재해 예방을 생활화한다.
· 건설 공사의 주요 작업별 재해 유형 및 예방 방법을 인식하고 작업을 한다.
· 경영자의 안정에 대한 인식이 투철하여야 한다.
· 재해 예방을 위한 적정한 공사 기간을 확보한다.
· 하도급에 관한 안전 관리 체제를 강화한다.
· 안전 시설의 설치와 보호구 착용을 생활화한다.
· 자연 재해의 원인과 대책을 세워 예방한다.

18장. 모자보건

1. 모자보건의 개념

1-1. 모자보건의 정의

모자보건은 모성인구와 아동인구를 대상으로 하며 모성인구는 넓은 의미로 초경에서 폐경에 이르는 모든 여성을 말하고 좁은 의미로는 임신, 분만, 산욕기, 수유기의 여성을 뜻한다. 또한 아동인구는 출생에서 사춘기에 이르는 모든 남녀를 포함한다. 1986년에 개정된 모자보건법 제1조에는 모성의 생명과 건강을 보호하고 건전한 자녀의 출산과 양육을 도모함으로서 국민보건 향상에 이바지함을 목적으로 한다고 되어 있다. 한 사람이 태어나서 성장, 발육하고 건강의 향후 특성을 결정하는 요인이 모체 및 영유아 시기의 건강에 따라 크게 좌우되고 있음은 여러 연구에서 입증되었다. 따라서 국민보건 현황은 모자보건에 그 기초를 두게되었다.

모자보건은 모성보건과 영유아보건으로 나누며 모자보건사업이란 모성과 어린이에게 제공되는 전문적인 의료 및 보건봉사로서 신체적, 정신적, 사회적 건강을 유지 증진시키기 위하여 실시되는 조직적이고 지속적인 서비스를 말한다

1-2. 모자보건사업의 중요성

우리 나라의 가까운 장래는 청소년에게 달려있지만 먼 장래를 짊어지고 갈 내일의 주인공은 어린이이다. 그러므로 모자보건은 개개인의 건강에서부터 국가의 발전에 이르기까지 골고루 영향을 미치므로 바람직한 방향으로 발전되어야할 절대적인 이유가 있다. 모자보건이 중요한 이유를 구체적으로 열거하면 다음과 같다.

첫째, 모자보건의 대상 층이 전체 인구의 60~70%에 해당되는 귀중한 인적자원이다.

둘째, 다른 연령에 비하여 건강상 취약계층이다.

셋째, 예방사업으로 확실한 효과를 거둘 수 있다.

넷째, 어린이 경우 질병과 사고로 인해 영구적인 장애와 후유증을 가져올 수 있다.

다섯째, 모성과 아동의 건강은 다음 세대의 인구자질에 영향을 준다.

1-3. 모자보건사업을 위한 생정통계

생정통계에서 활용되는 내용은 다음과 같다.

생정통계에서는 ① 모성 사망률 ② 사산률 ③ 주산기 사망률 ④ 신생아 사망률 ⑤ 영아 사망률 ⑥ α-Index 등이 활용되며 그 수식은 보건통계에서 자세히 서술하였다.

2. 모성보건

모성보건(maternal health)은 임신부 보건이라고도 하며 단순히 임신으로부터 수유기까지의 모체 자신의 건강유지에 있는 것이 아니라 태아 및 출생아의 건강을 확보하는데 있다.

모성보건은 산전관리, 분만관리, 산후관리, 수유관리로 구분된다.

2-1. 산전관리

임신 중에 나타날 수 있는 이상 또는 부작용을 조기에 발견하여 모성과 태아의 건강관리를 하는 것이다.

산전관리는 임신 후 가능하면 일찍 시작하는 것이 바람직하며 산전관리 회수는 임신시기와 관계 있다. 임신초기부터 7개월까지는 4주에 1회, 임신 8~9개월까지는 2주에 1회, 분만 시까지는 매주 받도록 한다.

산전관리가 모성보건에서 중요한 이유를 임신부의 입장에서 살펴보면 임신부의 육체적, 정신적 건강을 유지 증진시키며, 임신 중의 부작용을 최소로 하고, 분만시 문제점을 줄일 뿐만 아니라 분만 후의 건강을 확보하게 된다. 또한 태아의 입장에서는 저체중아나 사산 또는 신생아 사망 등을 줄일 수 있다.

① 분만예정일

분만예정일은 최종월경이 시작한 날을 아는 경우 분만 예정 달은 최종 월경 달수에서 3을 빼거나 9를 더한 숫자이며 분만예정일은 최종 월경 첫날 수에서 7을 더한 숫자가 추정 분만예정일이다. 최종 월경일이 정확하지 않을 때는 초음파를 이용하여 태아의 성장상태에 따라 분만예정일을 산출한다.

② 산전관리 내용

건강력 조사(임신력, 유전적 질환, 전염성 질환, 수술경력 등)와 신체검진(체중, 혈압, 자궁저의 높이, 태아심음, 태위를 측정) 및 소변검사, 혈액검사를 실시하고 태아의 기형이 의심될 때에는 양수검사를 실시한다.

③ 영양관리

모체의 영양결핍은 태아의 영양결핍을 초래하므로 칼슘, 인, 철분, 비타민 등이 풍부한 음식을 먹고 편식을 금하며 짜고 맵고 자극이 심한 음식은 금하는 것이 좋다. 영양부족은 유산, 사산, 신생아 사망, 태아 기능부전증의 발생에 영향을 미친다.

표 18-1. 임신전과 임신시의 영양권장량

영양소	평상시	임신전반	임신후반	수유기
열량	2000㎉	2150㎉	2350㎉	2400㎉
단백질	55g	60g	60g	20g
비타민 A	700μgRE	700μgRE	800μgRE	1050μgRE
비타민 B_1	1.0㎎	1.3㎎	1.4㎎	1.4㎎
비타민 B_2	1.2㎎	1.5㎎	1.6㎎	1.7㎎
비타민 C	70㎎	85㎎	85㎎	105㎎
칼슘	700㎎	1000㎎	1000㎎	1100㎎
철분	16㎎	20㎎**	24㎎**	18㎎

자료 : 한국인 1일 권장량 (2000년도 7차 개정). 한국 영양학회 ** : 철분 보충제 권장

④ 일상생활관리

· 샤워는 자주하지만 장시간의 입욕과 통목욕, 열탕, 사우나, 해수욕과 같은 자극적인 목욕 환경은 피하는 것이 좋다.

· 의복은 너무 끼지 않는 것으로 내의(면제품)는 자주 갈아입는다

· 휴식과 수면을 충분히 취한다.

· 임신초기와 임신말기에는 성생활과 과격한 운동 및 장기간의 여행에 주의한다.

· 술, 담배를 금한다.

· 배변습관을 규칙적으로 하여 변비가 생기지 않도록 한다

2-2. 분만관리

분만(delivery)이란 자궁 내에 있던 태아와 그 부속물이 만출력의 기전에 의하여 산도를 지나 모체 밖으로 배출되는 현상을 말한다. 세계보건기구의 임신기간에 따른 분만의 분류는 다음과 같다.

· 37주 미만의 출생아 : 조산아

· 37주 이상 42주 미만의 출생아 : 정상기간 출생아

· 42주 이상의 출생아 : 과숙출생아

몸무게의 기준에 따라서는 2,500g 미만을 미숙아라고 하며 4,500g 이상을 과숙아라고 한다.

분만의 시작을 아는 방법으로 양수막이 파수되거나 이슬, 진통 등이 나타나면 산전관리를 받던 병원으로 가거나 전화를 하여 의료진과 상담한다. 보편적으로 초산부의 경우에는 진통기간이 길지만 경산부는 진통시간이 짧으므로 신속히 대처함이 바람직하다.

2-3. 산후(산욕)관리

임신과 분만으로 인해 생긴 모체의 해부학적 기능변화가 임신 이전의 상태로 회복될 때까지의 기간을 산욕기라 하며 일반적으로 분만 후부터 6주까지이다. 산욕기의 건강관리를 어떻게 하느냐에 따라서 산후에 나타나는 후유증을 줄일 수 있으며 평생건강의 계기를 만들게 된다. 산후관리로 주의해야할 사항은 다음과 같다.

① 산후회복을 촉진시키고 모유분비를 원활히 하기 위하여 양질의 단백질, 무기질 및 비타민을 충분히 섭취한다.

② 충분한 휴식과 수면으로 정신적인 안정을 갖는다.

③ 낮 동안에는 간단한 운동이나 스트레칭으로 산후회복을 촉진하고 분만전 신체를 찾도록 노력한다.

④ 통목욕이나 외출은 최소한 분만 4주 이후에 하는 것이 바람직하다.

⑤ 최소한 3주 이후에 가벼운 가사일부터 시작하도록 한다. 너무 장시간 웅크리고 앉아 있으면 자궁이탈의 위험이 따른다.

⑥ 분만으로 인해 자궁, 질, 외음부에 상처가 있어 세균 감염의 위험이 있으므로 회음부를 청결히 유지하고 성생활은 산욕기가 끝나는 6주 이후가 바람직하다.

⑦ 산모의 체온이 38도 이상 되는 경우 산욕열이 의심되므로 병원에 간다.

2-4. 수유관리

분만 2~3일 후에는 내분비 작용의 변화로 유즙이 분비되어 젖이 생기게 되며 분만 후 처음 나오는 초유는 반드시 먹이도록 권장한다.

(1) 모유영양

모유영양이란 출생 후 아기가 섭취할 수 있는 가장 자연스럽고 적합한 영양 공급원으로 모유의 생물학적 우수성과 모유 수유를 권장하는 소비자 운동 등으로 서구 선진국에서는 1970년대 이후 모유 수유율이 크게 증가하고 있다.

그러나 우리 나라에서는 1970년에 90%(가족계획연구원, 1977)이던 모유 수유율이 1979년의 경우 46%, 1985년에는 30.4%로 현저히 감소하는 추세를 보이고 있다.

모유 수유율을 감소시키고 있는 요인으로는 인공유가 모유보다 영양학적으로 우수하다는 잘못된 선입견과 여성의 사회진출의 증가, 또는 핵가족화에 따른 사회 지지체계의 결여, 병원 분만시 모아의 분리입원, 빈번한 제왕절개, 전문의료인의 모유수유에 대한 홍보부족, 분유회사의 과대선전 등을 들 수 있다.

그러므로 모유에 대한 올바른 지식을 습득한다는 것은 건강한 자녀 양육의 초석이 된다는 점을 깊이 인식하고, 적극적인 자세로 임해야 한다.

모유영양의 단점은 하나도 없다라고 해도 지나치지 않는다.

(2) 모유영양의 장점

① 모유 수유로 인한 유두의 자극은 자궁벽의 근육을 활발하게 수축하여 산후 자궁회복을 촉진시킨다.

② 모유는 완전한 자연식으로 영아에게는 가장 적합한 성분으로 조성되어 있다(최적의 단백질 함유).

③ 소화 흡수가 용이하므로 위에 부담을 주지 않는다.

④ 소독할 필요가 없는 무균 상태이다. 질병의 감염요인인 세균 감염의 기회가 적다.

⑤ 모체가 가지고 있는 만큼 질병에 대한 항체가 함유되어 있다.

⑥ 모유를 안먹는 아이들에 비해 이환율이 적다(-15배).

⑦ 모유를 안먹는 아이들에 비해 IQ가 높다(DHA가 모유속에 뇌세포를 활성화시키고, 기억력에 좋은 역할을 한다).

⑧ 항상 일정한 알맞은 온도를 가지고 있다.

⑨ 따로 용기가 필요 없어 절차가 간단하다.

⑩ 인공영양에 비하여 상대적으로 경제적이다.

⑪ 수유의 과정이 아기의 빠는 본능을 자연스럽게 충족시켜주므로 정서적 안정뿐만 아니라 모아 결합의 측면에서도 훌륭하다.

⑫ 모유 수유시 모체의 유방암 발생 비율이 적다.

⑬ 산후 6개월 정도는 체중조절에도 기여한다.

(3) 모유수유의 방법

① 초유는 약 10～30㎖지만 성유가 되면 1일 약 1000㎖ 정도 된다.

② 유방관리 및 식이섭취 내용과 양에 따라 다르나 뇌하수체의 영향으로 많이 먹이면 양도 늘고 횟수를 줄이면 양도 줄어든다.

③ 수유시간은 15～20분 정도가 좋고, 30분 이상 젖꼭지를 놓지 않을 경우에는 유즙의 양이 불충분하거나 빠는 힘이 부족하다고 할 수 있으므로 정확한 원인을 찾아야 한다.

④ 신생아는 30～1시간, 2～3개월에는 3～4시간 간격이 적당하다. 자주 먹으려 하는 것이 반드시 양의 적음을 뜻하지는 않는다.

⑤ 유두 주위의 유륜 부분까지 아기의 입속에 깊숙히 물려주어 수유 반사운동을 강력히 나타나게 해주며 동시에 유두의 열상을 예방하도록 한다.

⑥ 유륜에 나오는 물질이 소독 물질이다.

⑦ 한쪽을 다 먹이고 다른쪽을 먹인다.

처음 5분 정도는 묽은데 이는 지방성분이 적기 때문이며 이쪽 저쪽 번갈아 먹일 경우 칼로리 섭취가 적다.

⑧ 수유 자세는 비스듬히 눕힌 편안한 자세나 팔베개를 해 품에 안고 수유함이 좋다.

⑨ 유즙의 분비는 수유부의 신체상태, 영양 및 정신상태에 따라 영향을 받으므로 수유부는 행복하고 편안한 마음을 갖는 것이 중요하다(아기의 눈빛과 얼굴을 보면서).

⑩ 모유를 짜 두는 경우 냉장 2일, 냉동 2주일 동안 보관이 가능하다(끓이면 영양소가 파괴되므로 먹일 때는 중탕하도록 한다).

⑪ 모유 수유시에는 꼭 트림을 시킬 필요가 없다. 우유병으로 수유시킬 경우 공기가 많이 들어가므로 꼭 트림시켜야 한다.

(4) 모유수유를 할 수 없는 경우

① 산모의 정신건강이 좋지 않을 때(산후우울증)
② 심한 산욕기 패혈증이나 간질에 의한 발작이 있을 때
③ 산모가 폐결핵, 급성전염병, 심장병, 신장병, 성병 등을 앓고 있을 때
④ 산모가 약물중독이나 알콜 중독자일 때
⑤ 산모의 유방에 염증이 있을 때
⑥ 산모의 유두가 함몰되었을 때
⑦ 산모가 심리적인 이유로 수유시키길 거부할 때
⑧ 신생아가 미숙아로 보육기에 있을 때
⑨ 신생아가 토순이나 구개파열로 유두를 물 수 없을 때

2-5. 모성사망과 모성질환

(1) 모성사망

모성사망이란 임신, 분만, 산욕에 관계되는 질병으로 사망하게 되는 경우를 말하며 직접 모성사망 원인질환으로는 임신중독증이나 자간증과 같은 고혈압성 질환이나 출혈성 질환, 자궁외 임신, 패혈증, 산욕열과 같은 감염성 질환 등이 있으며 간접 모성사망 원인으로 심장질환, 신장질환 등을 들 수 있다.

(2) 모성질환

임신, 분만, 산욕과 관계되어 생기는 중요 모성질환을 살펴보면 다음과 같다.

① 임신중독증

임신부의 최대 사망원인이 되는 질환으로 임신 후반기 특히 8개월 이후에 다발하며 유산, 조산, 사산 및 주산기 사망의 주요 원인이기도 하다. 임신 중독증의 원인은 확실하지 않으며 3대 증상은 부종, 단백뇨, 고혈압이다. 예방을 위하여 단백질 및 비

타민 고급을 충분히 하고 식염, 당질, 지방의 섭취를 줄인다. 적당한 휴식과 정기적인 건강진단을 받는 것이 중요하다.

② 자궁외 임신

수정란이 자궁이외의 부위에 착상하여 임신과정이 진행되는 것으로 95%가 난관에서 발생하며 난소나 복강 내에 임신이 되는 경우도 있다. 자궁외 임신은 임균성 및 결핵성 난관염이나 인공유산후 염증 또는 산욕열을 앓은 경우, 습관성 유산이나 장기간 재임신이 안되었던 사람에게서 많이 발생하며 증상으로는 하복통, 무월경 또는 자연월경출혈 등이 있다.

자궁외 임신인 사람이 갑자기 찌르는 듯한 하복부 통증을 호소하며 출혈이 있을 경우에는 자궁외 임신이 진행되다 파열된 경우이므로 응급으로 병원으로 이송하여야 한다.

③ 유산, 조산, 사산

유산과 조산은 분만아의 생존 가능성에 따라 나누는 것으로 유산이란 임신 7개월(28주)까지의 분만을 말하며 조산이란 임신 7개월(28주)부터 10개월(38주)까지의 분만을 말하는 것이다. 사산은 죽은 태아를 분만하는 경우이다.

모체측의 원인으로 임신중독증, 만・급성전신질환(결핵, 심장병, 당뇨병), 성기발육부진, 성기위치이상, 진통이상, 산도이상, 양수과다, 조기파수, 과로 등이며 태아측 원인으로 기형, 발육이상, 태반이상, 태위이상 등이 있다.

정기적인 산전관리로 임신과 관련된 질환과 문제점을 조기발견 및 조기치료를 유도한다.

임산시의 유산, 조산의 부작용을 예방하기 위하여는 첫째, 항상 충분한 휴식과 수면을 취하며 과로하지 않도록 하고 스트레스를 받지 않도록 한다. 둘째, 배를 압박하는 자세를 피하여 자궁이 압박되지 않도록 한다. 자궁 수축으로 조산을 초래할 우려가 있다. 셋째, 자동차와 자전거는 되도록 타지 않는다. 진동은 자궁을 긴장시키며 수축을 일으키기 때문이다. 넷째, 무거운 물건을 들지 않는다. 조기파수의 원인이 된다. 다섯째, 부부생활은 청결하게 한다. 난막에 세균이 감염되면 역시 조기파수를 일으키기 쉽기 때문이다. 여섯째, 염분 섭취를 제한하여 임신중독증에 걸리지 않도록 주의한다. 일곱째, 심한 기침과 설사는 조산의 원인이 된다. 여덟째, 배가 당기거나 아픈 이상 증상을 느끼게 되면 즉시 앉아서 안정을 취하고 증상이 계속되면 의사를 찾도록 한다.

양재혁(1999)은 우리 나라 산모 13명 가운데 1명 꼴로 조산을 하고 있으며 IMF 이전인 97년에 비해 작년과 올해 약 1.2%가 증가했고 전체 분만건수의 11%에 해당하는 신생아들이 미숙아로서 신생아 중환자실에서 집중치료를 받았다고 보고하였다.

조산의 이유는 여성들의 사회 활동이 늘어남에 따라 육체적, 심리적 스트레스가 증가하기 때문이며 어떠한 형태로든 자신을 일을 갖고 있는 여성은 과로를 절대적으로 피하고 여유있는 마음가짐으로 스트레스를 줄이는 일이 무엇보다 중요하다. 특히 비타민, 칼슘, 철분 등의 섭취와 적절한 휴식이 요구된다.

또한 간과할 수 없는 부분은 10대들의 임신인데 10대들이 임신한 경우, 그들의 몸이 미성숙한 상태이기 때문에 조산, 난산, 사산이 많고 자궁암의 발생률이 높다. 따라서 이성적인 분별력과 판단이 흐린 청소년들에게 성에 대한 올바른 교육과 인식을 갖도록 해주는 일은 매우 중요하다.

④ 이상출혈

출혈은 자궁외 임신이나 포상기태 등의 원인으로 나타나는 임신 전반기 출혈과 전치태반, 태반 조기박리 등의 원인으로 나타나는 임신후반기 출혈 및 산욕기 출혈이 있다.

⑤ 산욕열 및 감염

분만 후 6~8주 사이의 산욕기에 자궁 내막염증, 산도의 국소적 염증 및 전신적인 균의 침입으로 38도 이상의 심한 고열과 오한이 나타난다. 신속히 병원을 찾아 치료여 후유증을 줄인다.

⑥ 유두 및 유선질환

유두의 기형, 유두의 표피탈락, 유두 및 유륜의 함몰, 유두염 등의 유두 질환은 임신 전부터의 유두와 유륜의 관리에 많은 영향이 있으며, 임신 후에는 정기적인 산전관리로 전문의사의 도움을 받도록 하여 분만 후에 모유수유에 지장이 없도록 관리하여야 한다.

3. 영유아보건

영유아 보건관리는 모체나 태아의 보건관리부터 신생아, 영유아기를 포함한다.

3-1. 태아기관리

모체의 건강상태에 따라 태아의 건강에 치명적인 영향을 줄 수 있으므로 태아기의 관리는 중요하다. 특히 미숙아로 태어나는 경우에는 특별한 관리가 요구된다.

(1) 미숙아관리

미숙아는 임신기간 28~37주에 태어나는 아기로서 출생시 체중이 2.5kg 이하인 아이를 말한다. 미숙아는 정상적인 반사작용이 결핍되거나 흡입력, 호흡, 체온조절, 세균에 대한 저항력이 부족하므로 다양한 건강 문제가 발생될 수 있다. 미숙아가 출생하는 이유는 알 수 없는 경우(50%)이고 다음이 다태임신(14%), 임신중독증(7%), 만성고혈압(6%)의 순이며 심장질환, 제왕절개의 반복시행, 자궁경부이완증, 외상, 영양부족 등의 모체측 요인 외에도 선천성 기형, Rh인자의 부적합, 태반 조기박리 등의 태아측 원인들도 있다.

미숙아가 출생되지 않도록 하는 예방책으로는 원인 요소들에 대한 철저한 관리가 필요하다.

미숙아의 관리로는 보온, 영양공급, 감염예방의 3가지가 특별히 중요하다. 미숙아는 체온조절이 가능하지 못하므로 실내온도를 30~32℃, 습도는 55~60%로 유지시키며

표 18-2. 미숙아 출산의 위험 요인

분 류	위 험 요 인
인구학적 위험요인	연령(17세 이하이거나 34세이상), 인종(흑인), 낮은 사회경제적 지위, 미혼, 낮은 교육수준
임신이전의 의학적 위험요인	아이가 없거나 4명 이상, 신장에 비해 체중이 적음 생식기나 비뇨기 이상, 혹은 과거의 수술 경험 당뇨병이나 만성적 과민 증상과 같은 질병, 풍진과 같은 감염에 대한 면역 결핍, 이전에 체중 미달아 출산과 여러 번의 낙태 경험 어머니의 유전적 요인들(예 : 자신이 출생시 체중 미달아였음)
현재의 임신과 관련된 의학적 위험요인	쌍생아 임신, 몸무게 증가가 적음(14파운드 이하) 이전 임신 후 6개월 이내에 임신함, 저혈압, 과민성이나 독혈증 풍진이나 감염, 임신 3개월 이내와 6개월 이내에 출혈, 태반 이상 빈혈이나 비정상적인 혈색소, 태아 이상, 자궁 경관이 약함 저절로 양막이 미리 파열
행동 및 환경적 위험요인	흡연, 영양결핍 상태, 알콜과 다른 약물 남용, 높은 곳에 올라감 DES와 다른 독성들(작업장에서의 독성 포함)에 노출
건강관리와 관련된 위험요인	태내 관리가 전혀 되어 있지 않거나 부적절함 제왕 절개나 유도 분만으로 달이 차지 않은 조산아 분만

적당량의 산소공급도 필요하다. 영양으로는 젖을 빨지 못하므로 코에 튜브를 삽입하여 정상아보다 적은 량을 자주 먹이도록 한다. 미숙아가 감염되면 치명적인 경우가 많으므로 미숙아실에 들어갈 때는 모자, 마스크, 가운을 착용하도록 하며 손을 깨끗이 씻는다.

(2) 과숙아 관리

과숙아는 출산예정일보다 2주 이상 늦게 태어난 분만아를 말하며 태반기능이 불안정한 경우 나타나므로 의학적으로 태반기능부전증후군에 속한다. 과숙아는 태반기능부전증 때문에 영양·산소 부족에 쉽게 걸리고, 임신기간에 비해 체중이 적은 체중미달아가 된다. 원인은 확실하지 않지만, 당뇨병을 앓고 있는 산모로부터 출생이 많으며, 난산으로 가사(假死)나 분만의 장애를 일으키기 쉽다. 보육은 미숙아에 준해서 하며 신생아기를 지나면 정상아와의 발육차이는 보이지 않는다.

또한 거대아란 체중이 평균값보다 훨씬 큰 신생아를 말하며 정확한 정의는 아직 없으나 태어났을 때 몸무게가 4~4.5kg 이상인 신생아를 말한다. 그러나 예정일이 넘었다고 반드시 거대아가 되는 것은 아니다. 원인은 임신기간이 너무 길거나, 태아의 발육이 너무 좋아서 생기는 경우가 많다. 과숙아와 달리 보육상 보통과 다른 점이 없다.

정상적인 임신으로 거대아를 낳을 확률은 1% 전후지만 당뇨병 임산부는 30~60%가 거대아를 낳는다고 한다. 그 외에 임신부의 체격이 클 때, 다산의 경험이 있는 산모, 산모가 비대증에 걸렸을 때, 과숙아나 거대아를 출산했던 경험이 있을 때 등이다.

보통 진단은 초음파 측정이나 임상적 측정을 한다. 거대아를 임신한 경우 모체 및 태아 양측의 합병증이 증가한다. 특히 분만 도중 산모의 질에 어깨가 걸려 나오지 못하는 견갑난산에 이르게 될 가능성이 높고, 분만 및 출산 후에 자궁수축부전 등이 올 수 있고 아두골발 불균형이 초래될 수 있다.

거대아가 질분만을 거치려면 산모뿐 아니라 아기도 고생을 하게 되는데 그 결과로 아기는 쇄골골절, 간이나 비장파열, 부신피질 출혈, 심한 질식 등이 초래될 수 있다. 따라서 유도분만을 하게 되는데 유도분만을 시도하다가 태아가 위험에 처한다든지 진행이 안 되는 경우에는 제왕절개를 고려하기도 한다.

3-2. 신생아관리

신생아란 생후 4주간의 아기를 말한다. 신생아는 모체 내의 생활로부터 모체 밖의 생활로 적응하는 시기이다. 신생아 사망이 영아 사망의 2/3를 차지하므로 각별한 관리가 필요하다. 신생아 관리시에도 무엇보다 체온을 유지시켜 주는 것이 중요하다.

3-3. 영유아 관리

(1) 영유아 특성

영아란 생후 1년까지, 유아란 생후 1년부터 만 6세까지의 아이를 말한다. 이 시기에는 신체적으로 급격한 성장과 발달이 이루어지므로 영양학적, 정서적으로 변화가 뚜렷하다. 또한 전염병과 사고에 노출될 기회가 현저히 증가하는 시기이다. 정상적인 성장발육을 돕기 위하여 고려하여야 할 내용은 다음과 같다.

· 주기적인 건강검사 및 건강상담
· 전염병 예방을 위한 기본 예방접종과 추가 접종
· 균형있는 식사와 영양섭취
· 유치 및 치아 건강관리를 위한 부모교육 및 시설소개
· 사고예방과 안전교육
· 정신건강교육
· 성장발육에 도움이 되는 신체적, 정신적, 사회적, 환경적 요소에 대한 보건교육
· 지역사회 아동건강시설의 설립 및 확보

(2) 영유아 예방접종

① 생후 4주 이내 접종

② 모체가 HBsAg 양성인 경우에는 출생 후 12시간 이내에 백신과 B형간염의 면역글로불린(HBIG)을 동시에 주사하고, 음성인 경우에도 생후 2개월 이내에 첫 접종을 시작한다. 이후의 접종 일정은 약품설명서에 기재된 접종 방법(0, 1, 6 방식 또는 0, 1, 2 방식)대로 실시한다.

③ 폴리오 3차 접종은 6개월에 시행하나 18개월 이내에만 접종하면 된다.

④ 홍역 유행시 생후 6개월에 홍역 단독 백신으로 조기접종하며 이 경우 생후 12개월에 다시 MMR로 접종한다.

⑤ 일본 뇌염백신은 전염병 예방법에 의한 임시예방접종으로 생후 첫돌이 지난 12~24개월에 1~2주간격으로 2회 접종한 다음 12개월후 3차 접종하는 기초접종을 시작하며 만 6세, 12세 되는 해 각각 1회씩의 추가접종을 실시한다.

⑥ 만 14세~16세 Td 추가접종은 백신의 국내 도입시까지 유보한다.
(2000년중 희귀 의약품으로 국립 보건원에서 수입 추진중)

표18-3. 소아표준 예방접종표

나이 / 대장전염병	신생아 (4주 이내)	2개월	4개월	6개월	12 개월	13 개월	15 개월	18 개월	24 개월	4~6 세	6 세	12 세	14~16 세
결 핵	BCG												
B형간염[2]	B형간염			B형 간염									
디프테리아-백일해-파상풍 (DTaP)[3]		DTaP	DTaP	DTaP						DTaP			Td[3]
폴리오[4]		OPV	OPV	OPV						OPV			
홍역-볼거리-풍진 (MMR)[5]					MMR		MMR			MMR			
일본뇌염[6]					일본 뇌염		일본 뇌염				일본 뇌염	일본 뇌염	

자료 : 보건복지부(2000)

3-4. 영유아 사망과 질환

(1) 영아사망

영아사망은 그 나라의 보건수준과 관계가 많으며 신생아기간에 대부분 발생한다. 우리 나라의 영아사망 원인 중 가장 흔한 것은 선천적 이상, 주산기 질환의 순이다.

표 18-4. 모 연령별 영아사망률(1996년 출생 코호트)

모 연령별	영아사망률
전 체	7.7
19세 미만	8.8
20~24	6.3
25~29	6.8
30~34	9.4
35~39	13.5
40세 이상	21.9

자료 : 보건복지부(2002)

표 18-5. 영아사망률 및 모성사망비의 국제비교표

나라별	영아사망율[1](96)	모성사망비[2](95)
오스트레일리아(Australia)	5.8	9
오스트리아(Austria)	5.1	1
벨기에(Belgium)	6.0	-
캐나다(Canada)	6.0	-
체코(Czech Republic)	6.0	2
덴마크(Denmark)	5.2	10
필란드(Finland)	4.0	1
프랑스(France)	4.9	-
독일(Germany)	5.0	5
그리스(Greece)	7.3	-
헝가리(Hundary)	10.6	15
아이슬란드(Iceland)	3.7	-
아일랜드(Ireland)	5.5	-
이탈리아(Italy)	5.8	-
일본(Japan)	3.8	7
한국(Korea)	7.73)	20
룩셈부르크(Luxembourg0	4.9	18
멕시코(Mexico)	17.0	53
네덜란드(Netherland)	5.2	7
뉴질랜드(New Zealand)	7.4	4
노르웨이(Norway)	4.0	-
폴란드(Poland)	12.3	10
포르투칼(Portugal)	6.9	8
스페인(Spain)	5.0	-
스웨덴(Swenden)	4.0	4
스위스(Switzerland)	4.7	9
터키(Tuekey)	42.2	-
영국(United Kingdom)	6.1	7
미국(United States)	7.8	7

주 : 1) 출생아 천명당 2) 출생아 10만명당 3) 1996년 영아사망조사 결과(보건복지부)
*자료중 '-' 는 미생산을 의미함
자료 : 보건복지부(2002)

표 18-6. 성별 영아사망 원인(1996년 출생 코호트)

순위	남 사 망 원 인	%	여 사 망 원 인	%
합계		100.0		100.0
1위	심장의 선천성 기형	11.2	심장의 선천성기형	11.2
2위	신생아 호흡곤란	10.7	신생아 세균성 패혈증	10.5
3위	신생아 세균성 패혈증	10.1	임신기간 및 태아발육 관련장애	10.2
4위	임신기간 및 태아발육 관련장애	9.5	신생아 호흡곤란	9.7
5위	기타 증상 및 징후	8.3	기타 증상 및 징후	9.5
6위	신생아 기타 호흡기병태	6.5	신생아 기타 호흡기병태	7.5
7위	기타 선천성 기형	4.8	기타 선천성 기형	4.3
8위	자궁내 저산소증 및 출산질식	4.5	모든 기타 외인	4.3
9위	나머지 주산기병태	4.4	나머지 주산기병태	4.0
10위	태아·신생아의 출혈성 및 혈액학적 장애	3.8	자궁내 저산소증 및 출산질식	4.0
	기 타	26.2	기 타	24.8

자료: 보건복지부(2002)

(2) 유아사망

유아사망 원인은 과거에는 소화기계 및 호흡기계 질환이었지만 최근에는 불의의 사고로 낙상, 화상, 익사 등이다. 다음으로 폐렴 및 기관지염 등의 질환으로 유아들이 사망한다.

(3) 영유아 질환

① 선천적 이상

선천성 질환의 경우에는 대부분 원인불명으로 조기에 사망하므로 예방이 곤란하다. 조산은 미숙아를 낳게 되고 미숙아의 경우에는 선천적인 문제점을 가지고 태어나는 경우가 많으므로 연속적인 인과관계가 있다. 임부가 풍진에 걸리면 백내장아, 심기형아, 농아를 출산할 수 있으며 유전적 요인, 방사선, 약품, 화학물질, 환경 등의 영향으로도 기형아가 출산되기도 한다.

② 심신장애아

정신박약아, 정서장애아, 시각장애아, 청각장애아, 언어장애아, 지체부자유아, 정신 및 신체장애가 중복된 중증 심신장애아, 소아 만성질환아 등이 심신장애아에 속하며 이들을 위한 특별 교육프로그램과 치유프로그램이 준비되어야 한다.

③ 발육지연아

발육 이상으로 정상아의 범주에서 벗어난 경우로 조산아, 과숙아, 비만아가 있다. 최근 들어 심각한 것이 어린이 비만이다. 소아 비만은 소아고혈압, 소아중풍, 소아당뇨병 등 다양한 소아 성인병을 유발하므로 중요하게 취급되어야 한다.

3-5. 영유아 보건대책

신생아 보건대책으로는 영양관리(모유영양, 인공영양)가 중요하며 조산아, 기형아 예방과 질병감염 방지를 위한 대책이 필요하다. 영아의 보건대책으로는 예방접종, 사고예방, 영양 및 이유관리, 피복, 목욕 등의 위생관리, 조산아 및 신생아에 대한 방문관리 등이 보다 활성화되어야 한다.

유아의 보건대책으로는 신체적인 측면만이 아니라 교육적인 측면의 유아학교, 어린이집, 유치원 등이 복지차원의 시설을 갖추어 영유아 뿐만 아니라 어머니의 양육 부담과 여유를 갖도록 하는 측면에서 중요한 요소이다. 이미 알려진 바와 같이 자녀의 양육은 자녀를 돌보는 시간에 비례하지 않고 얼마나 시간 활용을 잘하여 건강하게 잠재성을 개발하며 잘 교육시키느냐는 즉 양보다 질의 문제라는 것이다. 그러므로 취학 전 아동을 위한 양질의 사회복지 및 교육 시설의 확보는 여성의 사회참여를 증진시키는 것이며. 나아가서는 국가의 경쟁력 향상에 기여하게 된다.

4. 가족계획

4-1. 가족계획의 개념

가족계획(family planning)이란 가지고 싶은 수의 자녀를 낳고 싶을 때 낳는 것이다. 즉 자녀를 원할 때는 임신하여 출산하며 자녀를 원치 않을 경우에는 피임방법으로 임신이 되지 않도록 하여 임신도 출산도 하지 않게 하는 것이다. 그러므로 좁은 의미로는 임신의 시기, 간격 및 횟수를 조절하여 출생아 수를 제한하는 것이며, 넓은 의미로는 불임증 환자를 진단 및 치료하여 자녀를 갖도록 하는 것도 포함된다. 가족계획의 지향 방향은 임신 가능한 부부에 대하여 각기 그 부부의 개별사정이나 생활능력을 감안하여 초산연령, 자녀수, 출산간격, 출산시기, 단산연령 등의 계획을 미리 세우게 하고, 수태시기의 조절 및 실천을 유도하여 안정된 국민생활을 영위하도록 하는데 있다.

4-2. 가족계획의 필요성

(1) 모자보건의 측면

인류가 시작된 이래 동서고금을 막론하고 임신, 출산, 육아는 여성의 본분이자 주요 역할임이 강조되어 여성은 생리적, 심리적, 정신적으로 많은 부담을 안고 생활하고 있다. 또한 여성의 건강은 임신을 통하여 자녀에게 악영향을 줄 수도 있으며(유전적 질환), 때로는 어머니와 자녀가 함께 생명을 잃을 수도 있다.

그러므로 모성의 건강관리나 출생 후 학령기까지의 건강관리를 잘하는 것은 질병예방이라는 기본적인 요인 외에도 모자의 건강자질과 체력을 향상시켜 건강한 국민자원을 확보하는데도 중요한 역할을 한다.

(2) 여성해방의 측면

아직도 남아있는 남존여비의 의식은 여성을 아들 낳을 때까지 분만을 계속해야 하는 굴레에서 벗어나지 못하게 하고 있다. 과거에는 아들을 낳기 위하여 10명의 자녀를 분만한다고 하면 20살에 초산하여 2살 터울로 출산한다고 해도 막내의 출산은 40세가 되어야 하고 또 그 막내 자녀가 독립하기까지는 많은 시간이 소비되므로 여성은 자녀를 출산하고 양육하는 기계로 인식되기도 하였다.

(3) 불임의 측면

인간은 대부분 종족 보존의 본능으로 자녀 갖기를 원하나 수태할 수 없는 경우가 있다. 임신이 불가능하면 인공수정이나 시험관 아기 등의 방법으로 수태시켜 분만하는 방법을 사용한다.

(4) 경제수준과 생활양식의 측면

가정경제는 소득과 지출의 형태로 운영되는데 가족 수의 증가는 지출을 가져오게 되고 노후를 위한 저축을 어렵게 한다. 자녀의 출산 노동력 확보라는 원시적인 생각은 경제수준과 삶의 질에서 악순환을 반복하게 한다. 가정의 경제나 가정의 생활양식은 국가의 경제나 국가 문화수준을 평가하는 척도로 나타나므로 우리실정에 맞는 가족계획이 정착되어야 한다.

(5) 윤리 도덕적 측면

오늘날에는 피임기술의 발달로 원치 않는 자녀는 출산하지 않으므로 자녀의 수는 줄어들었지만 수태가 된 태아를 인위적으로 죽이는 즉 기득권을 가진 성인들이 낙태라는 옳지 못한 방법으로 힘없는 태아를 짓밟아 생명윤리를 거슬리는 일을 하고 있다. 이렇듯 임신과 출산은 여성굴레를 벗기기도 하였지만 또 다른 짐을 지워주기도 하였다. 최근에는 성폭력이라는 심각한 문제의 확산으로 강간에 의한 임신일 경우 임신의 중단이 허용되고 있어 한편으로는 악용될 소지도 안고 있다.

올바른 성교육으로 성폭력을 막고 건전한 성문화의 정착을 위하여 다함께 노력하여야 한다.

4-3. 가족계획의 내용

(1) 결혼연령

가족계획은 결혼에서부터 시작된다. 부모가 건강하여야 건강한 아이를 출산하게 되므로 결혼하는 예비 부모들이 원기가 왕성한 동안 아이를 낳고 일찍 단산하여 부모의 은퇴 전에 자녀 양육을 마치는 것이 바람직하다. 부부간의 연령차는 적은 편이 좋다.

(2) 초산연령

초산 연령은 25세 이전이 좋으며 마지막 출산은 30세 이전이 바람직하다. 20세 이전은 분만의 안정성이 낮고 사산 및 미숙분만율이 현저히 높다. 또한 35세 이전에는 단산함이 좋은데 임신중독증, 유산, 미숙분만율이 20대의 약 2배 이상이 된다고 발표되고 있다.

(3) 임신간격

자녀의 터울은 임신기간 9개월, 수유기간 6개월, 모체의 휴식 및 회복기간 최소 12개월로 약 3년간을 유지하는 것이 좋다. 터울이 짧으면 신체적, 심리적 부담이 커지므로 자녀에게 소홀히 하게되고 자녀들은 보살핌을 제대로 받지 못하므로 열악한 처지에 놓이게 되어 질병발생 및 가정사고가 많아지게 된다.

(4) 출산회수

부모의 건강, 경제능력, 가정환경, 양육능력 등에 따라 부모들이 결정할 문제이지만 다산은 산후출혈, 전자간증, 전치태반 등과 같은 산과적 질환과 골반강내 염증과 같은 부인과 질환의 발생율을 증가시키게 된다. 일반적으로는 사회경제적으로 저소득층, 저학력 계층에서 다산하는 경우가 많다. 출산 계절로는 따뜻한 봄이 좋으므로 여름에 임신하는 계획이 필요하다.

4-4. 가족계획 방법

(1) 피임법의 이상적 조건

피임방법에는 다양한 방법이 있지만 이상적인 피임법으로는 다음의 조건을 갖추어야 한다.

① 피임효과가 절대적으로 정확해야 한다.
② 사용이 간편해야 한다.
③ 일시적인 피임법은 임신을 원할 때 언제든지 임신이 가능해야 한다.
④ 육체적, 정신적으로 부담이 없고 성감을 해치지 않아야 한다.
⑤ 피임에 실패하였을 경우 태아에게 해가 없어야 한다.
⑥ 실시 방법이 간편하여 손쉽게 사용할 수 있어야 한다.
⑦ 비용이 싸고 구입이 쉬워야 한다.

(2) 피임방법

① 일시적 피임방법
○ 콘돔(condom)

1876년 수태조절을 위한 방법이 보급되기 전에는 성병예방의 목적을 위해 사용되었다. 정자가 질내로 삽입되는 것을 막는 방법으로 성교 전에 음경에 얇은 고무주머니를 씌우는 것으로 사정된 정액은 고무주머니에 받아지므로 자궁 내에 정자가 들어가는 것이 차단되어져 피임이 되는 것이다. 피임이 간편하고 비용이 싸 구입하기가 쉽고, 인체에 해가 없으며 피임의 확실성을 확인할 수 있다. 성병 예방에 효과적이다. 그러나 개인에 따라서 다소 성감이 떨어질 수 있고 장기 사용시 외상으로 인한 질염을 일으킬 수 있으며 콘돔은 1회성이다.

○ 성교중절법

특별한 피임도구가 필요 없으며 성교 중 남성이 사정 직전에 음경을 질 밖으로 빼내어 외부에 사정하는 방법으로 질외사정법이라고도 한다. 인간이 사용한 최초의 피임법으로 구약성서에도 나와 있지만 피임에 실패 확률이 높다. 남성의 강한 자제력이 요구되므로 정신적 부담이 클 수 있다.

○ 경구피임약(oral pills)

난소에서의 배란작용을 억제하며 자궁내막에 변화를 일으켜 수정된 뒤라도 착상을 방해하며 경관점액에도 변화가 일어나 정자 운동을 억제하므로 자궁 내로의 정자 이동을 방해하여 피임되는 것이다. 피임효과는 대단히 높으나 오심, 구토, 소화기장애, 체중증가, 부정출혈, 감염, 유방통, 피부착색 등 신체적 부작용 외에도 불쾌감, 우울 등의 정신적인 부작용과 시력저하, 두통, 무월경 등의 각종 합병증이 나타난다. 그러므로 고혈압, 당뇨병, 급·만성간질환, 우울증 등의 질환이 있는 경우에는 복용해서는 안된다.

경구피임약은 1개월 단위로 포장되어 있으며 20정, 21정 및 28정 포장의 3가지 종류가 있다. 각 포장 단위로 먹는 방법이 다르므로 꼭 전문가의 상담을 받도록 한다.

○ 자궁내 장치(IUD, intra uterine contraceptive device)

자궁내에 루프(loop), 오타 링(ota ring), 쿠퍼 티(cupper T) 등의 기구를 삽입하여 자궁 내에 수정란이 착상되는 것을 방지하는 방법으로 엄밀히 말하여 피임방법이라고는 할 수 없다. 자궁 내 장치의 삽입 시기는 월경 시작일부터 10일 이내 혹은 끝무렵 1~2일 이내가 바람직하다. 1회 삽입으로 장기간 피임이 가능하고 성생활에 지

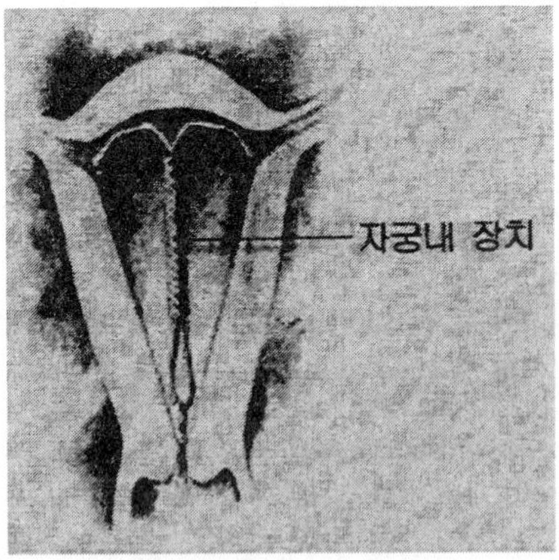

그림 18-1 자궁내 장치 그림

장이 없으며 간편하고 경제적이나 전문가에 의하여 삽입되어야 하고 월경과 더불어 배출될 수 있으므로 규칙적으로 확인하여야 하며, 체질에 맞지 않는 사람은 복부의 통증, 성교시 동통, 비정상적 분비물 및 출혈 등이 나타날 수 있다.

○ 월경주기법

여성의 월경주기를 이용하여 배란일 및 가임기간을 계산하고 가임기간에는 금욕하거나 다른 피임방법을 사용한다. 월경주기법은 적어도 8개월 이상의 월경주기(월경 시작 일부터 다음월경 시작 전날까지)를 근거로 계산되어야 한다. 또한 월경주기법을 적용하기 위하여 정자의 생존가능일 48시간(3일)과 난자의 생존가능일 24시간(2일)을 고려하여야 정확한 피임을 할 수 있다. 특히 월경주기는 신체적, 정신적 기타 복잡한 영향으로 변화될 수 있으므로 다음 생리일은 어디까지나 예측을 하는 것이다.

○ 생리주기 활용법

- 오기노주기법 -

1924년 일본 오기노가 발표한 방법으로 여성의 수태기는 월경주기가 몇 일이건 상관없이 항상 다음 월경이 시작되는 전날부터 12~19일 전의 8일간이라는 것이다. 이 방법은 월경주기를 정확히 파악하고 있어야 하므로 일정하게 적용하기에는 무리가 따른다.

표 18-7. 월경주기별 안전일 조견표

주 기	1	2	3	4	5	6	7	8	9	10	11	12	13	14	15	16	17	18	19	20	21	22	23	24	25	26	27	28	29	30	31	32	33	34	35
34일형	◎	◎	◎	◎	◎	○	○	○	○	○	○	○	○	○	○	9	8	7	6	⑮	⑭	⑬	⑫	⑪	○	○	○	○	○	○	○	○	○	○	◎
33일형	◎	◎	◎	◎	◎	○	○	○	○	○	○	○	○	○	9	8	7	6	⑮	⑭	⑬	⑫	⑪	○	○	○	○	○	○	○	○	○	○	◎	◎
32일형	◎	◎	◎	◎	◎	○	○	○	○	○	○	○	○	9	8	7	6	⑮	⑭	⑬	⑫	⑪	○	○	○	○	○	○	○	○	○	○	◎	◎	◎
31일형	◎	◎	◎	◎	◎	○	○	○	○	○	○	○	9	8	7	6	⑮	⑭	⑬	⑫	⑪	○	○	○	○	○	○	○	○	○	○	◎	◎	◎	◎
30일형	◎	◎	◎	◎	◎	○	○	○	○	○	○	9	8	7	6	⑮	⑭	⑬	⑫	⑪	○	○	○	○	○	○	○	○	○	○	◎	◎	◎	◎	◎
29일형	◎	◎	◎	◎	◎	○	○	○	○	○	9	8	7	6	⑮	⑭	⑬	⑫	⑪	○	○	○	○	○	○	○	○	○	○	◎	◎	◎	◎	◎	○
28일형	◎	◎	◎	◎	◎	○	○	○	○	9	8	7	6	⑮	⑭	⑬	⑫	⑪	○	○	○	○	○	○	○	○	○	○	◎	◎	◎	◎	◎	○	○
27일형	◎	◎	◎	◎	◎	○	○	○	9	8	7	6	⑮	⑭	⑬	⑫	⑪	○	○	○	○	○	○	○	○	○	○	◎	◎	◎	◎	◎	○	○	○
26일형	◎	◎	◎	◎	◎	○	○	9	8	7	6	⑮	⑭	⑬	⑫	⑪	○	○	○	○	○	○	○	○	○	○	◎	◎	◎	◎	◎	○	○	○	○
25일형	◎	◎	◎	◎	◎	○	9	8	7	6	⑮	⑭	⑬	⑫	⑪	○	○	○	○	○	○	○	○	○	○	◎	◎	◎	◎	◎	○	○	○	○	○

◎ 생리일, ○ 임신 우려가 없는 날, 1~35 생리 1일부터의 일수

9~⑪ 임신되기 쉬운 날(숫자는 다음 월경 시작하는 날 전을 표시한 것)

- 기초체온법(BBT, basal body temperature) -

기초체온이란 6~8시간의 숙면을 취한 뒤 아침에 깨었을 때 안정상태에서 측정한 체온을 말하며 정확한 측정을 위하여 구강체온을 원칙으로 한다. 정확한 측정을 위하여 기초체온 측정용으로 제조된 체온기를 사용하여야 한다. 매일 아침 체온을 측정하면 체온이 낮은 시기와 높은 시기로 구분되는데 저온기에서 고온기로 0.5℃ 상승되는 시기가 나타나며 바로 이 시기가 배란일인 것이다. 이 방법을 정확히 적용하기 위하여 날마다 측정한 체온을 그래프로 그리며 곡선의 변화를 즉시 알 수 있어야 한다. 그러나 체온은 몸살, 흥분 등 여러 가지 요인으로 변화될 수 있으므로 기초 체온법으로만 피임한다는 것은 별로 바람직하지 못하다.

- 점액관찰법(billing's method) -

자궁경관의 점액이 배란기에는 정자가 통과가 용이하도록 양이 많아지고 묽으며 미끈미끈한 상태로 변하게 된다. 즉 생리주기 전후에는 아무런 분비물도 나오지 않는 건조기였다가 배란이 가까워오면서 자궁경관의 분비물이 나오기 시작하고 이 분비물의 점도가 가장 높아지며 맑은 시기가 배란일이 되는 것이다. 월경주기법과 정자와 난자의 수명 및 점액관찰법을 함께 활용한다면 보다 정확한 배란일을 알 수 있어 피임의 효과를 높일 수 있다. 다른 도구나 약제를 사용하지 않고 자연적인 주기와 관찰로 피임을 하게 되므로 부부간의 신뢰감이 높아 성교일과 금욕일을 부부가 함께 정할 수 있다면 보다 바람직한 피임방법이 될 수 있다.

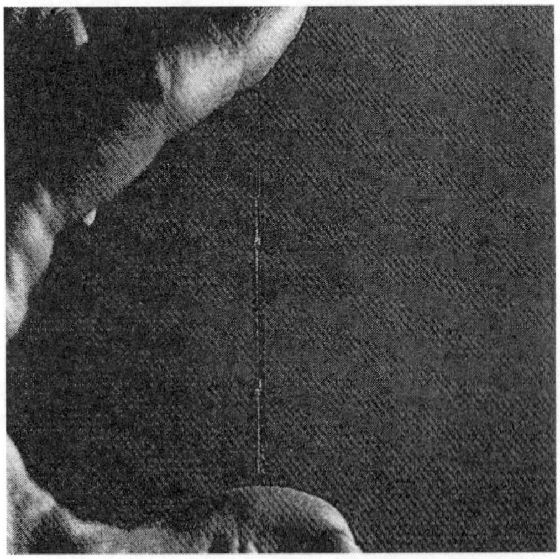

그림 18-2 점액관찰법 그림

○ 질세척법(postcoital douche)

성교 후에 사정된 정자를 세척해 내는 피임방법으로 세척액으로는 1.5~2.0% 붕산수, 2.0~3.0% 초산수, 1.0% 백반수 및 따뜻한 물을 사용한다. 피임에 실패할 확율이 높다.

○ 살정자피임법(spermicides)

인체에는 무해한 화학적 발포성정제(foam tablet), 좌약(suppositories), 젤리(jelly) 크림(cream) 등의 정자를 죽이는 제제를 성교 전에 미리 질 내에 삽입해 두어 사정된 정자를 죽이거나 약화시켜 자궁 내로 들어가는 것을 막는 방법이다. 지속시간은 1시간 전후이며 성교 후 6시간 이내에는 질 세척을 하지 않아야 한다. 성교 전 살정제를 삽입하지 않으면 피임효과를 기대할 수 없는 방법이다.

○ 다이아프램(vaginal diaphragm or pessary)

1938년 독일 의사 프레드릭 와일드(Frederic Wilde)가 고안한 것으로 일반적으로 페싸리라고 하며 둥근 고리에 고무 막을 씌운 모자모양의 장치로서 피임젤리를 고무막의 양면에 바르고 자궁 경부를 꼭 막아 사정된 정자가 자궁경관 내로 진입하지 못하도록 하는 피임하는 방법이다.

○ 자궁경캡법(cervical cap)

기능과 원리는 다이아프램과 같으며 구조만 약간 달라 마치 병마개와 같이 자궁경을 꼭 맞게 막아서 자궁으로 정자가 들어가는 것을 막는 방법이다. 자궁경 캡은 성교 중에 위치를 벗어날 수 있으므로 피임실패율이 높다.

② 영구적 피임방법

○ 정관절제술(vasectomy)

부고환으로부터 2cm 떨어진 정관부위를 절단(영구적) 또는 결찰하여(반영구적) 고환에서 만들어진 정자가 몸밖으로 배출되는 것을 막고 정액만 배출되게 하여 피임하는 방법이다. 짧은 시간에 국소마취로 특별한 시설 없이도 가능한 안전하고 영구적인 피임방법으로 수술 후 2~5일간 심한 운동을 피하며 휴식하고 6주 이상은 정관 내에 남아 있는 정자가 다 나올 때까지 다른 피임 방법을 이용해야 한다.

○ 난관절제술(laparotomy)

배꼽 바로 밑 1cm 이내의 피부만 절개하고 복강경이라는 기구를 넣어 난관의 일부를 절제하여 소작하거나(영구적) 또는 결찰(반영구적)함으로 정자와 난자가 결합하는 통로를 차단하는 피임방법이다. 짧은 시간으로 가능하며 수술 후 2~3시간만 안정하면 되고 흉터가 적어 미용에도 해가 되지 않는다.

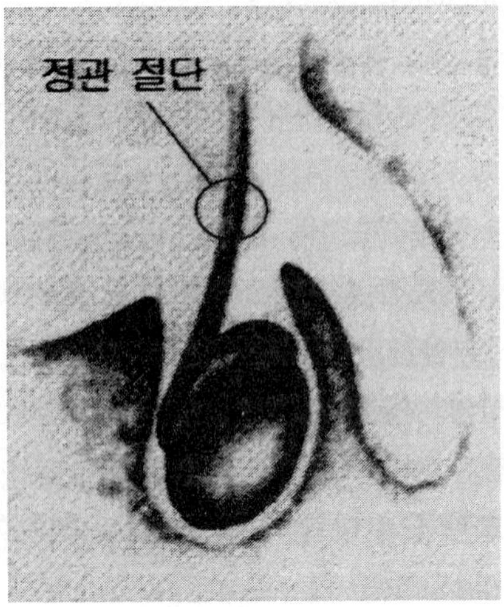

그림 18-3 정관절제술

19장. 노인보건

1. 노인보건의 개념

1-1. 노인보건의 정의

세계 각국이 평균 수명의 연장으로 인구중 노인이 차지하는 비중이 점차적으로 늘어나고 있으며 이를 고령화 사회로 접어들고 있다고 말한다. 노인이라 함은 생활보호법(1961)과 노인복지법(1981)에서 65세 이상을 말하나 정신연령과 생리적 연령이 다를 수 있으므로 노인을 정확히 구분하여 정의하기란 쉽지 않다. 일반적으로 노인연령층을 다시 65~74세의 젊은 노인(young old)과 75세 이상의 늙은 노인(vulnerable old, old old)으로 분류한다.

사람들은 태어나서 성장과 발달을 거치는 과정에서 서서히 노화하고 있는 것이다. 노화(aging)란 수정에서부터 출생, 성장 그리고 죽음에 이르기까지 생물이 시간의 경과와 더불어 서서히 모든 장기의 기능이 저하하여 체내의 항상성이 붕괴되어 버린 과정을 말하며 노쇠(senescence)는 노화와 달리 성숙기 이후에 나타나는 변화를 의미한다. 노년기에서는 예비력과 적응력이 저하한 결과 질병에 걸리기 쉽게 되는데 이 과정을 병적 노화라고 말한다. 우리는 노화와 노쇠 및 질병(disease)을 구분할 수 있어야 한다.

노인보건은 노인인구의 노화와 노쇠 및 질병의 과정에서 신체적, 정신적, 사회적 건강을 유지, 증진시키기 위하여 관련된 보건의료 자원들을 효율적으로 조달, 분배, 관리하려는 일련의 노력들에 관심을 갖는 분야이다.

1-2. 노인보건의 중요성

일부 개발도상국에서는 사회의 점진적인 고령화 경향이 아직 심각하지 않기 때문에 기획입안자와 정책결정자들이 국민 전체의 기본적인 욕구를 만족시키는 전반적인 경제 사회적인 개발계획과 실행에 노인문제를 고려하지 않고 있다. 미래에 60세 이상의 노인인구, 특히 80세 이상의 노년층의 현저한 증가가 예상되고 있으며 많은 국가에서 60세 이상 인구 비율은 향후 수십 년 내에, 특히 21세기의 초반 25년 사이에, 현저하게 증가하게 될 것이다. 또한 이러한 노인 인구의 대다수를 점증적으로 여성들이 차지하게 될 것이다.

이렇듯 사람들의 평균수명의 연장은 경제발전에 따른 소득수준과 생활수준의 향상으로 신체적인 건강 상태가 호전되고 의학기술의 발달과 의료보험의 도입으로 양질의 의료혜택으로 인한 당연한 결과로 2000년의 우리 나라의 인구는 1970년에 비해 1.5배 증가한 4,727만 명에 이르는 것으로 추산하였다(통계청, 1996). 그리고 2000년을 기점으로 전체 인구의 7% 이상이 노년층으로 고령화사회로 접어들며 2022년에 이르면 노인인구가 14%에 이를 전망이다.

이렇게 급속하게 증가하고 있는 노인보건 문제의 중요성을 살펴보면 다음과 같다.

① 인구통계학적으로 노인인구가 급격히 증가되는데 특히 80세 이상 후기 노인의 비율이 높아져 노인 부양비가 증가되어 15세~64세 인구 5명당 1명의 노인을 부양해야 될 것으로 예상된다.

② 산업화 도시화의 과정은 대가족제도에서 핵가족화를 촉진하고 여성의 취업 증가는 가족구조를 변화시켰으며, 1998년의 우리 나라 노인가구는 20.9%에 해당되며 이 중 독거노인과 노인 부부가족이 41.7%에 해당되었다. 그러므로 노인들의 생계는 또 다른 사회적 과제로 대두되고 있다.

③ 노인인구의 만성질환 유병률과 급성질환 유병률이 전체 인구에 비해 단연 높아 일상생활의 영위를 어렵게 하며, 평균 병상일수가 길어서 의료비의 증가로 인한 부담이 커진다.

1985년에서 1998년 사이에 전체의료비가 16.6배 증가한 반면 노인의료비는 같은 기간에 55배 증가하였다.

표 19-1. 노인인구의 급·만성 질환 유병률(단위: 건, 인구 1,000명당)

이환형태	전국		시부		군부	
	65세이상	전체인구	65세이상	전체인구	65세이상	전체인구
급성이환*	925	477	931	462	914	531
만성이환**	1,052	431	1,081	403	1,012	531

* 2주간 이환 건수.

** 1년 동안 3개월 이상 이환 건수.

자료 : 최정수 등. 한국인의 건강과 의료이용실태. 한국보건사회연구원, 1995.

표 19-2. 우리 나라 65세 이상 노인의 만성 질환* 유병률

질 환 명	유 병 률
관 절 통	43.4
요통좌골통	29.1
고 혈 압	23.5
소화성궤양	15.9
백 내 장	10.6
당 뇨 병	9.0
만성기관지염	6.3
디 스 크	5.4
골절후유증	5.4
협 심 증	5.1
천 식	5.1

* 3개월 이상 앓고 있는 질환

자료 : 정경희등. 1998년도 전국 노인생활실태 및 복지욕구조사. 한국보건사회연구원, 1998

2. 노인보건의 특성

2-1. 신체적 노화현상

(1) 근·골격계의 변화

노인에서 보여지는 근육 및 골격계의 가장 현저한 변화는 신장(키)의 감소이다. 노인에서는 근력의 저하와 더불어 운동성의 저하가 나타난다. 근·골격계에 있어서의 노화는 비가역적이지만, 노인 개개인에 따라서는 자신의 한계 내에서 절도 있게 생활하면 큰 지장 없이 모든 활동이 가능하다. 그러므로 좋은 자세를 유지하는 것이 제일 중요하다. 좋은 자세로 생활한다는 것은 척추의 장애를 예방하고, 장애 인자를 가능한 적게 하도록 도와주는 것이다. 이것은 노인에게 관절운동의 중요성을 말하는 것으로 항상 동작을 할 수 있도록 매일의 일과로 신체의 모든 관절과 근육을 사용하는 중등도의 정기적 훈련프로그램을 가져야 함을 말해주는 것이다. 노인에게 가장 쉽고 효과적인 동작은 걷는 것이다. 이상적으로 걷는 것은 생활의 습관으로 계속되어야 한다. 노년기여성에 있어서 골다공증의 발생률은 남성에 비해 특히 높으며, 골절도 많은 편이다.

(2) 순환기계의 변화

호흡과 순환은 밀접한 관계를 가지고 조직에 산소를 운반하고 탄산가스를 제거하는 기능을 한다. 그리고 산소의 결핍상태가 장기간 계속될 때에는 사망을 초래하거나 영구적인 조직손상을 가져다준다. 노인의 순환기계의 정상적인 변화를 아는 것은 노인의 일상생활에 대한 적응의 실마리를 보여주는 중요한 항목이다. 노인은 신진대사의 저하에 따라서 체열의 생산이 저하되고, 그 결과로 체온은 낮아진다. 또한 노인의 맥박수와 호흡수도 폭 넓은 변화를 나타내고 있다. 노인의 혈압은 수축기 혈압 및 확장기 혈압이 함께 증가한다. 노인의 몸은 체온이 낮을 뿐만 아니라 열에 대해서도 대단히 둔감하기 때문이다. 뜨거운 방바닥과 더운물 주머니를 잘못 사용할 경우 심한 화상을 일으키는 요인이 될 수 있다. 노인이 오랫동안 기립자세를 유지하면 사지에 혈액공급을 많게 하고, 뇌에 공급 혈액량의 감소를 초래하므로 현기증을 일으킨다. 노인이 자세를 갑자기 바꿀 때 일시적인 순환장해가 일어나 체위성 저혈압 상태로 사고의 원인이 되는 경우도 있다. 때문에 노인은 활동과 안정의 평형을 기하여야 하며, 일을 할 경우에는 순환기계의 기능에 적응하도록 하는 것이 필요하다.

(3) 호흡기계의 변화

호흡기계가 하는 일은 생체조직에 산소를 공급하고 탄산가스를 배설하는 것이다. 노인은 습관, 감염 및 염증의 반복 등의 병적 변화로 호흡기계의 문제가 많다. 노인은 기관지의 섬모활동 감소로 분비물 배설 능력이 저하되어 아침에 가래가 짙은 경향이 있으므로 노인은 호흡기계의 감염을 피하도록 하여야 한다. 특히 폐염은 장기간 와상 상태에서의 가장 흔한 합병증이며 직접적인 사망원인이 되기도 한다. 질병의 경과가 길어지는 것과 호흡기 질환에서의 기침, 객담, 일할 때에 일어나는 호흡기 곤란 증상은 식사, 배설, 수면, 청결 등의 기본적 요구의 충족을 저해하는 원인이 된다.

(4) 소화기계의 변화

대부분의 노인은 먹는 일이 즐겁지 않으며 음식의 맛도 옛날 그대로가 아니라고 호소한다. 미각의 저하는 노화의 일부이며 미뢰(味蕾)수의 감소와 후각의 저하에 의한 것이다. 또한 노인은 치아의 탈락, 의치의 부적합, 치아의 결손 때문에 점차 음식을 씹는 것이 곤란하게 된다. 씹는 것이 어려우면 누구라도 부드러운 음식을 먹게 되고, 육류, 과일, 야채 등을 피하게 되고 영양상태의 악화로 나타난다. 또한 장벽운동은 완만해져 변비가 생긴다. 노인일지라도 5대 식품군의 기본 영양소가 영양의 유지를 위해서 필요하다. 먹기 쉽게 조리한 유동식이나 혼합식 등을 들 수 있다. 그리고 계란, 생선, 고기, 간 등은 경제적이기도 하며 많이 씹지 않아도 되는 먹기 쉬운 고단백질 식품이므로 사용하는 것이 좋다. 또한 과일즙과 혼합쥬스, 야채샐러드 등도 식사에 포함시키는 것이 좋다. 우유는 매일 마시도록 하여야 할 것이다. 노인은 가슴앓이, 가스의 과다, 설사 및 변비 등의 불쾌한 경험을 하게 되는 경우가 많은데, 이러한 것은 노화에 의한 소화력의 변화와 식사에 의한 것이 대부분이다.

(5) 생식 및 비뇨기계의 변화

동맥경화는 비뇨기계 특히 신동맥에 영향을 미친다. 신장에 대한 혈류량의 감소는 신기능의 저하를 일으킨다. 신장의 기능성 신단위(nephron) 수는 적어져서 신장의 투과 기능이 저하한다. 방광에서도 노화의 영향이 나타나는데 뇨의 방광용량이 1/2 정도까지 감소하여 노인은 대부분 실금을 호소하게 된다. 또한 방광용량이 감소하면 밤중에 배뇨하기 위해서 일어나야 하는 야뇨증이 생긴다. 노년기의 여성이 방광괄약근이 약해져서 빈뇨와 실금이 나타나고 겨울철에 더욱 심하며 남성노인에 비해 많은 편이다. 남성생식기에도 전립선 비대와 생식기의 경화가 나타난다. 여자노인은 폐경으로 난소의 위축이 일어나며 난자생성 능력이 소실하게 된다.

(6) 피부의 변화

노화는 피부조직에서 가장 현저하게 나타난다. 외피 전체의 피하지방 조직은 주로 얼굴, 어깨와 하지에서 소실되고, 요부와 복부에서는 침착된다. 신체에 잘 맞는 하의는 복부를 지지하여 좋은 자세를 유지하는데 도움을 주며 매일의 청결습관 및 피부 건조제(constach)의 사용은 거칠어진 피부의 문제를 경감시켜 줄 것이다. 노인의 피부는 대단히 건조하고 얇아서 매일 목욕하는 것은 피하여야 하며 특히 노화의 영향이 가장 현저하게 나타나는 곳은 용모와 두발이고 노인의 얼굴에서는 많은 주름살과 특히 눈가의 주름을 관찰할 수 있는데 얼굴의 주름은 태양광선에 장시간 노출하게 되면 더욱 쉽게 생긴다.

(7) 신경계의 변화

대부분의 사람들은 60세에서 70세의 짧은 기간 동안에 노화가 일어난다고 생각하지만 신경원(neuron)의 점진적 감소는 25세 전후부터 점진적으로 일어나 대뇌로 가는 자극전도능력과 대뇌로부터의 자극전도능력을 저하시킨다. 그러므로 자극에 대한 신체반응의 속도, 즉 개인의 반응시간의 늦어지게 된다. 결과적으로 근긴장의 저하에 의한 신체활동의 감소현상이라고 할 수 있다. 일반적으로 연령의 증가와 지적 둔화를 동일한 것으로 생각하는 사람이 많은데 지적 둔화는 노화의 불가역적인 과정에 의한 것이 아니다. 노화는 신체적인 운동부족의 근육긴장의 저하에 영향을 미칠 뿐만 아니라 불면증을 가져다주는 노인의 공통적인 문제가 되고 있다.

(8) 감각기관의 변화

노화는 눈, 귀 등의 감각기관에도 현저한 변화를 초래하는데 안구의 굴절과 투명도의 저하는 시력을 떨어뜨리게 된다. 특히 노인에게는 동색계의 식별이 곤란하다. 의사에게 정기적으로 안과검사를 할 때에는 백내장의 유무, 망막의 변화, 망막의 동맥경화 등에 대한 검사를 받도록 한다. 노인에게 청각장애는 시력의 문제보다 일반적으로 흔히 일어나는 편이다.

60세 이상 노인 중에서 4명 중 1명이 청력장애가 있다고 보고되는데 노인과의 대화에서는 정면에서 음성을 낮추고 명료하게 이야기하며 절대로 큰 소리나 또는 아주 작은 소리로 말하는 것을 피하고 입 모양을 보고 알아들을 수 있도록 배려하는 것이 중요하다.

2-2. 치 매

(1) 치매의 개념

치매(dementia, denenz)라는 단어는 원래 광기를 의미하는 것으로 지적 능력의 저하와는 다소의 차이가 있으나 전반적이고 지속적인 기능저하로 Stedman의 의학사전에 의하면 치매는 기질적이거나 심리적 요인에 의한 전반적인 정신적 쇠퇴라고 기재되어 있으며(흔히 노망이라는 개념), 정신의학 영역에서는 뇌병변에 직접 대응하는 비가역적인 저하를 말한다.

또한 정신박약(oligophrenia, schwachsinn)이라고 하는 것도 지적 능력이 낮다고 하는 점에서는 치매와 공통되지만, 정상적이던 지적 능력이 2차적으로 저하한 것인지, 아니면 무엇인가의 원인으로 지적 능력이 미발달의 단계에 머무는 정신박약과는 구별된다.

(2) 치매의 증상

보통 60세가 지나면서 나타나는데, 함께 지내는 가족도 알지 못하는 수가 많다. 처음에는 최근에 일어난 일을 기억하지 못하게 되는 것으로부터 시작하며 신체적, 정신적 스트레스에 의해서 악화된다. 안정적인 시기에는 지적 능력과 행동에도 이상상태가 보이지 않기도 한다. 때로는 50년 전의 상황을 마치 어제의 일과 같이 반복해서 이야기하며 사회적, 지적 흥미는 감퇴하고 자신 내부에 관심이 향해지면서 더욱 과거로 기울어져 간다.

노인환자에서 시간(년, 월, 일 및 일시), 장소, 관계(아들과 딸과의 관계) 등을 인식하는 지남력이 손상되면서 치매노인을 돌보는 가족은 큰 부담을 가지게 된다. 시력과 청력의 저하는 착란과 지남력 장애의 노인이 친지를 방문하는 일로 외출해서 도중에서 길을 잃어버리거나 아주 익숙해 있던 환경의 변화에 대해서도 적응이 곤란하게 되거나, 생활양식의 미미한 변화에도 동요된다.

예를 들면, 가구의 위치를 바꾸거나 식사시간을 변경하거나, 미지의 방문자가 찾아오면 전혀 모르는 것과 같이 대하는 경우도 있으며 사고력도 저하되어 금전에 대하여 잘못 판단하면 손해를 입게 된다. 노인은 야간의 수면시간이 짧아지면서 착란상태가 한층 현저하게 나타나는데 잠이 없어지기 때문에 아침 일찍 일어나서 목적없이 걷게되고 보행자세도 불안정하며, 반응동작도 둔화되어 사고가 많이 발생된다. 계단에서의 낙상을 막기 위해 노인의 방은 1층이 좋다. 치매가 진행되면서 자기관리를 못하고 주위에 무관심하며 외설적인 언어를 사용하거나, 성적 행동에 이상이 생겨 나체가 되거나, 사회적으로 받아들일 수 없는 행위를 하기도 한다.

(3) 간 호

□ 신체간호

① 일상 생활능력 관리(개인위생, 옷 입기와 몸단장, 목욕)

② 개인위생

각종 감염을 예방하기 위해서는 항상 깨끗한 몸을 유지하도록 돕는다. 아침, 저녁에는 세수를 하게 한다. 이닦기는 복잡하고 어려운 동작이다. 의치의 손질 역시 중요하다. 의치는 매 식사 후 빼내어 부드러운 솔로 문질러 닦아 음식물, 점액 등 이 사이에 붙어있는 불순물을 제거한다. 거품이 이는 세정제를 사용한다. 환자가 튜브급식을 받게 되면 간혹 구강위생을 소홀히 하는 경우가 있으므로 유념해 두어야 한다. 손발톱은 주기적으로 짧게 깎아 준다.

③ 옷 입기와 몸단장

환자의 옷맵시에서 치매를 발견하는 경우가 많다. 옷의 색상을 맞추어 입지 못한다든가, 셔츠를 뒤집어 입는다든가 한다. 평소 화장을 하던 여성환자는 화장을 계속하도록 격려해 주는 것이 좋다.

④ 목 욕

치매환자는 냄새를 맡는 기능이 떨어지므로 자신이 왜 목욕을 해야 하는지를 이해하지 못한다. 특히 벌거벗고 있는 동안 자신에게 해가 가해질 것으로 오해할 수 있고 샤워꼭지 밑에서는 목욕한다기 보다는 비를 맞는다는 느낌을 받을 수도 있다. 목욕은 주 1~2회 정도가 좋으며 액와와 회음부도 잘 닦도록 한다. 환자는 감각이 무디어지므로 피부에 입은 손상을 알아차리지 못하는 경우가 많다. 냉・화상의 안전사고와 목욕시 욕탕바닥이 미끄러워 넘어질 위험이 있으므로 바닥에 고무매트를 깔아 두는 등 적절한 대비를 하는 것이 좋다.

⑤ 영양관리

대부분의 치매환자가 정상노인보다 체중이 가벼운 이유는 치매가 영양실조와 관련된 질환이 아니라 규칙적으로 식사하는 것을 잊기 때문에 오는 2차적인 현상이 많다. 식이섬유의 섭취 또한 권장해야 한다. 치매환자의 식단은 맛있고 먹기 쉬우며, 영양가 있는 식단이어야 하며, 소량의 음식을 자주 먹도록 한다. 식사시 TV 시청이나 전화통화 같은 정신분산은 최소화하며 음식이 너무 뜨거워 입안이 데지 않게 한다. 주로 인지력과 주의력이 가장 좋은 점심 식단에 주요 영양소를 공급하도록 한다.

⑥ 수면관리

치매상태가 되면 때로는 수면의 패턴이 신생아와 같아 밤낮으로 꾸벅꾸벅 조는 상태이므로 말을 걸어 자극을 주지 않으면 잠만 자는 사람도 있다. 환자에게 불면이 있다고 확인되면 우선 실내의 온도, 습기, 환기, 조명, 조용함 등 적절한 환경을 조성한 후 발열, 두통, 기침, 가려움증 ,공복, 과식, 수족냉증, 빈뇨, 배뇨곤란 등 신체적인 요인을 없애도록 한다.

표 19-3. 치매의 단계별 특성

단 계	특 성
망 각	단기 기억력 소실 ; 물건을 잃어버림, 잊어버림 기억보조장치로 보상 ; 리스트, 관례, 조직 문제의 인식 ; 잃어버리는 일에 대한 염려 우울이 일반적 ; 증상이 악화됨, 이 시기에는 진단을 할 수 없음
혼 돈	점진적으로 기억력이 소실되어 모든 능력이 저하됨 시간, 장소, 사람, 물건에 대한 지남력 상실 일상생활수행능력(돈관리, 업무, 교통, 요리, 집관리) 감소 '정신을 잃어버리는것'에 대한 두려움으로 부정적임 일반적으로 우울감이 증가됨, 작화증으로 기억력 소실을 은닉함 스트레스, 피곤, 생소한 환경에서 증상이 심해짐 주위의 적극적 보살핌이나 daycare 센터의 보호가 필요
기동 가능한 치매	일상생활능력 상실 ; 목욕, 몸단장, 옷선택, 옷입기, 걷기와 움직임, 배변·배뇨, 의사소통, 책읽기, 쓰기 등 추리력, 안전계획과 언어소통능력 소실, 위축되고 우울은 상실의 인식이 감소되므로서 해결 인지와 사회적 접근의 감소로 정보를 보유할 수 없거나 행동을 가이드하는 과거경험을 사용할 수 없음 의사소통의 어려움 ; 언어기술 소실이 증가
말기 단계	가족을 알아보지 못함 ; 거울 속의 자신도 알아보지 못함 걸어다니지 못함 ; 목적있는 행동을 못함 ; 종종 벙어리 ; 자발적으로 소리를 지름 먹고, 삼키고, 씹는 방법을 모름; 체중감소로 야윔 움직이지 않음으로 폐렴, 욕창, 경축 등이 발생 실금이 일반적이며 간혹 발작이 발생할 수도 있음 이 시기에는 대부분 시설에 수용됨

□ 정신간호

① 배회(wandering)

만성적으로 어느 환경에서나 나타날 수 있는 행동으로 목적지가 있으면서도 배회하거나 또는 아무 계획 없이 배회하기도 한다. 배회로 인한 영향은 낙상 또는 신체적 손상을 가져올 수 있으며 화학적 억제제 또는 물리적 억제제가 사용되어 윤리적 도덕적 문제가 있을 수 있다. 가족들이 피로하게 되고 좌절과 두려움을 겪게 된다.

· 가벼운 운동을 권장한다.

· 에너지 출구로서 활동프로그램을 제공한다.

· 주소, 전화번호가 적힌 이름표를 팔찌로 한다.

· 매일 발점검을 한다.

· 안전지역에서 걸을 수 있도록 환경을 변경한다.

② 문제행동과 과격한 행동

문제행동은 알아들을 수 없는 단어나 이름을 고함지르거나 소리지르고 과격한 행동을 하는 것이다. 파국적 행동은 치매 노인에게 여러 가지 자극이 주어질 때 주위사람들이나 간호자를 때리고 부수는 신체적으로 과격한 행동이 나타난다. 문제행동을 감소시킬 수 있으며 방지할 수 있는 방법은 다음과 같다.

· 말다툼하거나 화를 내거나 치매노인과 대립하지 않도록 한다.

· 부드러운 음성으로 천천히 명확하게 의사소통을 하고 가능한 한 단계씩 한 단계씩 지시를 주어 복잡한 일을 하지 않도록 한다.

· 주위환경이 조용한 분위기를 조성하도록 한다.

③ 망상(elusion)과 환각(hallucination)

망상은 알츠하이머형 치매노인들에게 자주 일어나는 현상이다. 예를 들면, 다른 사람이 자신의 물건을 가져갔다고 하거나, 남이 자신을 해치려 한다고 믿는 경우이다. 환각도 치매노인에게 자주 일어나는 현상으로 환청, 환시가 많다. 예를 들면 “내방에 사람들이 있다.” 혹은 “내방에 사람들이 얘기하고 있다.”고 한다.

약물요법으로 증상이 조절되지만 관리방법은 다음과 같다.

· 치매노인이 보고 들은 것에 대해 부정하거나 다투지 않는다.

· 잊어버린 물건에 대한 의심을 부정하거나 설득하려 하지 않고 함께 찾아보도록 한다.

· 치매노인들이 다른 곳에 신경을 쓰도록 유도한다.

④ 우울(depression)

기억력 상실, 좌절감 등으로 인해 치매노인들은 우울하게 되거나 위축하게 되어 일상생활에 지장을 초래하고 입맛도 없어지게 된다. 치매초기단계에 볼 수 있는 증상으로 관리방법은 치매노인의 행동과 상태를 신중하게 잘 관찰하도록 하고 따뜻하게 대해 주도록 한다.

⑤ 반복행동(repeated action/repeated question)

반복해서 물어보거나 같은 행동을 반복하는 증상은 기억력 상실, 불안감에 의해 나타난다.

예를 들어 "여기 왜 왔느냐"를 계속해서 물어보거나 수건을 계속해서 접는 행동을 한다.

· 치매노인들이 다른 곳에 신경을 쓰도록 유도한다.

· 반복적인 행동이 위험하지 않고 부적절하지 않는 경우 반복행동을 제한하지 않도록 한다.

· 똑같은 질문에 대답을 하는 것보다 따뜻한 포옹으로 치매노인이 안심할 수 있도록 도와준다.

⑥ 부적절한 의복(improper dress/undressing), 성적 이상행동(sexually explicit activity)

장소를 가리지 않고 아무 곳에서 의복을 벗는 행동, 특히 하의를 벗는 행동을 하거나 자신의 성기를 만지는 행동을 한다. 공공장소라는 사실도 잊고 오로지 불편한 의복을 제거하려는 행동으로 나타나고 화장실을 가고 싶어하는 욕구를 의미하고 있다. 치매노인에게 화내지 말고 부드러운 말과 행동으로 옷을 입도록 도와주고 화장실에 같이 가서 대소변을 할 수 있도록 도와준다. 하의를 벗고 치매노인 자신의 성기를 만지는 행동은 기분이 좋기 때문에 하는 행동으로 다른 곳에 관심을 돌리도록 유도한다.

치매노인에게 흔히 나타나는 정신적인 행동문제에 대처하는 간호접근을 요약하면 다음과 같다.

· 매사를 가능한 단순하게 한다.

· 단순한 작업만 하도록 한다.

· 미소, 포옹을 하거나 손을 잡는다.

· 한번에 한 단계씩 지시를 주어 복잡한 일을 단순하도록 한다.

· 말다툼하거나 화를 내거나 치매노인과 대립하지 않도록 한다.

· 항상 유머 감각을 가지고 대한다.

· 남은 능력을 최대한 발휘할 수 있도록 도와준다.

· 부드러운 음성으로 천천히 명확하게 의사소통을 한다.

· 인간의 존엄성이 유지되도록 한다.

(4) 말기 치매환자의 관리

치매환자들은 각기 다른 과정을 거치며 각기 다른 속도로 말기상태에 이른다. 말기의 치매환자를 집에서 돌보는 것은 매우 어려운 일이다. 말기 치매환자는 대부분 시각장애가 심해 누군가 방에 갑자기 들어서면 놀라기 쉽다. 따라서 실내를 너무 밝거나 어둡지 않도록 하고 조용히 하며 조심스럽게 출입해야 한다. 또한 환자는 대부분의 시간을 침상에 누워지내게 되므로 피부관리에 많은 신경을 써야한다. 환자의 전반적인 영양상태가 나빠져 피부는 점차 탄력을 잃게 되며, 엉덩이, 발뒤꿈치, 어깨 팔꿈치 그리고 목뼈 등뼈가 돌출되어 있는 부분을 감싸는 지방조직의 양이 줄어들게 된다. 따라서 욕창이 생긴다. 그러므로 침상에 누워지내는 환자는 반드시 2시간에 한번씩 몸의 위치를 바꿔 주어 욕창을 방지해야 한다. 환자가 자극 과민성을 보이는 경우에 몸을 뒤척이다가 침상주위의 물체에 부딪혀 피부에 손상을 입을 수도 있다. 따라서 침상 주위에 있는 위험한 물체는 멀리 놓던지 또는 부드러운 것으로 감싸 두는 것이 좋다.

또한 근육과 관절을 둘러싸고 있는 인대 등이 위축되어 약해지기 때문에 관절을 보호하는 능력이 떨어지므로 환자를 돌려 눕히거나 움직일 때 특히 조심해야 한다. 환자의 관절에 조금이라도 무리한 힘이 가해지면 탈구되어 고통을 느끼게 되고 심하면 관절이 손상될 수도 있다. 환자는 점점 경직되어 관절운동의 범위가 점차 좁아지게 되므로 무리한 힘을 가하지 않도록 주의한다. 환자의 근골격계가 굳어지면 물리치료 등을 시행하여 운동력을 유지하도록 도와주는 것이 좋다.

한편 치매환자가 죽음에 이르는 가장 흔한 원인은 호흡기 계통의 감염이나 흡인성 폐렴 등이며, 말기 치매환자들은 삼키기가 어려우므로 유동식 음식물을 주며 영양분을 충분히 고려한다. 또한 대변실금 역시 말기의 중증 환자에게서 나타난다. 대변을 먹는다든지 또는 손으로 만지고 이부자리나 벽에 바른다든지 하는 경우가 있어 간호제공자를 힘들게 하나 환자 자신은 문제의 심각성을 거의 인식하지 못한다. 일정한 시간 간격을 두고 배변할 수 있도록 유도하여 시간이 되면 변기에 앉혀 배변하게 하는 것도 한 방법이다.

(5) 가정간호

가능한 한 장기간 노인을 가정에서 간호하도록 가족을 격려한다. 노인은 가족의 격려를 받으면서 될 수 있는 한 장기간 일상 생활동작을 계속할 필요가 있다. 하루종일 잠옷바람이 아닌 일상 활동복으로 바꾸어 입도록 주의시킨다. 필요한 경우에는 가족이 일상 생활동작을 수발한다. 노인은 자신 스스로 안전에 주의하는 것이 안되기 때문에 주위에 있는 가족의 책임이 매우 크다. 착란과 지남력 장해를 가진 노인을 가정에서 간호하는 것은 지극히 힘든 일이므로 가족은 인내력을 가지고 노력해야 한다.

(6) 시설간호

일반적으로 시설로 생활장소가 바뀌면 노인환자의 반응은 행동양상의 악화가 특징으로 나타나는데 가정에서 전혀 모르는 새로운 환경으로 옮긴다는 것은 쇼크적인 것이다. 그러므로 지참한 귀중품은 새로운 환경에 환자를 적응시키는데 도움이 된다. 착란과 지남력 장애가 있는 노인환자는 남은 인생을 시설에서 보내게 될 것이다. 이와 같은 환자는 남은 인생을 될 수 있는 한 행복하고 의미있는 것으로 느끼게 해야 한다. 일반적으로 환자의 입원기간이 길어지면 가족의 방문회수는 감소되어 간다.

(7) 치 료

치매는 비가역적이므로, 회복불능이 치료의 대상이 아니라고 하는 단순한 생각이 있지만 이것은 잘못된 것이다. 병변으로 인하여 탈락된 신경세포를 재생시키는 수단이 없기 때문에 치매 그 자체를 회복시키는 것은 불가능하나, 치매노인의 정신장해를 개선하는 일은 결코 불가능하지 않기 때문에 치매노인의 치료를 단념해서는 안된다.

치료는 약물투여와 의학적인 특수요법만을 의미하지 않는다. 간호의 방법과 환경의 조정 등을 포함한 넓은 의미의 치료가 필요하며, 치료는 개개인에 따라 요인과 증상이 다르므로 획일적인 치료법은 기대할 수 없다. 약물요법으로는 뇌조직에 혈액공급을 늘리는 데에 효과적인 뇌혈관 확장제(kallikrein, acidum nicotinicum, dihydroegot alkaroid 등)와 강심제(difoxin, proscillaridin) 및 정신안정제가 투여된다.

3. 노인보건사업

3-1. 노인보건사업의 목표

노인보건사업의 목표는 노인들의 질병을 조기 발견하고 노인들의 신체적, 정신적, 사회적 기능을 유지 증진하며 주위 가족들의 신체적, 정신적, 경제적 부담을 최소화하는데 있다. 또한 노화로 인한 생활의 불편을 줄이고 생활 환경에서 독립적인 기능을 유지할 수 있도록 하여 노년기 건강의 확보와 더불어 삶의 질을 향상시키는데 있다.

3-2. 노인보건사업의 유형

① 노인건강진단사업
② 노인만성질환관리사업
③ 노인질병예방사업
④ 노인건강증진사업
⑤ 주간보호센터

3-3. 노인의료시설의 유형

① 노인전문병원
② 양로시설
③ 요양시설
④ 치매요양시설
⑤ 단기보호시설
⑥ 주간보호시설

4. 노인보건정책의 과제

4-1. 다양한 소득보장정책

소득보장정책으로는 사회보험으로 노령연금제도, 공적부조로서 노인생계보조비가 있으며 그 외 경로우대증제도, 노인복지시설제도가 있다. 그러나 이러한 제도가 일부 노인인구에만 국한되고 경제적으로 취약한 노인들의 실질적 생계 보장에는 아직도 미흡한 점이 많다. 또한 노인복지시설도 공급이나 종사하는 전문인력이 절대적으로 부족하다.

4-2. 의료보험제도

1977년부터 시행된 의료보험제도는 1989년 전국민 의료보험으로 95% 이상이 가입하고 있으며 나머지는 의료보호에 적용되고 있다. 그러나 현행 의료보험제도는 본인 부담금이나 급여기간과 범위를 노인인구와 다른 계층이 동일하게 적용되고 있으므로 노인인구의 경제적 취약성이나 장기적인 진료기간 등의 특성이 고려되지 않아 노인 인구의 특성을 반영한 제도라고 보기에는 미흡하다.

4-3. 의료보호제도

생활능력이 없거나 생활이 곤란한 국민들에 대해 정부가 재정적 부담을 담당하고 의료혜택을 제공하는 제도로 의료혜택의 범위에 따라 1종과 2종으로 나눈다. 특히 1종 대상자는 26% 이상을 64세 이상의 노인 인구가 차지하고 있다.

4-4. 건강진단

노인복지법(제9조)에 근거하여 65세 노인에게 2년에 1회씩 건강진단을 실시하고 있으나 주로 저소득층 일부 노인들에게만 해당이 되고 검진결과의 통보와 질병발견 후의 사후조치에 대한 대안이 확실치 않아 제도 자체의 효율성이 그다지 높지 않다.

4-5. 복지시설

노인복지시설의 종류로는 노인주거복지시설(노인복지법 제32조)로 양로시설, 실비양로시설, 유료양로시설, 실비노인복지부택, 유료노인복지주택 등이 있으며 노인의료복지시설(노인복지법 제34조)로는 노인요양시설, 실비노인요양시설, 유료노인요양시설, 노인전문요양시설, 유료노인전문요양시설, 노인전문병원 등이 있다. 노인여가복지시설(노인복지법 제36조)로는 노인복지회관, 경로당, 노인교실, 노인휴양소 등이 있으며 재가노인복지시설(노인복지법 제38조)로는 가정봉사원파견시설, 주간보호시설, 단기보호시설 등이 있다.

이러한 노인복지시설이 법으로는 정하여져 있지만 실제적으로 운영되며 노인들이 혜택을 받을 수 있는 곳은 절대적으로 부족하다.

5. 노인보건 관리정책의 추진 방향

우수한 의약품의 개발, 첨단의료장비의 개발, 진단방법의 개발 등 최근 의학기술의 발달은 국민의 건강에 대한 인식을 변화시키며 건강보호와 더불어 질병의 예방과 치료에 많은 공헌을 하였다. 우리 나라 국민의 평균 수명은 2000년도 현재 남자는 71.0세 여자는 78.6세로 노인인구는 매년 빠른 속도로 증가하여 현재 7.1%의 노인인구 비율이 2020년에는 13.2%로 고령화사회가 가속화 될 것으로 예상된다. 세계각국의 인구구조상 고령화사회(노인인구 비율이 7.0%에서 14%로 늘어남)로 전환되는 소요기간을 살펴보면 미국이 75년, 스위덴이 85, 일본이 26년인데 비하여 우리 나라의 고령화사회 진입기간은 25년으로 세계적으로도 유례없이 짧을 것으로 생각된다.

고령화 사회는 생산인구가 노인인구를 책임지는 즉 생산인구의 경제적 부담이 가중되는 사회를 말한다. 그러므로 앞으로 우리 나라의 사회문제 중 가장 중요한 것이 노인건강과 복지의 문제일 것이다.

특히 노인문제에서 가장 중요하게 대두되는 측면은 첫째로 노인의 소득감소와 경제적 의존이며, 둘째로 건강보호적 기능의 약화, 셋째로 노인의 역할 상실과 여가활동 문제, 넷째로 사회심리적 고립과 소외문제라고 할 수 있다.

이와 같이 노인의 문제는 생물학적, 인구학적, 사회심리적, 경제적 및 윤리적 측면이 종합적으로 고려되는 통합적인 문제일 뿐만 아니라 대상노인과 가족도 고려해야 한다.

참 고 문 헌

강경선 · 이영순 : 내분비계 장애물질에 대한 국외 대응현황. 식품과학과 산업, 32(2), 29-42 (1999)

강길진 : 유제품에서 아플라톡신 M_1의 안전성. 식품과학과 산업, 31(1), 56-59 (1998)

강병우 · 김미 · 김병환 : 공중보건학. 현문사 (2000)

강복수 외 62인 : 예방의학과 공중보건. (2001)

고봉경 : Potassium Bromate의 안전성 및 대체 방법, 식품과학과 산업, 29(4), 23-29 (1996)

공은숙 외 7인 : 보건교육. 훈민사 (2001)

권기성 · 전대훈 · 이광호 : 식품용기포장재중 내분비계 장애물질에 대하여. 식품과학과 산업, 32(2), 51-59 (1999)

권기성 · 전대훈 · 이광호 : 식품용기포장재중 내분비계 장애물질에 대하여. 식품과학과 산업, 32(2), 51-60 (1999)

권숙표 : 물, 공부방 (1994)

김동석 : 공중보건학. 수문사 (1997)

김모임 외 5인 : 지역사회간호학. 현문사 (2000)

김보경 외 공저 : 농업환경화학, 동화기술 (1996)

김본원 외 공저 : 알기 쉬운 병리학, 현문사 (2000)

김상만 : 비만의 현황과 원인, 평가. 한국식품영양학회 학술심포지움 자료집 1-15 (1995)

김성기 외 공저 : 환경보건학개론, 한국방송대학교출판부 (2001)

김성희 · 박선희 · 박영식 · 김창민 : Campylobacter 감염증과 그 예방. 식품과학과 산업, 31 (3), 56-67 (1998)

김영규 외 공저 : 지방보건행정조직. 최신 공중보건학, 299-302 (2001)

김영규 외 공저 : 최신 공중보건학, 효일 (2001)

김영임 외 3인 : 보건교육. 한국방송통신대학교 (1999)

김정환 : 기능성 식품에 관한 연구 동향. 식품과학과 산업, 32(4), 88-89 (1999)

김종규 · 이용욱 : 유산균과 그 발효유가 *Aspergillus parasiticus*의 생육과 aflatoxin 생성에 미치는 영향. 한국식품위생안전성학회지, 164-170 (1998)

김종오 외 공저 : 공중보건학. 고문사 (1987)

김종훈 · 최희남 : 건강교육. 교학연구사 (1985)

김진수 : 우리 나라의 식품위생관리 행정제도. 식품과학과 산업, 29(1), (1996)
김화중 · 윤순녕 : 지역사회간호학. 수문사 (2000)
김희연 : 천연식품중의 내분비계 장애물질에 대하여. 식품과학과 산업, 32(2), 43-50 (1999)
김희연 : 천연식품중의 내분비계 장애물질에 대하여. 식품과학과 산업, 32(2), 44-47 (1999)
남철현 외 3인 : 환경보건학연구. 계축문화사 (1999)
뉴스위크 한국판 : 당신도 100살 살 수 있다. 중앙일보 인터내셔널 (2001)
마리아 수녀회 : 빌링스 점액관찰 자연가족계획법, 마리아 수녀회 (1988)
문범수 : 최신 식품위생학, 수학사 (1992)
문주석 : 식품위생 행정제도의 현황과 발전방안. 식품의 위해요소와 안전성 확보대책 (1997)
박귀례 · 한순영 · 길광섭 : 내분비계 장애물질에 대한 국내 연구동향 및 대응방안. 식품과학과 산업, 32(2), 19-28 (1999)
박봉규 외 공저 : 인간환경, 동성사 (1998)
박석기 : 세균성 식중독의 최신 동향. 춘계학술세미나 및 학술발표회, 3-16 (1998)
박석환 : 환경생태학, 신광문화사 (1997)
박선자 · 박정현 · 강말순 · 정덕화 : 항산화 비타민과 aflatoxin B_1의 혼합 투여가 마우스 간의 지질 함량 및 지방산 조성에 미치는 영향. 한국식품위생안전성학회지, 5-12 (2000)
박종 외 공저 : 예방의학과 공중보건, 계축문화사 (2002)
박현서 외 공저 : 식생활과 건강, 효일문화사 (1995)
박홍현 외 공저 : 공중보건학, 광문각 (2001)
보건복지부 : 상수도수질기준. (2002)
서경원 · 김준규 · 기태완 · 정세영 · 김효정 : Ochratoxin A의 신장독성감소 방법에 대한 연구. 한국식품위생안전성학회지, 121-128 (1998)
서광석 : 신공중보건학, 대학서림 (1994)
성낙주 : 식품중의 발암성 물질(니트로소 화합물). 한국식품영양학회 창립 10주년기념 학술심포지움 행사집 11-12 (1997)
손천배 외 공저 : 공중보건학, 효일 (2000)
신동천 : 내분비계 장애물질이란. 식품과학과 산업, 32(2), 2-18 (1999)
신동천 : 내분비계 장애물질이란?. 식품과학과 산업, 32(2), 2-18 (1999)

신일식 : 어패류의 자연독과 마비성패류독의 최신 동향. 춘계학술세미나 및 학술발표회, 19-33 (1998)

신현경 : 기능성 식품의 개발 및 연구동향. 식품과학과 산업, 30(1), 2-13 (1997)

안용근 외 8인 : 공중보건학. 효일 (2000)

안옥희 외 2인 : 산업간호의 실제. 현문사 (2001)

양용석 : 인체기생충학, 대학서림 (1985)

오덕환 : 새로운 식중독세균 *Escherichia coli* O157:H7의 검출 및 억제, 식품과학과 산업, 30 (3), 143-156 (1997)

오재세 외 공저 : 면역혈청학, 신광출판사 (1991)

유화춘 : 육류의 E. coli O157: H7 발생과 HACCP적용 현황. 식품과학과 산업, 30(4), 183 - 185 (1997)

유화춘 : 육류의 E. coli O157 : H7 발생과 HACCP적용 현황. 식품과학과 산업, 30(4), 183-192 (1997)

윤재일 : 광의학, 여문각 (1994)

이광옥 외 13인 : 지역사회간호학 총론. 현문사 (2002)

이광옥 외 13인 : 지역사회간호학 분야별. 현문사 (2002)

이상조 외 공저 : 공중보건학, 수학사 (2000)

이서래 : 식품의 안전성연구, 이화여자대학교 출판부 (1993)

이서래 : 식품첨가물과 오염물질의 안전성. 하계 학술 심포지움, 11-30 (1994)

이서래 · 이미경 : 한국인을 위한 식품계수. 식품과학과 산업 26(3), 44-45 (1993)

이성갑 외 공저 ; 식품기술사, 광문각 (2000)

이수정 · 신정혜 · 김정균 · 성낙주 : 염건조기(굴비)의 가공조건이 n-Nitrosamine(NA)의 생성에 미치는 영향. 한국식품영양학회지, 11(4), 444-451 (1998)

이인모 · 이윤호 · 진종언 : 공중보건학. 정담 (1998)

이정열 · 박신애 : 역학과 건강증진. 수문사 (1998)

이현동 외 공저 : 상수도의 생물, 진리탐구 (1996)

장규섭 : 식품 가공기술의 개발 방향. 식품과학과 산업, 30(3) 87-94 (1997)

장동석 외 공저 : 식품위생학, 정문각 (1999)

장준식 외 공저 : 식품의 안정성 평가, 한림원 (1993)

장창곡 외 공저 : 공중보건학, 한국방송통신대학교출판부 (2001)

장현기 외 공저 : 식품위생학 및 실험, 형설출판사 (1996)

전향숙 · 최은혜 · 손동화 : 식품 중 Fusarium속 곰팡이독소 오염의 경제적 측면과 위

해도 평가 및 관리를 통한 예방. 식품과학과 산업 32(3), 64-69 (1999)

전향숙 · 최은혜 · 손동화 : 식품 중 Fusarium속 곰팡이독소 오염의 경제적 측면과 위해도 평가 및 관리를 통한 예방. 식품과학과 산업, 32(3), 64-78(1999)

정문회 외 공저 : 21C 지역사회 보건간호학, 신광출판사 (2001)

정미자 · 신정혜 · 이수정 · 홍성국 · 강호중 · 성낙주 : 영아자(*Phyteuma japonicum Miq.*)의 성분 조성. 한국식품영양학회지, 11(4), 437-433 (1998)

정윤철 : 폐수처리기술의 국내외 현황과 전망. 보건학종합학술대회, 22, 109-115 (1997)

정희곤 외 공저 : 공중보건학, 광문각 (2000)

조유향 : 노인간호. 현문사 (2001)

중앙대학교 간호과학연구소 국제학술대회 자료집 : 노인의료복지체계. (2000)

지역사회간호학회 : 보건학 강좌. 수문사 (2000)

천만석 역 : 자외선 차단 크림 및 선탠 크림, 생활 속의 화학 물질, 아카데미 서적 (1999)

천석조 : HACCP(Hazard Analysis Critical Control Points)방식의 도입과 위생관리 지침의 작성예. 식품과학과 산업 26(3), 17-31 (1993)

최홍식 · 황정희 : 식품 지방질의 과산화 반응 억제와 천연 항산화제의 활용. 식품과학과 산업, 30(3), 18-30 (1997)

하상도 : 가금류 장내균총에 의한 살모넬라균의 경쟁적 저해. 식품과학과 산업 29(3), 62-68 (1996)

하청근 외 공저 : 환경위생학, 고문사 (2001)

한국건강보조식품협회 : 위생교육교재, 남형문화사 (1996)

한국식품위생학회 · 한국환경위생학회 : 식품첨가물의 안전성 관리 방안. 하계 학술 심포지움 , 21-29 (1994)

The Flavonoids, ed. J. B. Harborne, Chapman and Hall, Nex York (1998)

교육인적자원부 홈페이지

노동부 홈페이지

환경부 홈페이지

보건복지부 홈페이지

산업안전관리공단 홈페이지

한국보건사회연구원 홈페이지

최신 공중보건학

2012년	2월	27일	1판	1쇄	인쇄
2012년	3월	6일	1판	1쇄	발행

지은이 허창두 안병용 정규진

펴낸인 윤용호

펴낸곳 도서출판 석학당

121-856 서울시 마포구 신수동 448-6

등록 / 2001.10.23 제10-2238호

전화 / 02) 719-6116

팩스 / 02) 719-6120

www.shdbooks.co.kr

E-mail/ shd6116@chol.com

ISBN : 978-89-93158-54-0 93510

18,000원